RICHTIG SEHEN

RICHTIG SEHEN

Laser, Linse, Brille

Vera Herbst

Stiftung Warentest

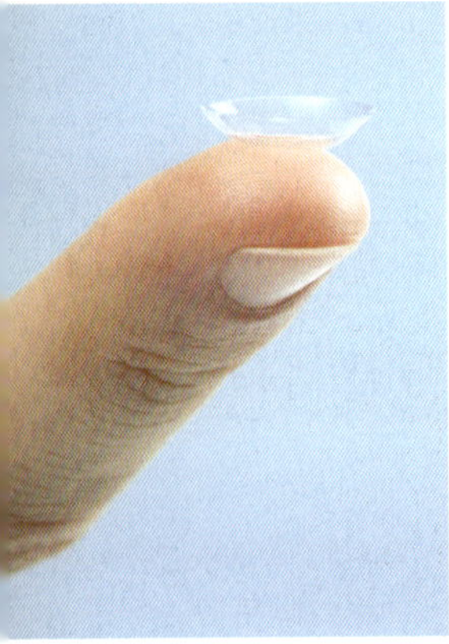

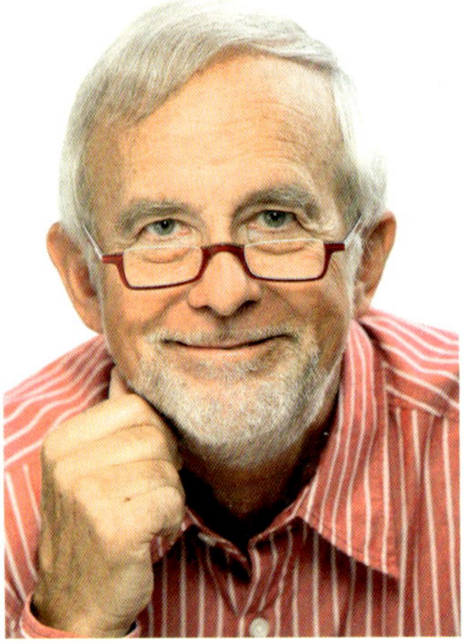

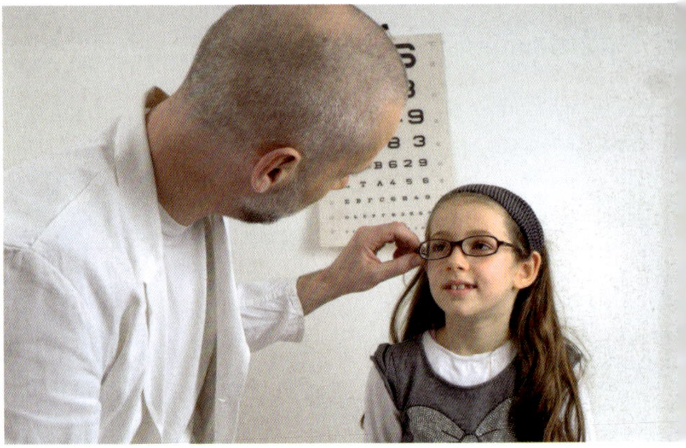

INHALT

7 RICHTIG SEHEN – ABER WIE?

7 Brillen, Linsen, Operationen
10 Augenärzte
11 Augenoptiker
13 Augenarzt oder Augenoptiker
13 Der Weg zur Entscheidung

17 DER KLASSIKER: DIE BRILLE

17 Ihre Wahl
18 Brillengläser aus Glas
19 Brillengläser aus Kunststoff
20 Veredelungsschichten
23 Sehbereiche
24 Einstärkenbrille
27 Mehrstärkenbrille
29 Gleitsichtbrille
32 Brillenfassung
34 Brillenanpassung
37 Bezugsquellen
41 Sonnenbrille
46 Bildschirmarbeit und Brille

49 FÜR FINGERFERTIGE

49 Kontaktlinsen
50 Unter diesen Umständen keine Kontaktlinsen
52 Hart oder Weich?
57 Risiken des Kontaktlinsentragens
61 Formstabile Kontaktlinsen
65 Weiche Kontaktlinsen
70 Tageslinsen
72 Wochen- und Monatslinsen
74 Bei Alterssichtigkeit: Bifokallinsen
77 Bei Alterssichtigkeit: Multifokallinsen
78 Bei Alterssichtigkeit: Monovision
80 Farbige Linsen
83 Effektlinsen
86 Linsen für verlängerte Tragedauer
89 Alltag mit Kontaktlinsen
93 Probleme beim Kontaktlinsen-tragen
96 Kontaktlinsen anpassen
99 Bezugsquellen

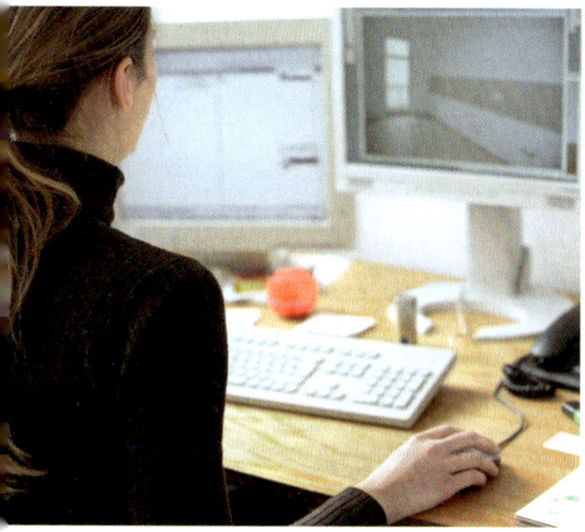
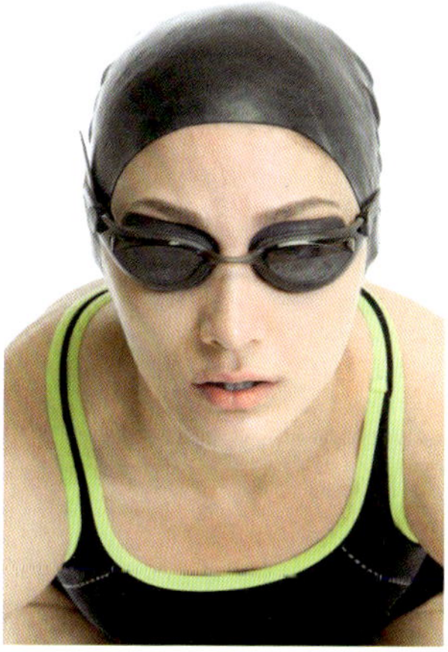
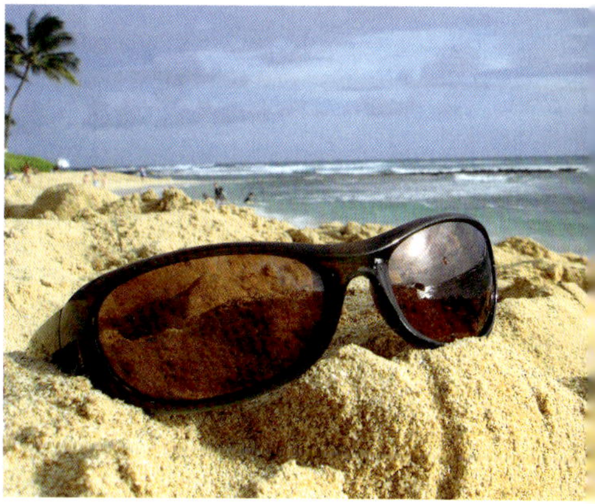

103 SEHHILFEN SPEZIAL
103 Beim Sport
107 Sehhilfen für Kinder
111 Vergrössernde Sehhilfen

115 UNWIDERRUFLICH: DIE OPERATION
115 Chirurgische und Laserverfahren
119 Ablauf der Operation
125 Probleme und Risiken
128 Verfahren im Vergleich
132 Ergebnisse
133 Die Wahl des Operateurs
137 Photorefraktive Keratektomie
143 Lasek und Epi-Lasik
146 Lasik und Femto-Lasik
152 Astigmatische Keratotomie
154 Konduktive Keratoplastik
156 Hornhautimplantat: Intacs
159 Zusatzlinsen: pIOL
162 Linsentausch: Intraokularlinsen

170 SERVICE
170 Adressen
172 Register
176 Impressum

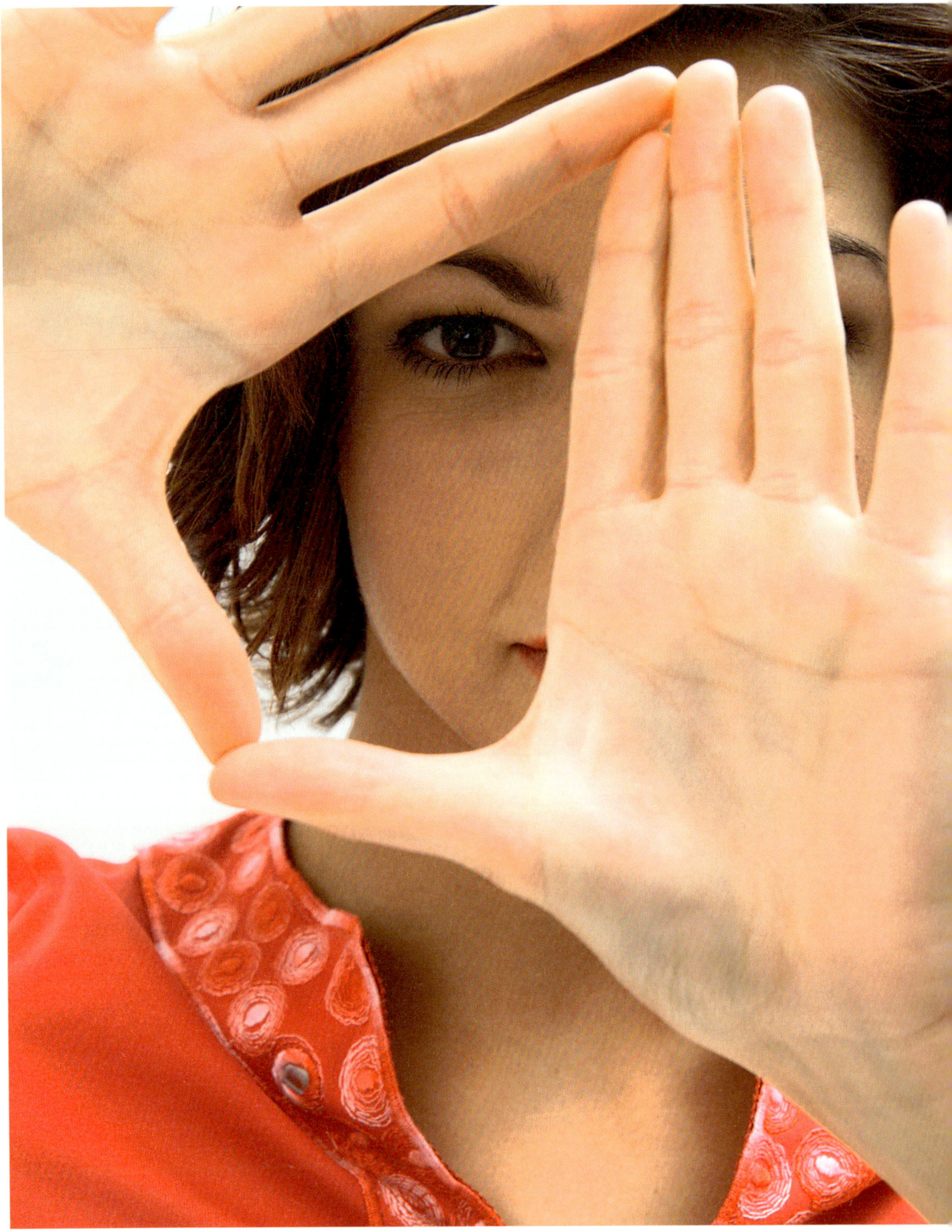

RICHTIG SEHEN – ABER WIE?

Drei Möglichkeiten gibt es, trotz Fehlsichtigkeit gut zu sehen, und für jede von ihnen gibt es prominente Vorbilder: Harry Potter beweist, dass man als Brillenträger jedes Abenteuer bestehen kann. Michael Ballack vertraut beim Schuss aufs Tor auf Kontaktlinsen. Und angeblich hat sich Brad Pitt die Augen operieren lassen. So kommt seine Attraktivität voll zur Geltung.

BRILLEN, LINSEN, OPERATIONEN

Auch die 41 Millionen Menschen in Deutschland, die schlecht sehen können – unter ihnen 1,6 Millionen Kinder –, haben die Wahl zwischen diesen drei Optionen. Knapp 64 von 100 Menschen haben sich für das Tragen einer Brille entschieden. 94 von 100 der über 60-Jährigen greifen zumindest zeitweise zur Brille.

Etwa 3,2 Millionen Fehlsichtige tragen Kontaktlinsen. Unter 1 000 Personen gab es im Jahr 2004 hierzulande zwei, die ihre Fehlsichtigkeit mit einer Operation behandeln ließen. Fehlsichtige können ohne Korrektur nicht scharf sehen. Kurzsichtige haben zwar beim Zeitunglesen keine Probleme, doch weit Entferntes können sie nicht sicher erkennen. Diese Myopie, wie die Mediziner sagen, betrifft etwa ein Viertel der Bevölkerung – Tendenz steigend. Wie stark jemand kurzsichtig ist, wird in Dioptrien mit einem Minuszeichen davor ausgedrückt, zum Beispiel –6 dpt.

Noch mehr, nämlich 35 von 100 Menschen unter 60 Jahren, sind weitsichtig. Eine andere Bezeichnung lautet übersichtig. Sie sehen in der Ferne gut, doch es hapert in der Nähe. Wie stark eine Hyperopie ist, wird in Dioptrien mit einem Pluszeichen davor ausgedrückt, zum Beispiel +4 dpt.

Bei jedem fünften Kurz- oder Weitsichtigen muss noch ein zusätzliches Problem ausgeglichen werden: Astigmatismus. Menschen mit Astigmatismus sehen unscharf, verzerrt und Punkte erscheinen ihnen wie Stäbchen. Darum heißt diese Fehlsichtigkeit auch Stabsichtigkeit. Für die allermeisten ändern sich ihre bisheri-

FEHLSICHTIGKEITEN UND IHRE KORREKTURMÖGLICHKEITEN	
Kurzsichtigkeit	Brille (siehe ab Seite 17)
	Kontaktlinsen (siehe ab Seite 49)
	Laserchirurgie der Hornhaut bis höchstens –10 dpt (siehe ab Seite 115)
	Implantation von Linsen ins Auge (siehe ab Seite 159)
Kurzsichtigkeit + Astigmatismus	Brille (siehe ab Seite 17)
	Kontaktlinsen (siehe Seite 49)
	Laserchirurgie der Hornhaut bis insg. höchstens –5,5 dpt (siehe ab Seite 115)
Kurzsichtigkeit + Alterssichtigkeit	Brillen für verschiedene Sehabstände (siehe ab Seite 23), Bifokalbrille (siehe ab Seite 27), Gleitsichtbrille (siehe ab Seite 29)
	Kontaktlinsen bei Alterssichtigkeit (siehe ab Seite 74), Kontaktlinsen für die Ferne + Brille für die Nähe
	Implantation von Multifokallinsen ins Auge (siehe ab Seite 164)
Weitsichtigkeit	Brille (siehe ab Seite 17)
	Kontaktlinsen (siehe ab Seite 49)
	Operation der Hornhaut (siehe ab Seite 156), in der Regel nur bis +3 dpt
	Laserchirurgie der Hornhaut bis höchstens +4 dpt (siehe ab Seite 115)
	Implantation von Linsen ins Auge (siehe ab Seite 159)
Weitsichtigkeit + Astigmatismus	Brille (siehe ab Seite 17)
	Kontaktlinsen (siehe ab Seite 49)

gen Sehverhältnisse mit 50, 55 Jahren. Die Alterssichtigkeit (Presbyopie) hat eingesetzt. Wer bis dahin ohne Hilfsmittel gut sehen konnte, braucht dann mitunter eine Lesebrille. Andere wiederum müssen ihre Sehhilfen so ändern lassen, dass sie nun in der Nähe und in der Ferne gleichermaßen gut sehen können. Sie haben die Wahl, ob Sie Ihre Sehfähigkeit beim Augenarzt oder -optiker überprüfen lassen. Beide Berufsgruppen haben gelernt, die Sehschärfe zu bestimmen und können die Korrekturwerte von Brillen sowie Kontaktlinsen ermitteln. Die Unterschiede zwischen den beiden Berufsgruppen liegen auf anderen Ebenen. Der Ausbildungsgang verdeutlicht das.

INFO NICHT IMMER HILFT EINE BRILLE

„Ich kann so schlecht sehen." – „Dann musst du eine Brille haben."
Weil gutes Sehen so selbstverständlich geworden ist, können es viele nicht glauben: Es gibt Gründe für schlechtes Sehen, die sich mit keiner Sehhilfe korrigieren lassen.

- Grauer Star (Linsentrübung, Katarakt). Ab etwa dem 45. Lebensjahr beginnen sich die Augenlinsen einzutrüben. Das schreitet bei dem einen langsamer, bei dem anderen rascher voran. Die Trübung verschleiert den Blick nach und nach immer mehr. Das Sehen in der Ferne verschlechtert sich, Konturen verschwimmen, Farben verblassen. Das kann keine Sehhilfe beheben. Abhilfe schafft nur eine Operation, bei der die getrübten Augenlinsen gegen Kunstlinsen ausgetauscht werden.
- Makuladegeneration. Die Stelle des schärfsten Sehens auf der Netzhaut, die Makula, weist altersbedingte Schäden auf. Dadurch verschwimmt die Sicht, Kontraste gehen verloren, das Lesen fällt immer schwerer. Der Prozess kann zum Stillstand kommen, aber auch bis zur schweren Sehbehinderung fortschreiten. Für eine spezielle Form der Makuladegeneration – die feuchte altersbedingte Makuladegeneration – gibt es Medikamente, mit denen man die Entwicklung eventuell aufhalten kann. Für stark sehbehinderte Menschen halten spezialisierte Augenoptiker eine breite Palette an optischen und elektronischen Hilfsmitteln bereit, die sie unterstützen, ihren Alltag selbstständig zu bewältigen. Diese Geräte bieten weit mehr als gewöhnliche Brillen.
- Retinopathie bei Diabetes oder Gefäßverschlüssen. Dabei verändert sich die Netzhaut (Retina) so, dass sich die Sehfähigkeit immer mehr verschlechtert. Eine effektive Behandlung der Grunderkrankung kann die Störung mildern. Manchmal sind Laserbehandlungen der Netzhaut notwendig, um den Schaden zu begrenzen.
- Schwachsichtigkeit (Amblyopie). Bei ihrer Einschulung sind 6 von 100 Kindern schwachsichtig – meist nur auf einem Auge. Sie sehen schlecht, weil ihr Sehsystem vor allem in den ersten ein, zwei Lebensjahren nicht genügend Anreize erhielt, um sich vollständig auszubilden. Die Anregung fehlt zum Beispiel, wenn eine Trübung der Hornhaut oder der Augenlinse das Sehen beeinträchtigt. Auch bei ausgeprägtem Schielen und erheblichen Unterschieden der Fehlsichtigkeit zwischen dem linken und dem rechten Auge bildet sich die Sehkraft nicht auf beiden Augen gleich gut aus. Je früher diese Hindernisse behoben werden, desto besser sind die Chancen, dass sich die Sehfähigkeit normal entwickelt.

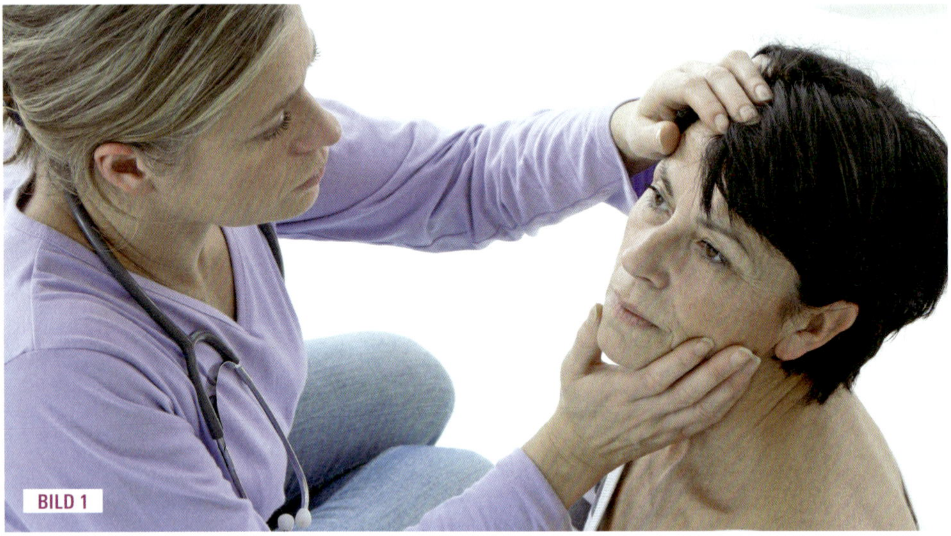

BILD 1: Manche Krankheiten ziehen die Augen in Mitleidenschaft, zum Beispiel Diabetes. Lassen Sie sich – auch Ihren Augen zuliebe – regelmäßig behandeln.

AUGENÄRZTE

Alle Ärzte, die in Deutschland ausgebildet wurden – also auch Augenfachärzte –, haben ein Hochschulstudium von mindestens sechs Jahren und drei Monaten, aufgeteilt in einen theoretischen und einen praktischen Teil, erfolgreich abgeschlossen. Fachärzte für Augenheilkunde haben an das Medizinstudium noch eine fünfjährige Weiterbildung angeschlossen. Sie sind ausgebildet in der Vorbeugung, Erkennung, Behandlung, Nachsorge und Rehabilitation von anatomischen und funktionellen Veränderungen des Sehorgans oder – anders ausgedrückt – ausgebildet für die medizinische Versorgung der Augen und der Sehfähigkeit.
Die Optometrie, also die Behandlung von Fehlsichtigkeiten, gehört ausdrücklich dazu. Augenärzte haben während ihrer Ausbildung theoretisch und praktisch gelernt, unter anderem Sehhilfen zu bestimmen, Kontaktlinsen anzupassen und vergrößernde Sehhilfen zu verordnen. Sie können auch beurteilen, ob zur Behandlung einer Fehlsichtigkeit ein chirurgisches Verfahren infrage kommt.

Wenn Sie einen Augenarzt aufsuchen, weil Sie schlecht sehen können, kann er selbstverständlich die notwendige Sehschärfenbestimmung vornehmen. Darüber hinaus kann er die Augen aber auch medizinisch untersuchen. Er kann dabei den Zustand von Augenhornhaut, Bindehaut sowie der Netzhaut überprüfen und eine Linsentrübung, wie sie der graue Star hervorruft, beurteilen. Ferner kann er die notwendigen Untersuchungen durchführen, um einen grünen Star festzustellen. Wenn Probleme mit der Sehfähigkeit ihre Ursache in der Netzhaut haben, kann der Augenarzt das aufdecken.

Einige Augenärzte haben sich der refraktiven Chirurgie, also der chirurgischen Behandlung von Fehlsichtigkeiten, zugewandt. Ein Teil der Augenärzte passt auch Kontaktlinsen an. In ihrer Praxis Brillen zu verkaufen, ist Ärzten jedoch nur in seltenen Ausnahmefällen gestattet.

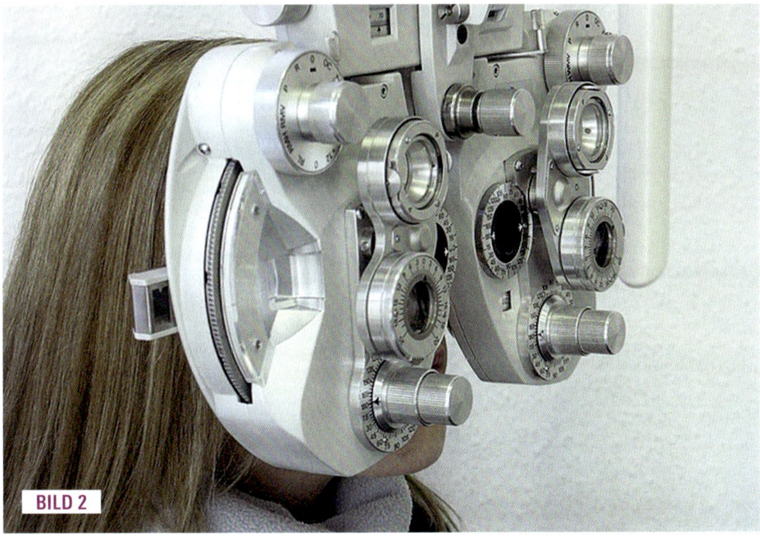

BILD 2: Mit einem Ophthalmometer wird an beiden Augen die Hornhaut vermessen. Auch der Augenoptiker kann diese Messung durchführen.

AUGENOPTIKER

Die Grundausbildung zum Augenoptiker ist zunächst einmal rein handwerklich orientiert. Sie dauert in der Regel drei Jahre und ist auf das Bearbeiten und Einfassen von Brillengläsern sowie die Anpassung und die Anfertigung von Brillen ausgerichtet.

Ein Augenoptiker kennt den Aufbau des menschlichen Sehsystems und kann die optischen Eigenschaften und Wirkungen von Brillen, Kontaktlinsen und vergrößernden Sehhilfen beurteilen.

Nach der Gesellenprüfung stehen Augenoptikern weitere Wege offen. Sie können sich an einer Fachschule in vier Semestern auf den Abschluss als „Staatlich geprüfter Augenoptiker" vorbereiten. Als „Augenoptikermeister" schließen diejenigen ab, die auch von der Handwerkskammer geprüft worden sind. Erst wer diese

INFO Wer wann wie oft zum Augenarzt?

Kleinkinder sollten bis zum dritten Geburtstag einmal beim Augenarzt gewesen sein. Geringfügiges Schielen oder eine Sehschwäche fällt den Eltern kaum auf, wohl aber dem Augenarzt. Eine rechtzeitige Korrektur kann dann die optimale Sehfähigkeit des Kindes sichern.
Menschen mit einer Kurzsichtigkeit ab etwa –5 dpt haben ein erhöhtes Risiko für Erkrankungen der Netzhaut. Jährliche augenärztliche Kontrolluntersuchungen können beginnende Schäden frühzeitig aufdecken.
Über 60-jährige Autofahrer sollten jedes Jahr ihre Sehfähigkeit kontrollieren lassen – zu ihrer eigenen Sicherheit und der anderer Verkehrsteilnehmer.

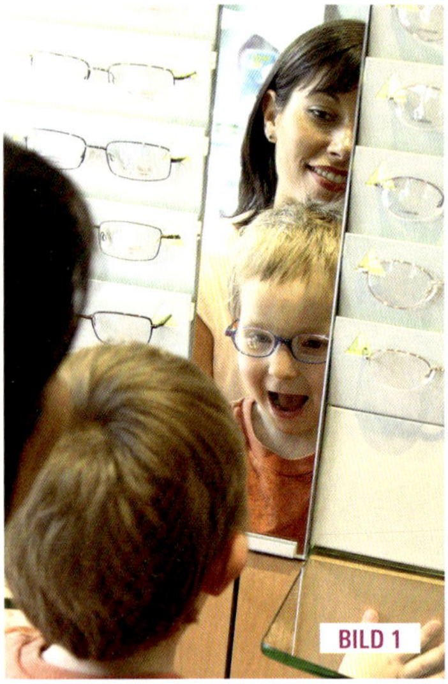

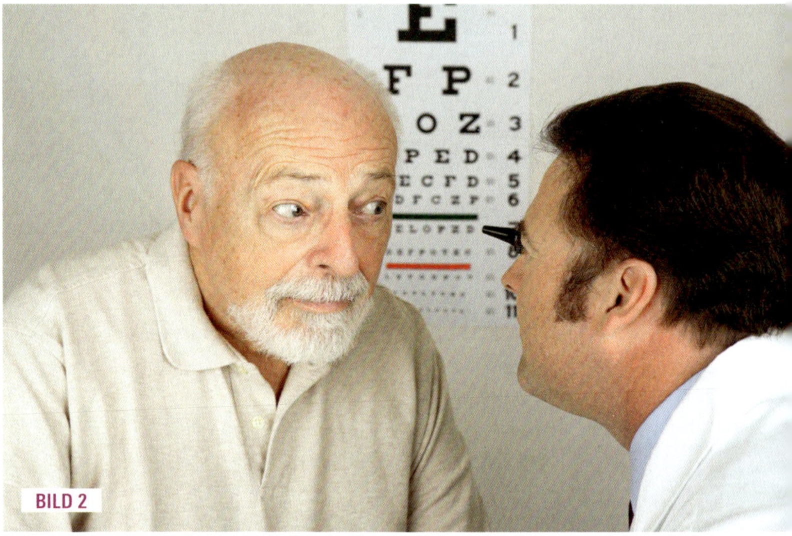

BILD 1: Warten Sie nicht ab. Sehfehler sollten schon bei Kleinkindern korrigiert werden.
BILD 2: Über 60-jährige Autofahrer sollten jedes Jahr ihre Sehfähigkeit kontrollieren lassen.

oder eine gleichgestellte Qualifikation erlangt hat, darf eigenverantwortlich Augen untersuchen, Brillengläser bestimmen und Kontaktlinsen anpassen.

Die meisten Augenoptiker entscheiden sich heutzutage, an die Grundausbildung noch ein Hochschulstudium anzuschließen. Dessen Lehrstoff umfasst alle relevanten Gebiete der Augenoptik. Nach sechs bis acht Semestern Studium, zu welchem auch eine Praxisphase in einem Betrieb gehört, schließen sie als Bachelor of Science ab (Augenoptik/Optometrie B.Sc.). Nach dem Bachelor-Studium können die Studierenden ihr Wissen in weiteren drei Studiensemestern vertiefen oder sich in ein Schwerpunktfach intensiv einarbeiten. Der Master-Abschluss (Augenoptik/Optometrie M.Sc.) steht dabei am Ende.

Auch bei Augenoptikern gibt es Generalisten und Spezialisten. Manche bieten alle Arten von Sehhilfen an, andere haben sich entweder auf Brillen oder auf Kontaktlinsen spezialisiert. Einige Augenoptiker haben sich zum Beispiel zu Spezialisten für Sportoptik oder vergrößernde Sehhilfen ausbilden lassen.

Zunehmend häufiger bieten Augenoptiker auch Untersuchungen zur Früherkennung von Augenerkrankungen an. Beispielsweise können sie den Augeninnendruck mit einer Methode bestimmen, bei der das Messgerät mit der Hornhaut des Auges nicht in Berührung kommt (Non-contact-Tonometrie). Ein erhöhter Augeninnendruck kann ein Hinweis auf einen grünen Star (Glaukom) sein. Bei einem auffälligen Wert wird der Augenoptiker den Betroffenen dann zur weiteren Abklärung und Behandlung an einen Augenarzt verweisen.

Die Art der Ausbildung macht deutlich: Die Domäne der Augenoptiker sind die eingehende Prüfung der Augen auf Fehlsichtigkeit, die Beratung von Kunden hinsichtlich geeigneter Brillen und Kontaktlinsen und deren Anfertigung sowie Anpassung. Darüber hinaus können sie die Augen auf Auffälligkeiten prüfen, die dann gegebenenfalls ärztlich abgeklärt werden müssen.

AUGENARZT ODER AUGENOPTIKER

Seit sich die gesetzlichen Krankenversicherungen – von wenigen Ausnahmen abgesehen – nicht mehr an den Kosten für Sehhilfen für Erwachsene beteiligen, gibt es keine Notwendigkeit, sich vom Augenarzt eine Brillenverordnung ausstellen zu lassen. Bereitet Ihnen das Sehen Probleme, können Sie sich also sofort von einem Augenoptiker hinsichtlich der Versorgung mit einer Sehhilfe beraten lassen.

Sie können Ihr Sehproblem auch zum Anlass nehmen, mit der Bestimmung der Sehfähigkeit beim Augenarzt zugleich den Zustand Ihrer Augen kontrollieren zu lassen. Gegebenenfalls wird Ihnen der Augenarzt zu einer Früherkennungsuntersuchung auf grünen Star raten.

Bei der Suche nach Beratung, welche Art von Sehhilfe Ihr Augenproblem wohl am besten löst, sollten Sie berücksichtigen, dass jeder Befragte in dem Bereich besonders kompetent informieren wird, den er gut beherrscht. Ein Augenoptiker, der wenig Erfahrung mit Kontaktlinsen hat, wird eher in Richtung Brille argumentieren. Von einem Kontaktlinsenspezialisten können Sie nicht erwarten, dass er Ihnen die Vor- und Nachteile chirurgischer Verfahren nahebringt. Und ein Augenarzt, der Fehlsichtigkeiten chirurgisch korrigiert, könnte anders argumentieren als einer, der Sie für diesen Eingriff an einen Kollegen verweisen muss.

Die Fähigkeit der Augenärzte liegt also vornehmlich auf medizinischem Gebiet, die der Augenoptiker in der Anpassung und handwerklichen Gestaltung von Sehhilfen und ihrer Abstimmung auf den Träger. Bei der Wahl Ihres Beraters können Sie sich der Berufsgruppe zuwenden, von der Sie für die jeweilige Fragestellung die größte Kompetenz erwarten.

DER WEG ZUR ENTSCHEIDUNG

Sie waren beim Augenarzt oder Augenoptiker und haben Ihre Sehfähigkeit überprüfen lassen. Nach diversen Tests wissen Sie, ob Sie eine Fehlsichtigkeit haben und wie stark sie ist. Nun stehen Sie vor der Frage, auf welche Weise Sie Ihre Sehfähigkeit verbessern wollen. Grundsätzlich stehen Brille, Kontaktlinsen und Operation zur Wahl. Bei einigen Menschen schränken die körperlichen Voraussetzungen die Auswahl ein, aber bei den meisten geben persönliche Vorlieben und spezielle Abneigungen den Ausschlag für die Entscheidung.

Bestimmte Fragen müssen im Vorfeld für alle drei Möglichkeiten beantwortet werden. Ob Sie sie als Vor- oder Nachteil empfinden, liegt bei Ihnen.

EIN VERGLEICH

	Brille
Beeinflusst die Korrektur die Augengesundheit?	Da ein Abstand zum Auge besteht, ist kein Schaden zur befürchten.
Ist die Korrektur reversibel (umkehrbar)?	Ja. Eine Brille kann bei Bedarf auf- und abgesetzt werden.
Verändert die Korrektur das Aussehen?	Ja, sie ist sichtbar. Brillen können als modisches Accessoire eingesetzt werden.
Wie gestaltet sich das Alltagsleben mit der Korrektur?	Eine Brille kann man verlegen und verlieren. Die Fassung kann verbiegen und zerbrechen. Gläser können zerkratzt und beschädigt werden. Bei hoher Luftfeuchtigkeit beschlagen die Gläser beim Wechsel von warmer in kalte Umgebung.
Sind zusätzliche Brillen bei besonderen Bedingungen möglich?	Es gibt Extrabrillen mit geschliffenen Gläsern für Sonne und Sport. Eine Lesebrille kann in die Fernsichtbrille integriert werden (Bifokal, Gleitsicht).
Wie verhält sich die Korrektur beim Sport?	Eine Brille kann stören. Andererseits schützt sie bei bestimmten Sportarten vor UV-Strahlung, Wind und Verletzungen.
Wie gut sind die Korrekturmöglichkeiten?	Nicht immer optimal bei Astigmatismus und erheblich unterschiedlicher Fehlsichtigkeit von linkem und rechtem Auge.
Welche optischen Bedingungen sind mit der Korrektur verbunden?	Bei starker Fehlsichtigkeit unscharfes Sehen im Randbereich der Brillengläser. Gerade Linien erscheinen beim Blick durch die Randbereiche der Brillengläser gebogen und verzerrt. Verkleinertes Bild bei stark Kurzsichtigen, vergrößertes Bild bei stark Weitsichtigen. Starke Brillengläser passen nicht in jede Fassung.
Welche Kosten fallen an?	Günstig wirkt sich die unbegrenzte Tragezeit aus, wenn sich die Sehstärke nicht ändert, die Gläser nicht zerkratzt sind und die Fassung intakt bleibt. Teuer kann es werden bei der Wahl modischer Fassungen und bei Gläsern mit besonderer Ausstattung. Zusätzlich sollte eine Ersatzbrille in der aktuellen Stärke vorhanden sein.

Kontaktlinsen	Operation
Es besteht Kontakt mit den Augengeweben. Bei falscher Anpassung, nachlässiger Pflege und fehlenden Kontrollen sind Schäden möglich.	Es handelt sich um einen Eingriff in gesunde Augen. Es besteht ein breites Spektrum an Risiken und Folgekomplikationen.
Ja. Kontaktlinsen können bei Bedarf eingesetzt und herausgenommen werden.	Nein. Eingepflanzte Linsen können zwar wieder entfernt werden, doch es bleiben die Folgen der Eingriffe.
Nein. Kontaktlinsen sind kaum sichtbar. Mit ihnen lässt sich die Augenfarbe reversibel verändern.	Nein. Die Operationsfolgen sind unsichtbar. Eingepflanzte Linsen können das Licht reflektieren.
Die Handhabung muss erlernt werden. Kontaktlinsen können zerkratzen, verloren gehen und sind dann nur schwer wiederzufinden. Sie können beim Einsetzen vertauscht werden. Gegebenenfalls ist die Tragedauer beschränkt. Es gibt kein Beschlagen.	Bei optimalem Ergebnis gibt es ein Leben wie mit normalsichtigen Augen. Folgen des Eingriffs können erhöhte Blendempfindlichkeit, trockene Augen und schlechte Nachtsicht sein. Das kann die Verkehrstauglichkeit einschränken.
Jede Art von Brille kann man problemlos zusätzlich zu Kontaktlinsen tragen.	Jede Art von Brille kann man problemlos vor operierten Augen tragen. Allerdings sind Probleme aufgrund der Operation damit oft nicht zu korrigieren.
Kontaktlinsen gewähren Bewegungsfreiheit beim Sport, ausgenommen mit offenen Augen unter Wasser.	Operierte Augen gewähren Bewegungsfreiheit bei allen Sportarten.
Gute Korrekturmöglichkeit bei Astigmatismus, Keratokonus und erheblich unterschiedlicher Fehlsichtigkeit von linkem und rechtem Auge. Bei starker Kurzsichtigkeit bessere Sehschärfe als mit Brille.	Nur für einen begrenzten Dioptrienbereich ist ein relativ sicheres Operationsergebnis zu erwarten.
Es bestehen optimale Rundumsicht und unbeschränktes räumliches Sehen. Es gibt keine Verzerrungen und kaum Größenveränderungen.	Bei starker Fehlsichtigkeit ist das Operationsergebnis schlecht abzuschätzen. Bei Weitsichtigkeit ist es besonders ungewiss. Oft ist weiterhin eine Brille notwendig. Ab einem gewissen Alter ist fast immer eine Lesebrille erforderlich. Derzeit fehlen noch Langzeiterfahrungen (Stand 2010).
Günstig wirkt sich aus, dass Linsen einzeln nachgekauft werden können. Teuer sind Kontaktlinsen, wenn man Anschaffungskosten, Pflegemittel und Kontrollen beim Anpasser zusammenrechnet. Darüber hinaus ist eine zusätzliche Brille in der aktuellen Stärke notwendig.	Teuer wird eine Operation durch die Beratung, den Eingriff, die Medikamente und Nachkontrollen.

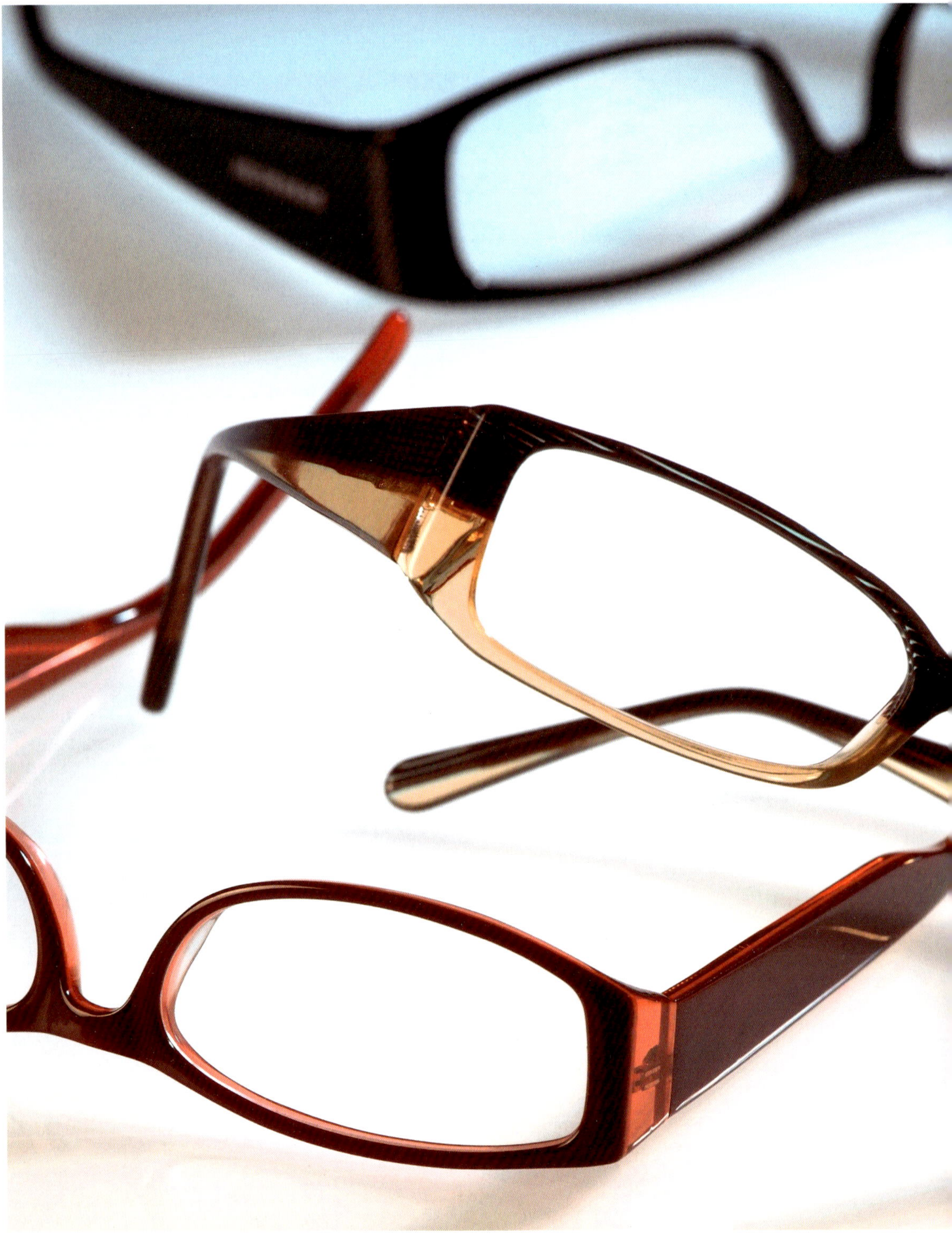

DER KLASSIKER: DIE BRILLE

Mit der Entscheidung, Ihre Fehlsichtigkeit mit einer Brille auszugleichen, erwerben Sie ein Accessoire, das fortan zu Ihrem Gesicht gehören wird. Die Richtung, die Sie im Brillengeschäft einschlagen, zeigt, wohin Sie bei der Auswahl tendieren. Rahmenlos: die Brille bleibt so unsichtbar wie möglich. Feiner Metallrahmen: dezentes Styling. Markante Fassung: verstärkt den individuellen Typ. Konventionell oder modisch – Brillen sind entschieden mehr als Sehhilfen.

IHRE WAHL

Doch während Sie wahrscheinlich vor allem daran interessiert sind, wie Sie mit der neuen Brille aussehen werden, konfrontiert Sie der Augenoptiker mit einer Vielzahl von Fragen. Die Brillengläser: aus Glas oder Kunststoff? Entspiegelt, superentspiegelt, einfach, doppelt, mehrfach gehärtet, getönt? Geht es um die Korrektur einer Alterssichtigkeit, haben Sie zusätzlich die Wahl: Ganze Brille oder Halbbrille? Mehrstärken- oder Gleitsichtgläser?

Bei der Auswahl der Brillengläser stehen vier Themen im Mittelpunkt des Interesses: Aussehen, Gewicht, Verschleiß und Preis.

Ob die Brillengläser dick oder dünn sind, ist wesentlich von der Stärke der Gläser, die zur Korrektur der Fehlsichtigkeit notwendig sind, bestimmt. Darüber hinaus spielt das Material des Brillenglases eine Rolle. Wenn Sie die Brille den ganzen Tag über tragen, ist es sicher auch von Belang, ob sie schwer auf den Nasenrücken drückt oder federleicht und kaum spürbar ist. Ferner sollten sich die Spuren täglichen Gebrauchs in Grenzen halten. Denn die Gläser bald austauschen zu müssen, weil sie zerkratzt sind, geht ins Geld.

Ihre Antworten auf die Fragen des Augenoptikers bestimmen nicht nur, wie Ihnen die neue Brille steht, sondern auch Ihre Chancen, mit ihr zufrieden zu sein, und – natürlich – wie sehr die Neuerwerbung Ihr Konto belastet.

Brillengläser zur Korrektur von Fehlsichtigkeiten können aus mineralischen Gläsern oder Kunststoffen gefertigt sein.

BILD 1: Auf das Gewicht einer Brille wirkt sich die Größe der Gläser mehr aus als die Glassorte.
BILD 2: Brillengläser aus Kunststoff bieten Kindern und Sportlern mehr Sicherheit.

Während der Produktion durchlaufen beide Arten von Materialien eine Abfolge von Entstehungs-, Schleif- und Polierprozessen. Beide Brillenglassorten können eingefärbt und ihre Oberfläche kann anschließend entspiegelt werden. Auf Kunststoffgläser können Schichten zur Härtung aufgebracht werden. Sonnenbrillen können zusätzlich verspiegelt werden.

So entstehen Brillenglasrohlinge, die der Augenoptiker von der Herstellerfirma geliefert bekommt und in die Brillenfassung einpasst, die Sie sich ausgesucht haben.

BRILLENGLÄSER AUS GLAS

Für Brillengläser aus Mineralglas (Silikatgläser) stehen zurzeit üblicherweise sechs unterschiedliche Glassorten zur Verfügung. Neben dem Standardglas gibt es verschiedene Sorten hochbrechender Gläser. Daneben sind Glassorten im Angebot, die speziell für die Nahteile von Mehrstärkengläsern hergestellt werden.

Mineralgläser können entspiegelt und verspiegelt werden. Geschliffene Gläser für Sonnenbrillen sind eingefärbt.

Aussehen

Hochbrechende Gläser können für stark kurz- oder weitsichtige Menschen interessant sein. Bei Kurzsichtigen fällt der Glasrand umso dicker aus, je höher die Dioptrienzahl ist. Gläser für Weitsichtige werden mit ansteigender Dioptrienzahl in der Mitte dicker. Hochbrechende Gläser sind hingegen selbst bei hoher Dioptrienzahl relativ dünn.

Die Glasmitte darf allerdings nicht weniger als 1 Millimeter dünn sein. Sonst kann das Glas durchbrechen.

Außerdem setzt die Fassung dem Streben nach möglichst dünnen Gläsern eine Grenze. Brillengläser müssen am Rand mindestens 2 Millimeter dick sein, damit noch eine Rille hineingefräst werden kann, um sie in der Fassung befestigen zu können. Für randlose Fassungen müssen sie so dick sein, dass das Loch, durch das die Fassung mit Schrauben gehalten wird, auch wirklich hält, und das Glas an der Stelle nicht bricht. Bei Gläsern für stark Weitsichtige könnte der Rand aber oftmals dünner ausfallen.

Gewicht

Hochbrechende Gläser sind dünner als Standardgläser. Das bedeutet aber nicht zwangsläufig, dass sie leichter sind. Da ihr Material eine größere Dichte hat als Standardgläser, sind Gläser aus hochbrechendem Material meist sogar geringfügig schwerer als Standardgläser.

Auf das Gewicht einer Brille wirkt sich die Größe der Gläser mehr aus als die Glassorte. Eine Brille mit kleinen Gläsern

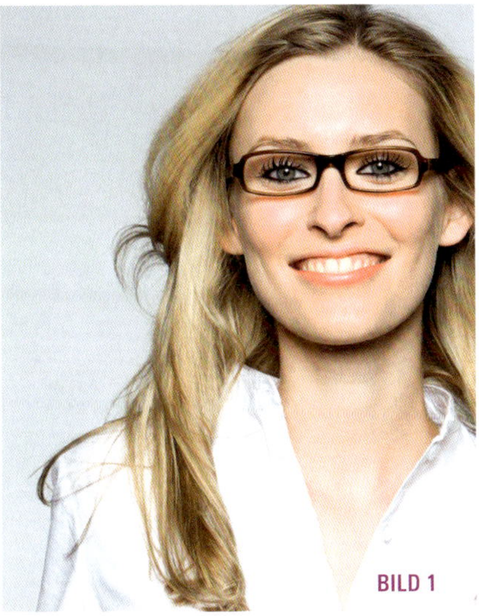

BILD 1

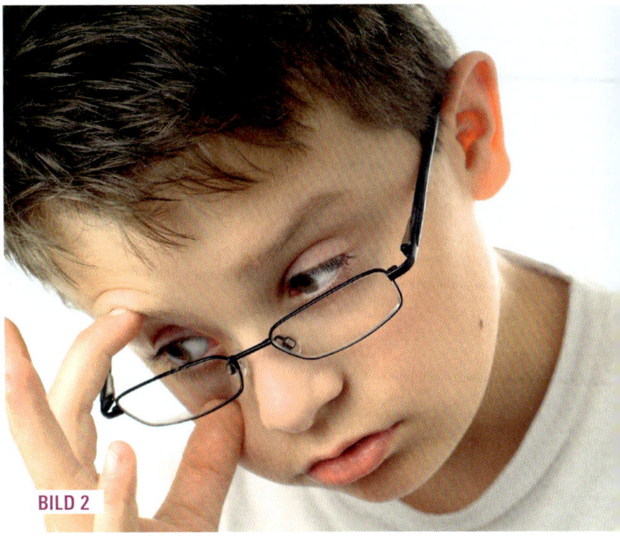

BILD 2

aus Standardglas ist leichter als eine mit großen Gläsern aus hochbrechendem Material.

Verschleiß

Mineralgläser sind relativ unempfindlich und sehr kratzfest. Selbst wenn Sie nicht sonderlich sorgsam mit ihnen umgehen, werden diese Gläser Ihnen das nicht übel nehmen.

Der Nachteil bei Mineralgläsern zeigt sich bei einem Sturz oder einem Unfall. Wenn sie zu Bruch gehen, besteht die Gefahr, dass Splitter ins Auge eindringen. In der Realität sind Augenverletzungen durch eine zu Bruch gegangene Brille aber sehr selten.

Kosten

Der Preis von Brillengläsern wird zum einen vom optischen Schliff bestimmt, den sie haben müssen, um die jeweilige Fehlsichtigkeit zu korrigieren. Der andere Faktor ist das eingesetzte Material. Hochbrechende Gläser sind etwa doppelt so teuer wie Standardgläser.

BRILLENGLÄSER AUS KUNSTSTOFF

Bei mindestens sechs von zehn Brillen, die in Deutschland verkauft werden, sind die Gläser aus Kunststoff. Das dabei am häufigsten verwendete Material ist Polyallyldiglycolcarbonat (ADC, Markenname CR 39). Es ist der härteste aller für Brillengläser verwendeten Kunststoffe.

Wie bei Mineralgläsern gibt es bei Kunststoffgläsern, neben solchen aus gewöhnlichem Hartplastik, Gläser aus hochbrechendem Material. Die Herstellung solcher Gläser ist sehr viel aufwendiger und daher deutlich teurer als die anderer Brillengläser.

Kunststoffgläser können gehärtet, entspiegelt und verspiegelt werden. Als eingefärbte Gläser finden sie sich in Sonnenbrillen.

Aussehen

Standardkunststoffgläser haben eine geringere Brechkraft als Mineralgläser. Da-

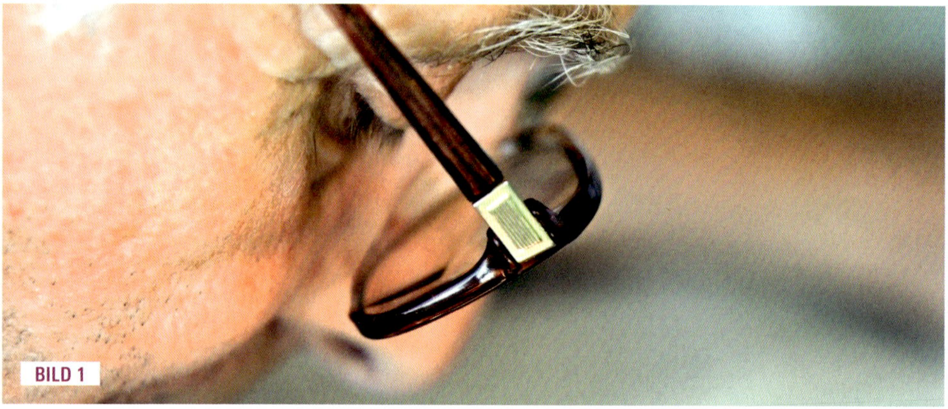

BILD 1: Achten sie aufs Gewicht! Kunststoffgläser sind deutlich leichter als solche aus Mineralglas.

her sind sie etwas dicker als diese. Besonders bei Gläsern für höhere Fehlsichtigkeiten macht sich das deutlich bemerkbar.

Gewicht

Bei gleicher Größe wiegen Standardkunststoffgläser etwa die Hälfte weniger als gewöhnliche Mineralgläser. Noch leichter und nur geringfügig dicker als normale Mineralgläser ist hochbrechendes Kunststoffglas. Es ist das leichteste Brillenglasmaterial.

Verschleiß

Brillengläser aus Kunststoff gehen nicht so schnell zu Bruch wie Mineralgläser. Und wenn doch, sind ihre Splitter nicht so scharfkantig wie die von Glas. Dadurch bieten sie zum Beispiel Kindern und Sportlern mehr Sicherheit.

ADC ist zwar von allen Kunststoffen der härteste, dennoch steht er noch immer deutlich hinter den Mineralgläsern zurück. Kunststoffgläser sind sehr empfindlich und zerkratzen schnell.
Um dem zu begegnen, wird die Oberfläche der Gläser mit einer Hartschicht versehen (siehe „Härtung“, Seite 21).

Kosten

Die gleichen optischen Eigenschaften vorausgesetzt, sind Kunststoffgläser in der Regel teurer als Mineralgläser.

Hochbrechende Kunststoffgläser kosten etwa fünf- bis sechsmal so viel wie die Standardversion von Kunststoffgläsern.

VEREDELUNGSSCHICHTEN

Was die Augenoptikerbranche als „Veredelung“ bezeichnet, macht Brillengläser nicht edler, sondern vor allem Kunststoffgläser tauglicher für den Gebrauch im Alltag. Die verschiedenen Beschichtungen können die Lebensdauer der Gläser deutlich verlängern.

Eine hochwertige Veredelung von Brillengläsern, manchmal auch als Vergütung bezeichnet, versieht die Oberflächen von innen nach außen mit drei Auflagen:

- Hartschicht,
- Entspiegelung,
- Überzug (Topcoat).

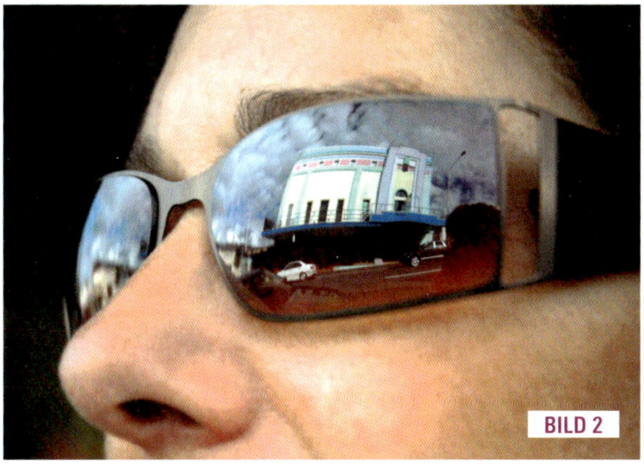

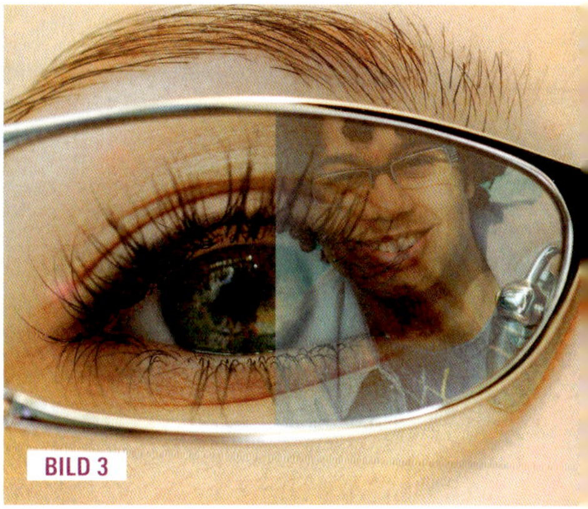

BILD 2: Die Verspiegelung sieht schick aus, einen Nutzen hat sie nicht.
BILD 3: Eine Entspiegelung dagegen lohnt sich, zum Beispiel hilft sie den Augen, nachts das Licht besser auszunutzen.

Aufwendige Beschichtungen von Brillengläsern bestehen meist aus vier bis acht Schichten mit optischen Eigenschaften. Weitere Schichten ohne optische Funktion können hinzukommen.

Bei manchen Produkten können Sie wählen, welche Art von Vergütung Ihnen notwendig erscheint. Bei anderen kann es sein, dass die drei Komponenten bei der Herstellung gemeinsam aufgebracht werden und dann nur gemeinsam erhältlich sind.

Diese verschiedenen Beschichtungen verteuern die Brillengläser ganz erheblich. Welche Qualität Sie für Ihr Geld bekommen, ist jedoch ungewiss. Ein genormtes Prüfverfahren, das anhand eines Standards sicherstellt, dass die versprochenen Eigenschaften eingehalten werden, gibt es derzeit nicht.

Härtung

Die Hartschicht kann auf das geschliffene Glas aufgedampft oder auflackiert werden oder sie entsteht in einem chemischen Prozess. Die Hartschicht macht die Oberfläche des Brillenglases widerstandsfähiger gegenüber vielen Arten von Beanspruchung und mindert so den Verschleiß. Für Mineralgläser ist eine solche Härtung unnötig. Ihr Material ist ohnehin unempfindlich. Für Brillengläser aus Kunststoff ist sie hingegen unabdingbar.

Entspiegelung

Die polierte Oberfläche von Brillengläsern wirft Teile des auftreffenden Lichtes zurück (reflektiert), statt das gesamte Licht bis zum Auge hindurchzulassen. Dadurch gelangt weniger Licht auf die Netzhaut der Augen, als es möglich wäre. Die Welt erscheint also weniger hell, als sie tatsächlich ist.

Eine Entspiegelung mindert diese Reflexe und erhöht die Lichtdurchlässigkeit des Brillenglases. Den Unterschied erkennen Sie, wenn Sie je ein gewöhnliches Brillenglas und ein entspiegeltes auf einen weißen Untergrund legen und durch die Gläser hindurch auf das Papier schauen. Durch das entspiegelte Glas erscheint der Untergrund heller.

Eine Entspiegelung setzt sich aus mehreren Einzelschichten zusammen. Optimal „veredelte" oder „vergütete" Mineralgläser haben vier bis acht Schichten. Bei Kunststoffgläsern können es sogar bis zu zehn Schichten sein. In der maximalen Ausführung spricht man von Superentspiegelung.

BILD 1: Eine Brille nur für die Ferne oder nur für die Nähe? Einstärkengläser reichen hier für den klaren Durchblick.

Entspiegelte Gläser zu wählen, ist umso wichtiger, je höher die Brechzahl des Glases ist. Bei hochbrechenden Gläsern ist eine solche Schicht also eher angebracht als bei Standardgläsern. Auch für eine Brille, die zum Autofahren und bei Nacht getragen werden soll, ist eine Entspiegelung nützlich, um das Licht so gut wie möglich auszunutzen.

Verspiegelung

Das Gegenteil der Entspiegelung ist die Verspiegelung. Sie wird oft bei Sonnenbrillen durchgeführt. Die Verspiegelung verringert die Lichtmenge, die das Auge trifft. Einen medizinischen Nutzen bietet die Verspiegelung kaum; sie ist eher ein modischer Gag, da man aus einer verspiegelten Brille wohl hinaus, aber weniger gut von draußen in die Augen schauen kann.

Zu Lichtschutz und UV-Schutz siehe „Sonnenbrillen“, Seite 41.

Überzug

Die Topcoat genannte Abschlussauflage ist eine teflonartige Schicht, die die Oberfläche glättet. Dadurch wird sie schmutzabweisend und verringert die Neigung des Glases, zu beschlagen.

Die Lebensdauer dieses Überzugs ist allerdings sehr begrenzt. Bei täglichem Gebrauch der Brille wird sie als deutlich unter einem Jahr angegeben.

EIGENSCHAFTEN VON BRILLENGLÄSERN IM VERGLEICH

	Mineralgläser	Kunststoffgläser
Aussehen	Dünner als Kunststoff. Hochbrechende Gläser sind deutlich dünner.	Dicker als Mineralglas. Hochbrechende Gläser sind deutlich dünner.
Gewicht	Schwerer als Kunststoff.	Etwa halb so schwer wie Mineralglas. Hochbrechender Kunststoff ist von allen Materialien am leichtesten.
Verschleiß	Zerbrechlich.	Relativ bruchfest.
	Kratzfest, unempfindlich. Etwa fünf- bis siebenmal beständiger gegen Abrieb als Kunststoff.	Kratzempfindlich, geringe Abriebbeständigkeit.
Kosten		Deutlich teurer als Mineralgläser. Zusätzlich verteuert durch sinnvolle Beschichtungen.

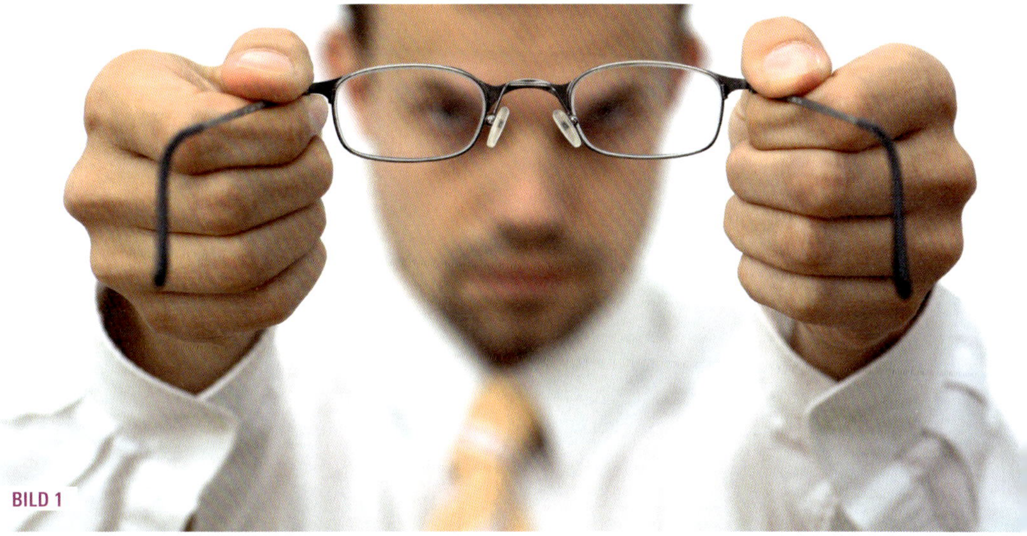

BILD 1

SEHBEREICHE

Wenn Sie eine Brille mit einer Korrektur nur für die Ferne oder nur für die Nähe brauchen, sind keine Überlegungen nötig: Sie wählen die Brillenversion, deren Gläser so geschliffen sind, dass Sie entweder in der Ferne oder in der Nähe scharf sehen können. Da jedes Brillenglas nur eine definierte Stärke hat, spricht man von Einstärkengläsern.

Anders wird das für viele, wenn es gegen Ende des vierten Lebensjahrzehnts – bei manchen etwas früher, bei anderen etwas später – mit dem Sehen in der Nähe nicht mehr so recht klappt. Dann muss zusätzlich zur bisherigen Fehlsichtigkeit noch die Alterssichtigkeit ausgeglichen werden.

Fehlsichtige Menschen schaffen sich dann eine Lesebrille an. Auch bei ihr hat jedes Brillenglas eine definierte Stärke. Diese Brille wird nach Bedarf auf- und abgesetzt. Für stärker fehlsichtige Menschen bedeutet das allerdings, zwischen zwei Brillen zu wechseln: der für die Ferne und der Lesebrille für die Nähe. Wenn Sie Ihre Fehlsichtigkeit hingegen mit Kontaktlinsen korrigieren, nehmen Sie wie Normalsichtige nur eine Lesebrille hinzu.

Statt verschiedene Brillen zu nutzen, können Sie sich auch eine Brille anfertigen lassen, deren Gläser mehrere Stärken in sich vereinigen (Mehrstärkengläser). Oder Sie entscheiden sich für eine Gleitsichtbrille.

Alterssichtigkeit

Wie stark die Nahkorrektur sein muss, hängt von mehreren Faktoren ab. Das eine ist die noch vorhandene Fähigkeit der Augen, sich unterschiedlichen Sehabständen anzupassen (Akkommodation). Ein zweites Kriterium ist die Entfernung, in der die Tätigkeit vorwiegend ausgeübt wird, bei der die Brille getragen werden soll.

Als Leseabstand geht man durchschnittlich von 40 Zentimetern aus. Wenn Sie allerdings vorwiegend im Bett lesen, halten Sie das Buch wahrscheinlich dichter vor die Augen. Je näher das Objekt dem Auge ist, desto stärker muss die Korrektur sein.

BILD 1: Nur mit einer Einstärkenbrille ist das Gesichtsfeld im Nahbereich komfortabel groß.
BILD 2: Im Notfall kann eine Fertiglesebrille eine willkommene Sehhilfe sein.

Eine Nahbrille, die in allen Arbeitsabständen optimales Sehen ermöglicht, gibt es nicht.

Die meisten Menschen verwenden für alle alltäglichen Tätigkeiten die Brille, die für das Sehen in 30 bis 40 Zentimetern ausgemessen ist. Wenn Sie jedoch auf klares, scharfes, präzises Sehen angewiesen sind und das vielleicht sogar jeden Tag mehrere Stunden lang, ist zu überlegen, ob Sie sich eine Nahbrille anschaffen, die exakt für diesen Sehabstand ausgemessen ist. Eine solche Brille kann zum Beispiel das Sehen bei Bildschirmarbeit komfortabler machen.

Ein anderes Beispiel sind die speziellen Schminkbrillen. Sie haben eine Nahkorrektur, die so stark ist, dass man noch im Abstand von 5 Zentimetern scharf sieht. Bei diesen Brillen lässt sich zudem auf jeder Seite das Brillenglas wegklappen, entweder nach oben, nach unten oder zur Seite. Auf diese Weise schaut man dicht vor dem Spiegel durch ein Brillenglas und kann am anderen Auge einen perfekten Lidstrich ziehen.

In dem Maße, in dem die Augenlinsen an Elastizität verlieren, muss die Nahsichtbrille stärker werden. Lesebrillen gibt es in 0,25-Dioptrien-Abstufungen.

EINSTÄRKENBRILLE

Mit einer Einstärkenbrille können Kurz- und Weitsichtigkeit bis maximal 40 Dioptrien ausgeglichen werden. Gegebenenfalls kann in die Gläser ein Zusatz eingeschliffen werden, der einen Astigmatismus ausgleicht.

Entsprechend der Art der Fehlsichtigkeit und der Stärke der Gläser, also ihrer Dioptrienzahl, verändert sich das Bild beim Blick durch eine solche Brille. Stärker kurzsichtigen Menschen erscheint die Welt beim Blick durch ihre Brille verkleinert. Der Boden scheint weiter weg zu rücken und der Raum tiefer zu werden. Bei Weitsichtigen ist es umgekehrt: Das Gesehene erscheint vergrößert. Der Boden scheint näher zu rücken und der Raum flacher zu werden.

Diese Veränderungen bemerken Sie vor allem dann, wenn Sie zum ersten Mal eine solche Brille tragen. Mit der Zeit gewöhnen Sie sich an diese Art zu sehen, und das Gehirn gleicht mit seiner Erfahrung, wie die Welt „eigentlich" aussieht, die abweichende Sicht aus. Die Veränderung fällt jedoch dann wieder deutlich auf, wenn ein stärker Fehlsichtiger von der Brille zu Kontaktlinsen wechselt. Beim Kontaktlinsentragen gibt es diese Abweichungen nicht.

Probleme kann das durch eine Brille veränderte Sehen vor allem dann bereiten,

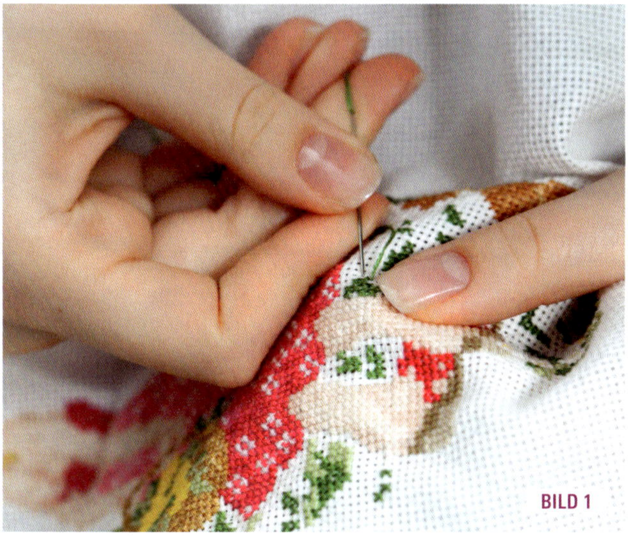

BILD 1

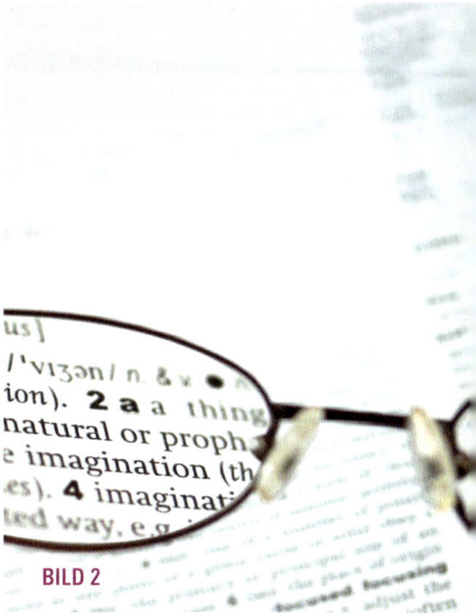

BILD 2

wenn ein Auge erheblich stärker fehlsichtig ist als das andere. Wenn das Gehirn die beiden verschieden gesehenen Bilder nicht mehr zu einem einheitlichen Ganzen verschmelzen kann, entstehen Doppelbilder.

Bei Alterssichtigkeit

Eine Einstärkenbrille bietet ein großes Gesichtsfeld im Nahbereich. Sie ist optimal für konzentrierte Arbeit im Leseabstand oder noch dichter, die sich vielleicht auch lange Zeit hinzieht.

Ein spezieller Typ von Einstärkenbrille ist die Halbbrille, die man ständig auf der Nase behält. Um Naheliegendes zu betrachten, blickt man durch die Brillengläser, für den Blick in die Ferne schaut man über den oberen Brillenrand hinweg.

Einstärkenbrillen eignen sich für Menschen, die in der Ferne ohne Brille gut genug gucken können. Auch für Fehlsichtige, die mit Kontaktlinsen gut auskorrigiert sind, kommt eine Einstärkenbrille infrage. Wer als Fehlsichtiger bereit ist, zwischen der Brille für die Ferne und der für die Nähe abzuwechseln, ist mit einer Einstärkenbrille ebenfalls gut bedient. Das ist vor allem dann günstig, wenn man längere Zeit bei einer Tätigkeit bleibt, bei der man nur in einem bestimmten Bereich präzise schauen muss.

Eher ungünstig ist eine Einstärkenbrille für die Nähe, wenn jemand in der Ferne nicht gut sieht, aber ständig Nähe und Ferne gleichermaßen im Auge behalten muss. Das trifft beispielsweise für die Kassiererin im Supermarkt zu, die Tastatur und Kasse klar im Blick haben muss, aber zugleich auch erkennen muss, wo sich bei der Ware auf dem Band das Etikett zum Scannen befindet. Auch Bildschirmarbeit und Publikumsverkehr lassen sich bei Fehlsichtigen mit dieser Art von Nahkorrektur nicht gut bewältigen.

Eine Nahsichtbrille, die Sie oft brauchen, mit der Sie längere Zeit lesen oder die Sie bei langdauernden Arbeiten aufsetzen, sollte immer individuell angepasst sein.

Fertiglesebrille

Brillen haben die erstaunliche Eigenschaft, spurlos verschwunden zu sein, wenn man sie braucht. Fertiglesebrillen, die so preiswert sind, dass man sie im Dutzend anschaffen und in der Wohnung verteilen kann, bereiten dieser zeit- und nervenrau-

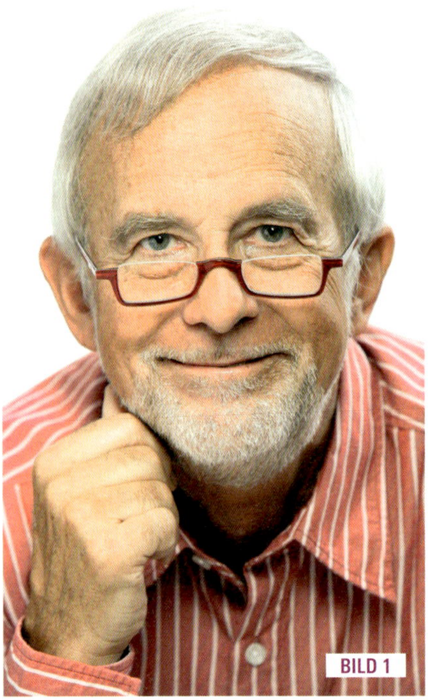

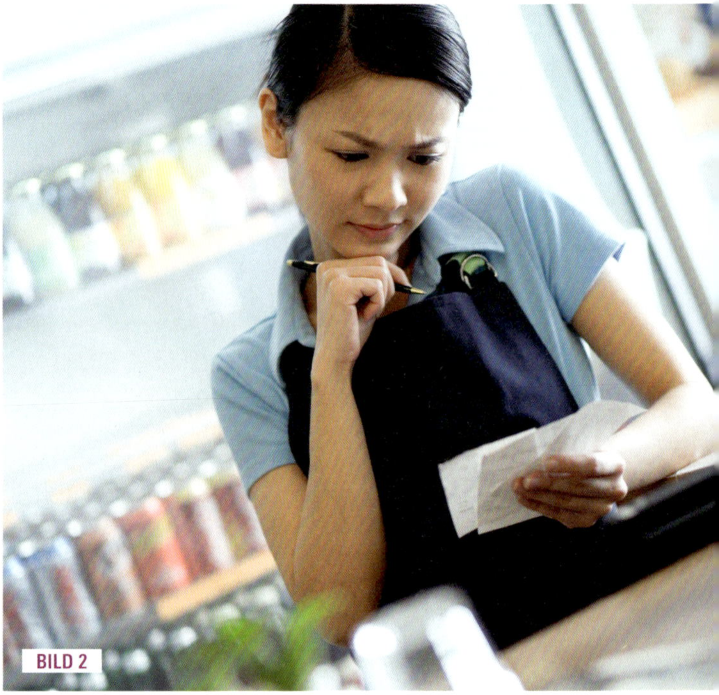

BILD 1: Der Blick über die Brille – für alle, die nur mit der Nähe Mühe haben.
BILD 2: Wenn in der Nähe und Ferne die Schärfe fehlt, hilft eine Einstärkenbrille oft nicht weiter.

benden Suche nach der Lesebrille ein Ende. Diese Lösung ist zwar praktisch, aber nicht unbedingt augenfreundlich.

Fertiglesebrillen, sogenannte Lesehilfen, sind ein Massenprodukt, bei dessen Herstellung jeweils Durchschnittswerte zugrunde gelegt werden. Die Gläser für solche Brillen gibt es zwar zwischen +0,5 und +4 Dioptrien in Abstufungen von 0,25 Dioptrien. Doch eine Hornhautverkrümmung, eine unterschiedliche Sehstärke zwischen dem linken und dem rechten Auge sowie den von Gesicht zu Gesicht unterschiedlichen Abstand zwischen den Pupillen berücksichtigen Fertiglesebrillen nicht.

Da das Sehsystem aber relativ anpassungsfähig ist, fällt es Ihnen wahrscheinlich kaum auf, wenn Sie mit einer solchen Brille nicht optimal sehen können. Erst wenn Sie eine richtig angepasste Brille aufsetzen, wird deutlich: Es geht noch besser!

Fertiglesebrillen sind allenfalls eine Sehhilfe für Zwischendurch, zur Überbrückung. Wenn es darum geht, auf mehrere Brillen zurückgreifen zu können, ohne den Geldbeutel allzu sehr zu belasten, können Sie – die Wahl einer preiswerten Fassung und ebensolcher Brillengläser vorausgesetzt – beim Augenoptiker eine individuell angepasste Lesebrille erstehen, die nicht nennenswert teurer sein muss als eine Fertiglesebrille.

Wenn Sie eine Fertiglesebrille, deren Brechkraftwerte nicht stimmen, als reguläre Nahsichtbrille verwenden, die Sie mehrere Stunden aufbehalten, zum Beispiel beim Lesen, künden unter Umständen bald rote Augen und Kopfschmerzen davon, dass Sie Ihren Augen etwas Untaugliches zumuten.

MEHRSTÄRKENBRILLE

Unterschiedliche Korrekturen für das Sehen in Ferne und Nähe lassen sich unter bestimmten Voraussetzungen in einem Glas vereinen. So entstehen Mehrstärkenbrillen. Üblich sind Zweistärken- und Dreistärkenbrillen.

Bei einer Mehrstärkenbrille enthält das Grundglas die Fernkorrektur. In dieses Grundglas ist ohne Übergangszone ein geschliffenes Zusatzteil mit der Korrektur für die Nähe eingefügt. Dieses ist das Prinzip eines Zweistärken(Bifokal)glases. Sind Zusatzteile für zwei verschiedene Nahbereiche eingefügt worden, spricht man von einem Trifokalglas.

Für Mehrstärkenbrillen gibt es verschiedene Herstellungsarten. Bei einer ist auf die Vorderseite des Grundglases mit der Fernkorrektur ein Nahteil aus hochbrechendem Glas eingeschmolzen. Dieser Nahteil kann die Form eines Kreises oder Kreissegments haben und ist sichtbar, aber nicht fühlbar. Eine fühlbare Trennlinie, wie sie früher bei Zweistärkenbrillen üblich war, gibt es nur noch bei Kunststoffgläsern.

Bei einer anderen Herstellungsart für Mehrstärkenbrillen wird der Nahteil direkt in das Grundglas mit der Fernkorrektur eingeschliffen. Dabei entsteht eine sichtbare und fühlbare Stufe im Glas. Die Oberkante des Nahteils kann gerade oder gebogen sein. Mit dieser Technik lassen sich ebenfalls Mehrstärken-Kunststoffgläser herstellen.

Bei einer Zweistärkenbrille ist meist der obere Teil des Glases für die Fernsicht ausgelegt und der untere für die Nähe. Üblicherweise ist der Fernteil dabei relativ groß, sodass man beim Blick in die Ferne einen recht großen Bereich klar erkennen kann.

Bei Bedarf sind aber auch andere Anordnungen möglich. So können zum Beispiel Nah- und Fernteil ihren Platz tauschen. Das ist für Menschen notwendig, die bei ihrer Arbeit ständig etwas präzise erfassen müssen, was über Augenhöhe liegt. Dann bekommen sie eine Zweistärkenbrille, deren Nahkorrektur im oberen Teil des Glases angebracht ist.

Auch die Aufteilung der Größe der Glasbereiche lässt sich variabel gestalten. Für jemanden, der im Nahbereich eine größere Fläche überblicken muss, kann es hilfreich sein, wenn dieser Glasanteil größer angelegt ist als gewöhnlich.

Eine Trifokalbrille vereint drei unterschiedliche Sehbereiche in einem Brillenglas. Bei speziellen Sehanforderungen lässt sich eine solche Brille individuell gestalten. Beispielsweise kann das Zwischenteil für Piloten im oberen Teil des Glases angebracht sein. Das ermöglicht es ihnen, durch die Mitte der Brille einen scharfen Blick in die Ferne zu richten, durch den unteren Teil die Anweisungen im Handbuch auf dem Schoß zu lesen und durch den oberen die Instrumente zu erkennen, die über Kopf angebracht sind.

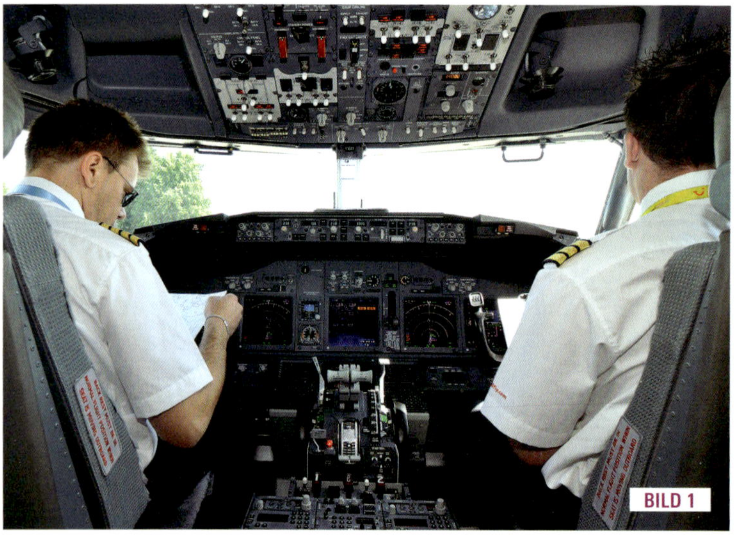

BILD 1

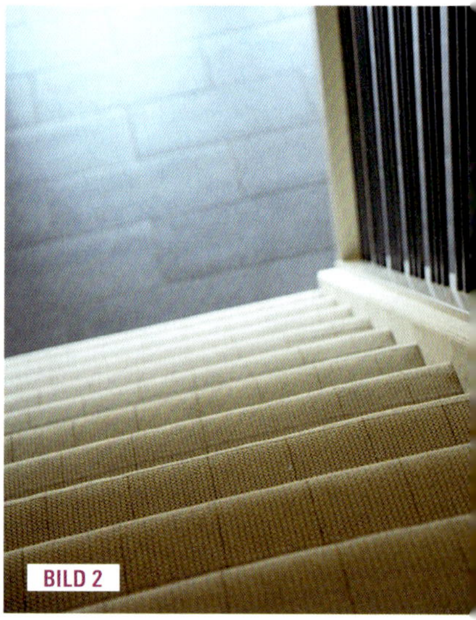

BILD 2

BILD 1: Sicherheit über den Wolken! Da kann für manche Piloten eine Trifokalbrille nötig werden.
BILD 2: Nicht die Augen, den Kopf müssen Sie ausreichend senken, wenn Sie mit einer Mehrstärkenbrille hier nicht stolpern wollen.

Grenzen

Eine Mehrstärkenbrille deckt zwar mehrere Sehbereiche ab, aber diese sind kleiner, als wenn das gesamte Brillenglas für einen dieser Sehbereiche zur Verfügung steht.

Außerdem sieht man nur in den Bereichen wirklich scharf, die für die Nähe und die Ferne ausgemessen wurden. Das Gesehene in den dazwischenliegenden Distanzen ist hingegen unscharf.

Vor allem Menschen, die zum ersten Mal eine Mehrstärkenbrille tragen, registrieren eine Unstetigkeit beim Sehen, die viele von ihnen als sehr störend empfinden. Bei bestimmten Blickrichtungen sehen sie einen Gegenstand geteilt, wobei ein Teil etwas größer und einer etwas kleiner ist. Dieser sogenannte Bildsprung tritt dort auf, wo in den Brillengläsern der Fern- und der Nahteil aneinanderstoßen. Besonders stark irritiert dieser Größenunterschied der gesehenen Bilder, wenn häufig knapp ober- und unterhalb der Trennungslinie durch das Glas geblickt wird. Da das Sehsystem aber sehr anpassungsfähig ist, gewöhnen sich die meisten Menschen nach einiger Zeit an diese Art des Sehens. Das Gehirn blendet den Bildsprung einfach aus.

Geschliffene Mehrstärkengläser lassen sich heute allerdings auch so herstellen, dass kein Bildsprung auftritt.

Wenn Sie eine Mehrstärkenbrille den ganzen Tag über tragen, müssen Sie sich in manchen Situationen möglicherweise eine andere Haltung angewöhnen als bisher. Beispielsweise richtet man beim Treppensteigen für gewöhnlich den Blick auf die Stufen, um zu sehen, wohin man tritt. Wenn Sie das mit einer Bifokalbrille tun, deren Nahkorrektur sich im unteren Glasteil befindet, blicken Sie durch den Nahteil. Dann sehen Sie die Treppenstufen unscharf. Das birgt die Gefahr, danebenzutreten und zu stürzen. Einen klaren Blick auf den Boden haben Sie erst, wenn Sie den Kopf so neigen, dass Sie durch den oberen Teil der Brille mit der Fernkorrektur schauen.

GLEITSICHTBRILLE

Im Auto die Brille für die Fernsicht auf der Nase, die Lesebrille zusammen mit dem Stadtplan auf dem Beifahrersitz, doch welcher Radiosender eingestellt ist, ist weder mit der einen noch mit der anderen Brille zu erkennen – das Leben mit verschiedenen Sehhilfen kann mühsam sein. Abhilfe verspricht in diesen Fällen eine Gleitsichtbrille.

In ihren Brillengläsern befindet sich, wie bei den Mehrstärkenbrillen, im oberen Teil die Fern- und im unteren Teil die Nahkorrektur. Dazwischen gibt es aber eine Progressionszone, in der die Korrektur stufenlos von oben nach unten von der Fern- in die Nahsicht übergeht. Da diese Zonen ohne sichtbare Kante ineinander übergehen, sieht man dem Träger einer Gleitsichtbrille nicht an, dass er zum Nahsehen Unterstützung braucht. Eine Gleitsichtbrille sieht genauso aus wie eine Einstärkenbrille.

Der Bildsprung (siehe Seite 28), an dem sich manche Menschen bei den Zwei- und Dreistärkengläsern stören, tritt bei Gleitsichtgläsern nicht auf.

Eine Gleitsichtbrille darf keine zu flache Glasform haben. Sonst werden die verschiedenen Sehzonen zu klein. Ohnehin ist der Nahsichtbereich bei diesem Brillentyp normalerweise sehr schmal. Allerdings können die Zonen individuell gestaltet werden. Wer einen größeren Nahsichtbereich braucht, kann das bei der Brillenanpassung angeben.

Grenzen

Viele Träger von Gleitsichtbrillen sind irritiert von Bildunschärfen und -verzerrungen. Vor allem im mittleren Sehbereich gibt es eine „Verzeichnung", in deren Folge es zu einem Schaukeleffekt kommt: Das Bild scheint zu schwanken. Diese Probleme entstehen, wenn der Blick seitlich durch die Übergangszone zwischen zwei Sehbereichen fällt. Je schmaler die Übergangszone zwischen den Nah- und Fernbereichen ist, desto größer werden die Unschärfen.

Viele Menschen gewöhnen sich im Laufe der Zeit an diese Art zu sehen, aber nicht alle. Manchen wird durch das schwankende Bild schwindlig, ihnen wird übel und sie bekommen Kopfschmerzen. Moderne Produktionsweisen für Gleitsichtbrillen sollen dieses Problem zwar verringern, behoben ist es jedoch nicht.

Am besten vertragen diejenigen eine Gleitsichtbrille, die sich gleich zu Beginn, wenn sie zum ersten Mal eine Nahkorrektur benötigen, dafür entscheiden. Da der Nahzusatz noch recht gering ist, halten sich auch die mit ihm verbundenen Unschärfen in Grenzen. Wenn dann eine stärkere Korrektur erforderlich wird, haben sich die Menschen bereits an diese Art des Sehens gewöhnt und reagieren auf die Probleme nicht mehr so stark.

Gleitsichtbrillen sind eher ungeeignet für Personen, die gerade Linien beurteilen müssen (Handwerker, Grafiker, Mo-

BILD 1: Ohne passende Brille fehlt mitunter die ausreichende Sicht.
BILD 2: In diesem Fall ist nicht nur die Fahrbahn, sondern auch die Landkarte gut erkennbar.

dellbauer), denn wenn der Blick zwischen links und rechts schwenkt, treten Verzerrungen auf. Diese Eigenschaft von Gleitsichtbrillen macht es auch Lesern schwer, Texte rasch zu überfliegen. Außerdem kann das im Vergleich zu anderen Gläsertypen deutlich kleinere Nahsichtfeld die Augen bei langem Lesen sehr anstrengen.

Eine Gleitsichtbrille von gewöhnlichem Zuschnitt ist für längere Arbeit am Bildschirm eher wenig geeignet. Um hilfreich zu sein, sollten die Gleitsichtzonen nur auf den beschränkten Bereich ausgelegt werden, der bei der Arbeit überschaut werden muss. Dann deckt die Brille aber nicht das Sehen in allen Entfernungen ab.

Das Anpassen einer Gleitsichtbrille stellt große Anforderungen an Sorgfalt und Fähigkeiten des Augenoptikers. Das Schwierige ist die richtige Zentrierung. Das bedeutet, dass der Augenoptiker durch die Anpassung der Brille dafür sorgen muss, dass der Blick des Brillenträgers exakt durch den für die jeweilige Sehdistanz vorgesehenen Glasabschnitt fällt. Dabei muss er die individuell typische Kopfhaltung des Brillenträgers berücksichtigen. Gelingt diese Zentrierung nicht millimetergenau, sieht der Brillenträger unscharf und verzerrt. Diese Verzerrung kann dann noch die verstärken, die bei Gleitsichtgläsern ohnehin auftritt. Die Folge können tränende, schmerzende Augen sein, Kopfschmerzen und eventuell sogar das Sehen von Doppelbildern.

Manchen Menschen gelingt es allerdings, sich an die Gegebenheiten anzupassen, die eine schlechte Zentrierung der Gleitsichtbrille nach sich zieht. Beispielsweise richtet man normalerweise den Blick auf einen Gegenstand, den man genau betrachten möchte. Man bewegt also die Augen und dreht nicht den ganzen Kopf. Bei einer schlecht angepassten Gleitsichtbrille werden die Blickbewegungen aber quasi „eingefroren". Wer sich dann daran gewöhnt, den Kopf zu bewegen statt die Blickrichtung zu ändern, kommt vielleicht auch mit einer schlecht angepassten Gleitsichtbrille zurecht.

Die exakte Zentrierung ist übrigens auch der Grund, warum eine verbogene Brille rasch wieder gerichtet werden sollte. Hat die Fassung eine andere Form angenommen, kann die zuvor ausgemessene Zentrierung nicht mehr stimmen.

Die Hoffnung, mit einer Gleitsichtbrille in allen Entfernungen von Fern bis Nah wieder so sehen zu können wie in jungen Jahren, als die Augenlinsen das automatisch regulierten, kann nicht in jedem Fall erfüllt werden. Eine Gleitsichtbrille kann denjenigen, die damit zurechtkommen, das Leben als Brillenträger für die Ferne und die Nähe erleichtern. Ein so unkompliziertes Sehen wie in der Jugend kann sie jedoch nicht immer schaffen.

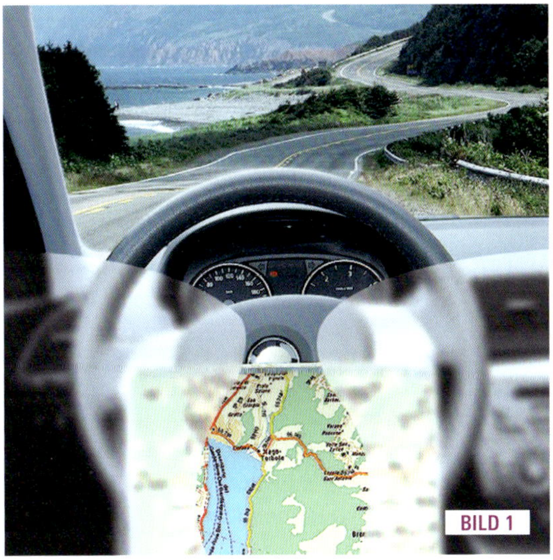

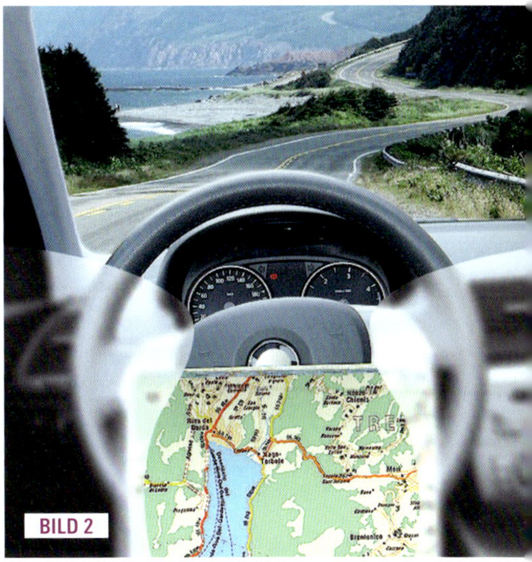

TIPP Hinweise für das Tragen einer Gleitsichtbrille

- Richten Sie beim Lesen nur den Blick nach unten, neigen Sie nicht den ganzen Kopf.
- Nehmen Sie beim Blick zur Seite den Kopf ein wenig mit, bewegen Sie nicht nur die Augen.
- Schauen Sie beim Gehen nach vorne, nicht auf den Boden.
- Neigen Sie beim Treppensteigen den Kopf so, dass Sie durch das obere Brillenteil blicken, in dem sich die Fernkorrektur befindet. Nur dann sehen Sie die Stufen scharf. Wenn Sie stattdessen nur nach unten blicken, schauen Sie durch den Nahteil und sehen die Stufen unscharf.
- Wenden Sie sich an Ihren Augenoptiker, wenn Sie beim Geradeausblick unscharf sehen und die Seitenränder beim Sehen in der Ferne verzogen scheinen. Wahrscheinlich ist die Brille zu hoch zentriert.
- Der Weg zum Augenoptiker ist auch notwendig, wenn Sie streng nach unten blicken müssen, um Naheliegendes wirklich scharf zu sehen. Wahrscheinlich ist die Brille zu tief zentriert.
- Auch eine nur geringfügig verbogene Gleitsichtbrille sollten Sie rasch vom Augenoptiker richten lassen. Nur wenn die Brille so sitzt wie bei der Anpassung, stimmt die Zentrierung.
- Wenden Sie sich nach Möglichkeit beim Nachkauf einer Gleitsichtbrille an den Augenoptiker, der die vorherige angepasst hat. Sie haben sich inzwischen an die Anpasshöhe dieser Brille gewöhnt. Sie sollte deshalb beibehalten werden. Die Daten dafür hat der Augenoptiker, der die vorherige angepasst hat.
- Manche Menschen können sich an eine Gleitsichtbrille selbst dann nicht gewöhnen, wenn sie optimal angepasst ist. Feststellen lässt sich das aber erst, nachdem der Trageversuch einige Zeit gedauert hat. Auf dieses Problem haben viele Hersteller von Gleitsichtgläsern reagiert. Sie sind bereit, Gleitsichtgläser bei Unverträglichkeit gegen andere Glastypen gleicher Stärke auszutauschen.

BILD 1: Das Augenmerk des Trägers liegt bei der Brillenauswahl auf der Fassung.
BILD 2: Meist denkt man länger über die Fassung als über das Glas nach. Achten Sie auf das Material – nicht nur als Allergiker.

BRILLENFASSUNG

Brillen werden zwar getragen, weil die Korrekturgläser für gutes Sehen notwendig sind. Das Augenmerk bei der Brillenauswahl liegt aber auf der Fassung. Modische Brillenfassungen gibt es für wenig Geld. Wer mag, kann aber auch Designerfassungen zu beachtlichen Preisen erstehen. Die Preisunterschiede gründen vor allem auf den Namen der Hersteller und deren Image. An den verwendeten Materialien liegt das nur zum geringen Teil.

Am häufigsten werden Brillen aus Metalllegierungen oder Kunststoff gekauft, aber es gibt auch solche aus Titan, Titanflex, Edelstahl, Aluminium, Horn, Holz und vielen anderen Materialien.

Üblicherweise werden die verschiedenen Teile eines Brillengestells aus unterschiedlichen Materialien gefertigt – entsprechend den Anforderungen, die sie erfüllen müssen. Die Ränder sollen den Gläsern festen Halt geben, die Bügel leicht federn und dennoch bruchsicher sein, die Brücke muss vor allem stabil sein.

Das haltbarste Material von allen ist im Allgemeinen Metall. Metallfassungen lassen sich außerdem der individuellen Gesichtsform sehr gut anpassen.

Materialien

Als Brillenfassungen sind Metalllegierungen mit unterschiedlicher Zusammensetzung im Gebrauch. Sie haben eins gemeinsam: alle enthalten Nickel. Dieses Metall hat einen schlechten Ruf, weil es für viele Allergien verantwortlich ist. Wenn es jedoch auf die richtige Weise verarbeitet ist, muss das bei einer Brillenfassung nicht notwendigerweise zu Problemen führen.

Eine gebräuchliche Metalllegierung mit hohem Nickelanteil ist zum Beispiel Monel. Es ist beständig gegen die Bestandteile des Hautschweißes, die den Nickelanteil herauslösen können. Dem ebenfalls nickelhaltigen Neusilber (Alpacca) hingegen mangelt es an Stabilität, und es ist nicht korrosionsfest. Brillenfassungen aus Edelstahl, einer Legierung aus Nickel, Chrom und anderen Metallen, sind leicht, haltbar und korrosionsfest. Die Gefahr der Allergisierung besteht nicht.

Titan ist ein helles, gegenüber Säuren und Laugen sehr beständiges Leichtmetall. Für Brillenfassungen wird es, um seine Härte zu erhöhen, als Legierung verwendet. Dadurch lässt es sich allerdings nur mit erheblichem Aufwand verarbeiten – ein Grund für den hohen Preis von Brillen aus diesem Material. Titanwerkstoffe sind für den Körper hervorragend verträglich; sie lösen keine Allergien aus. Die Praxis hat aber gezeigt, dass die Schwierigkeiten bei der Verarbeitung von Titan manche Brillenproduzenten verleiten, sich kostensparenderer Verfahren zu bedienen. So können Einzelteile einer Titanfassung erst vernickelt werden, um dann auf der Nickelschicht problemlos löten zu können. Das aufwendige Polieren, das bei Titan

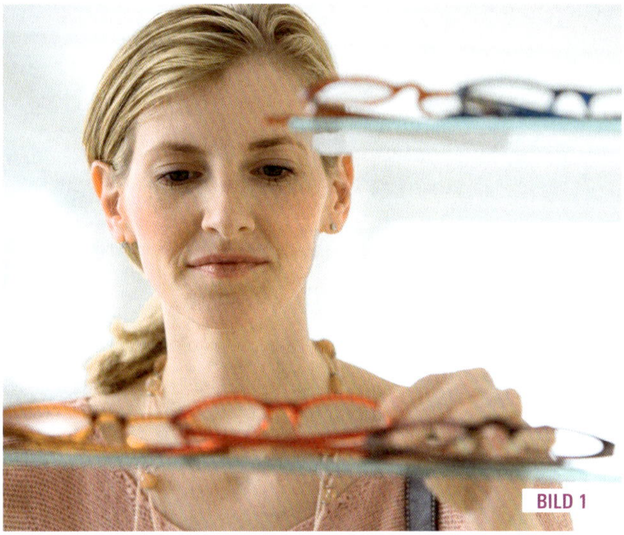

BILD 1

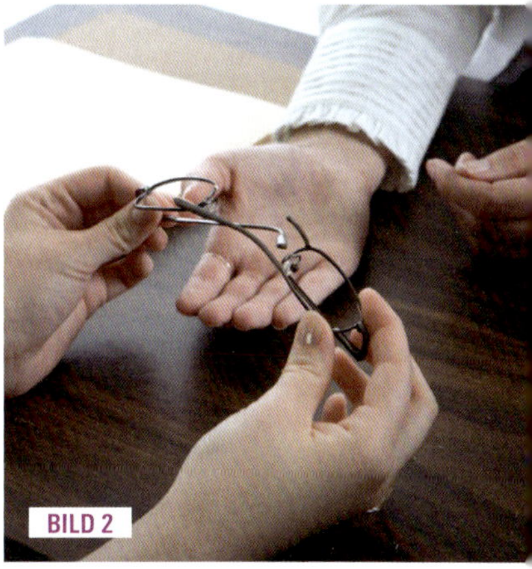

BILD 2

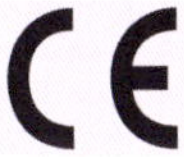

Kennzeichen für nickelfreie Fassungen.

notwendig ist, kann sich der Hersteller ersparen, indem er die Brillenfassung vernickelt. Beide Techniken sind vom Käufer später nicht zu erkennen. Der zahlt dann zwar den hohen Preis für eine Titanbrille, kommt aber möglicherweise nicht in den Genuss aller positiven Eigenschaften dieses Werkstoffs, denn diese gehen durch die Behandlung verloren.

Titanflex®, Nitinol® und Autoflex® bestehen aus annähernd gleichen Teilen Titan und Nickel und weiteren Zusätzen. Diese Werkstoffe sind bei den üblichen Temperaturen äußerst flexibel. Solche „Flexbrillen" lassen sich Tausende Mal biegen und kehren immer wieder in die vorgesehene Form zurück – vorausgesetzt, man übertreibt es mit der Dehnung nicht. Ist dieses „Memory-Material" jedoch einmal gebrochen, ist eine Reparatur, die das alte Ergebnis wiederherstellt, praktisch nicht möglich.

Für Menschen mit Allergie

Jede fünfte bis zehnte Frau reagiert überempfindlich auf Nickel. Von den Männern sind deutlich weniger betroffen Bei einer Nickelallergie rötet sich die Haut genau an der Stelle, wo das Metall einwirkt, sie schwillt an, es bilden sich Pusteln und meistens kommt es zu einem starken Juckreiz.

Eine solche allergische Reaktion kann auch im Gesicht auftreten, denn Nickel ist Bestandteil vieler Brillenfassungen. Sein Anteil am Fassungsmaterial kann bis zur Hälfte ausmachen. Nickel ist wasserlöslich und wird mit der Hautfeuchtigkeit und dem Schweiß weitergetragen.

Brillenfassungen aus Titan (nicht Titanflex!), Edelstahl, Kunststoff oder Horn bereiten Nickelallergikern sicher keine Probleme. Doch schon, wer eine „nickelfreie" Fassung mit CE-Kennzeichen (= Übereinstimmung mit EU-Richtlinien) wählt, ist nicht mehr ganz auf der sicheren Seite. Die Kennzeichnung „nickelfrei" bedeutet, dass die Fassung pro Woche nicht mehr als 0,5 Mikrogramm Nickel pro Quadratzentimeter abgibt und diesen festgelegten Höchstwert bei normalem Gebrauch zwei Jahre lang nicht überschreitet.

Eine weitere Möglichkeit, nickelhaltige Fassungsmaterialien mit der Haut nicht in Berührung kommen zu lassen, ist, sie mit einem Überzug aus Edelmetall zu versehen. Die Fassungen sind dann vergoldet, versilbert oder rhodiniert. Diese Beschich-

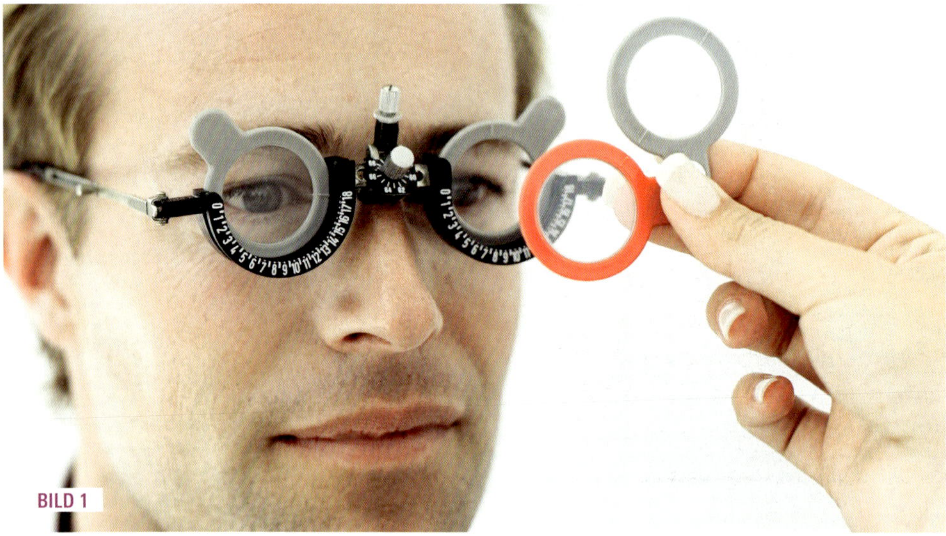

BILD 1

BILD 1: Die mit einem Messgerät ermittelten Werte müssen anschließend mit einer Messbrille oder einem Spezialgerät (Phoropter) überprüft werden.

tung löst das Problem der Nickelallergiker aber nicht unbedingt. Bereits ein winziger Defekt in dieser Umhüllung löst chemische Reaktionen aus, durch die fortlaufend Nickel aus dem Werkstoff herausgelöst wird und so doch mit der Haut in Kontakt kommen kann.

Allergikern können darüber hinaus manche Kunststoffteile von Brillen, wie Nasenpads und Bügelenden, Probleme bereiten. Enthalten sie Latex, reagieren Latexallergiker unter Umständen darauf. Sie können diese Teile durch solche aus Silikon ersetzen lassen.

BRILLENANPASSUNG

Erst die „Software" der Korrektur – nämlich Beratung und Anpassung – machen die „Hardware" – Fassung und Gläser – zu der Brille, die Ihnen eine optimale Sicht ermöglicht und außerdem auch noch gut zu Ihrem Typ passt.

Grundvoraussetzung, um mit Brille besser sehen zu können als ohne, ist, dass die notwendige Korrektur exakt bestimmt wird. Das geschieht beim Augenarzt oder Augenoptiker auf folgende Weise:

- Zunächst wird die Sehfähigkeit meist mit einem automatischen Messgerät ermittelt. Diese automatisierte Messung allein genügt für eine sorgfältige Brillenglasbestimmung allerdings nicht.
- Deshalb müssen die automatisch gewonnenen Ergebnisse anschließend mit einer Messbrille oder an einem Spezialgerät (Phoropter) überprüft werden. In die Messbrille werden Probegläser unterschiedlicher Stärke eingesetzt und Sie müssen damit bestimmte Sehproben ablegen.
- Bei der Messung muss die Messbrille fest am Kopf ansitzen.
- Jedes Auge wird einzeln geprüft.

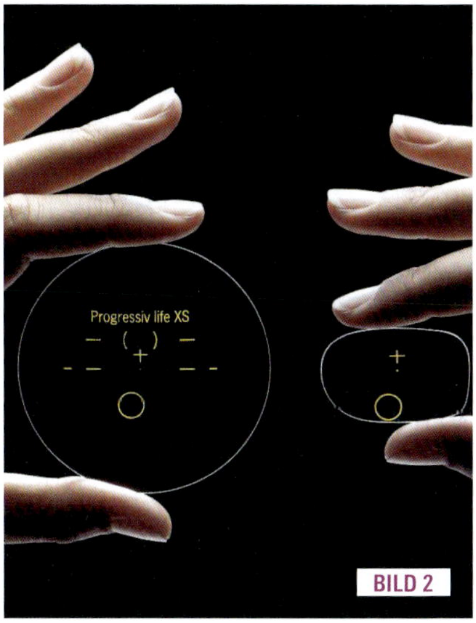

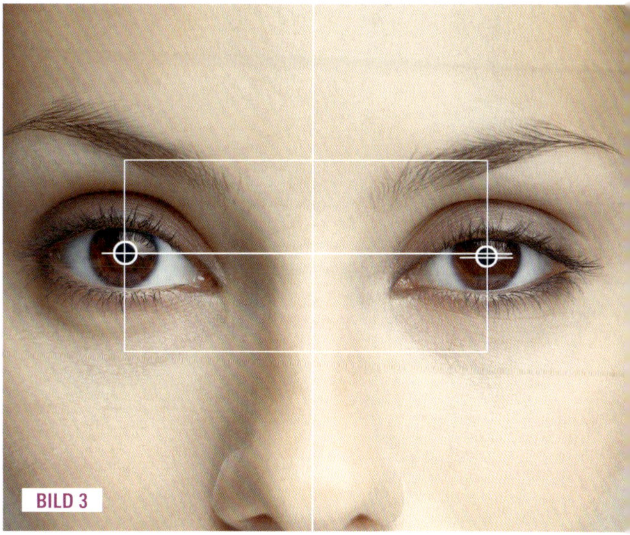

BILD 2: Besonders aufwendig ist das Zentrieren einer Gleitsichtbrille.
BILD 3: Der Abstand der Pupille – hier geht es um Genauigkeit.

- Auch die Korrektur wird zunächst für jedes Auge einzeln ermittelt. Erst danach wird die Sicht mit beiden Augen geprüft.

Die gewählte Brille richtig anzupassen, ist die Aufgabe des Augenoptikers. Zunächst muss die Brillenfassung anatomisch genau ausgerichtet werden. Dazu müssen die Größenverhältnisse im Gesicht ausgemessen werden: Augenabstand, Schläfenbreite, Kopfbreite am Ohransatz, Nasenbreite. Bei vielen Menschen sitzen zudem die Augen unterschiedlich hoch. Auch das ist zu berücksichtigen. Bei einem deutlich unsymmetrisch geformten Gesicht braucht der Augenoptiker einiges handwerkliches Geschick, um eine Brille der Kopfform exakt anzupassen.

Bei starken Brillengläsern ist auch der Abstand zwischen Hornhaut und hinterem Glasscheitel wichtig. Ist der nicht richtig eingestellt, können Sie trotz der richtigen Glasstärke nicht scharf sehen.

Das Schwierigste der Brillenanpassung ist jedoch die Zentrierung. Eine Brille ist optimal zentriert, wenn das optische Zentrum jedes Brillenglases exakt vor der Pupillenmitte des jeweiligen Auges liegt. Gemäß seinen Messergebnissen muss der Augenoptiker dann später die Gläser in die Fassung einarbeiten.

Die Zentrierung geschieht im Stehen. Doch in wenigen Minuten ist das nicht zu erledigen. Je diffiziler das Problem ist – zum Beispiel wenn zur Kurzsichtigkeit noch eine Hornhautverkrümmung hinzukommt –, desto länger dauert es. Relativ einfach ist die Anpassung einer gewöhnlichen Lesebrille, besonders aufwendig und zeitraubend hingegen die einer Gleitsichtbrille. Dafür können schon zwanzig Minuten und mehr erforderlich sein. Videogestützte Zentriersysteme können den Augenoptiker bei seiner Arbeit unterstützen. Allerdings ist es nicht immer möglich, alle Forderungen, die an eine Zentrierung gestellt werden, gleichzeitig zu erfüllen. Dann muss der Augenoptiker im Gespräch mit Ihnen die Bedingungen für einen guten Kompromiss herausfinden. Wichtige Elemente sind dabei, für welche Sehaufgaben Sie die Brille vornehmlich

BILD 1: Der Optiker misst meist selbst – auch wenn eine ärztliche Verordnung vorliegt.

nutzen wollen und Ihre Gewohnheiten, den Kopf zu halten und den Blick zu führen.

Eine falsche Zentrierung kann sich auf Ihre Sehfähigkeit auswirken. Weicht beispielsweise die Zentrierung des einen Glases um wenige Millimeter von der des anderen ab, sehen die beiden Augen etwas unterschiedliche Bilder. Dann muss das Gehirn ständig diese verschiedenen Bilder zu einem verschmelzen. Das kann das beidäugige Sehen deutlich stören.

Hat der Augenoptiker einen solchen Zentrierfehler bei jemandem gemacht, bei dem sich die Sehstärke von linkem und rechtem Auge um 1 Dioptrie unterscheidet, wird diese Person eine Zwangshaltung des Kopfes einnehmen, um einigermaßen vernünftig sehen zu können. Liegt die Zentrierung zu tief, muss der Brillenträger beim Blick in die Ferne den Kopf heben. Es resultiert eine „optische Hochnäsigkeit". Liegt die Zentrierung zu hoch, muss der Kopf gesenkt werden und es resultiert eine „optische Demutshaltung".

Aber auch das Wohlbefinden kann unter einer falschen Zentrierung der Brillengläser leiden. Die Augen können tränen, es können sich Kopfschmerzen einstellen.

Ob Fehlsichtigkeit und Korrektur richtig ermittelt worden sind, können Sie selbst nicht überprüfen. Auch ob die Zentrierung ordnungsgemäß erfolgt ist, können Sie nicht beurteilen. Beides erfordert Fachwissen und den Einsatz spezieller technischer Geräte. Aber Sie können das Ergebnis wahrnehmen: Sie haben die passende Brille, wenn Sie bei den am häufigsten vorkommenden Sehaufgaben das Gefühl haben, Sie sehen hervorragend und unbeschwert.

Wenden Sie sich darum nach der Neuanpassung einer Brille immer an Ihren Augenoptiker oder an einen Augenarzt, wenn sich Ihre Sehfähigkeit verschlechtert oder Sie Augenbeschwerden bekommen.

TIPP Brille perfekt

- Ihre neue Brille sitzt gerade, weder zu hoch noch zu tief, und rutscht nicht von der Nase.
- Sie drückt weder auf der Nase noch hinter den Ohren.
- Die Brille berührt weder die Augenbrauen noch die Wangen.
- Das Glas sitzt fest im Rahmen. Zwischen Rahmen und Glas gibt es keinen Spalt.

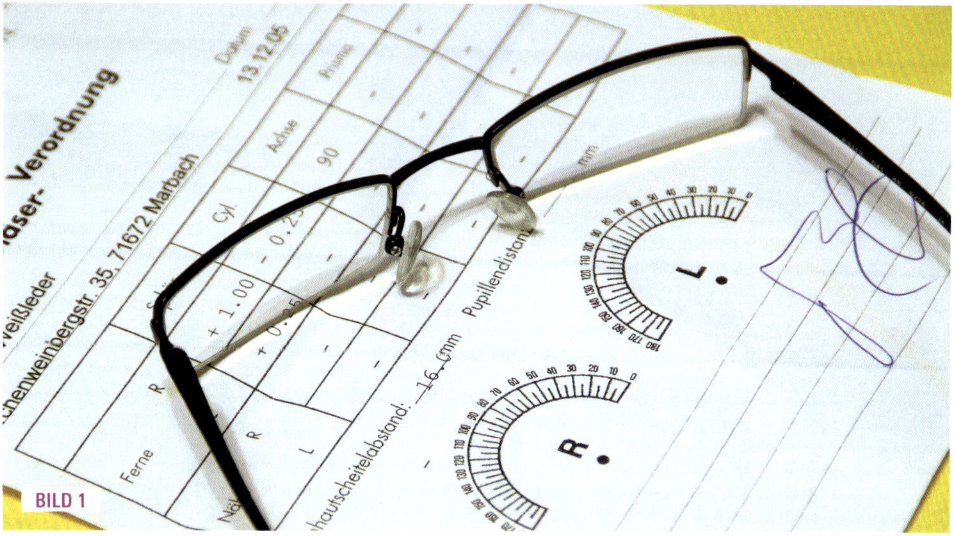

BILD 1

BEZUGSQUELLEN

Die Anzahl der Hersteller von Brillengläsern ist relativ überschaubar. Einige wenige namhafte Produzenten decken den weitaus größten Teil der Brillenglasproduktion ab.

Rechtlich gesehen sind Brillengläser Medizinprodukte. Für solche schreibt der Gesetzgeber einige grundlegende Anforderungen vor. Sie beziehen sich zum Beispiel auf die Verträglichkeit des Materials, seine Lichtdurchlässigkeit und Belastbarkeit. Der Hersteller sichert zu, dass sein Produkt diese Richtlinien erfüllt. Da diese Anforderungen ausnahmslos für alle Brillengläser gelten, können Sie davon ausgehen, dass alle Brillengläser diese Mindestanforderungen erfüllen, egal, ob Sie die Gläser in dem Geschäft eines einzelnen Augenoptikers oder bei einer großen Augenoptikerkette kaufen.

Inzwischen ist ein Brillenkauf auch online möglich. Hinsichtlich der Qualität von Gläsern und Fassungen mag das kein Problem sein. Doch eine Brille muss individuell angepasst werden. Die Onlineanbieter versuchen, den persönlichen Kontakt zwischen Augenoptiker und Kunden mit verschiedenen Hilfsmitteln zu imitieren. Da müssen Fotos gemacht und am Bildschirm mit Bildern der Fassung abgeglichen werden. Es müssen Dateiausdrucke am Spiegel mit dem eigenen Gesicht verglichen werden. Eine richtig zentrierte Brille dürfte dabei jedoch wohl höchstens zufällig herauskommen.

Manchmal stellt sich kurz nach dem Neukauf heraus, dass die Brille doch nicht richtig passt. Sei es, dass die Messungen beim Augenoptiker nicht optimal waren, sei es, dass der Kunde Bedingungen angegeben hat, die sich in der häuslichen Umgebung dann doch als nicht recht passend herausstellen. Manche Augenoptiker sind bei einer Reklamation dann bereit, Änderungen kostenlos vorzunehmen oder eventuell sogar Gläser oder Fassungen zu tauschen oder zumindest zum Selbstkostenpreis abzugeben.

Die Wahl der richtigen Brille ist heute weniger eine Frage von Glas und Fassung. Darüber, ob Sie mit Ihrer Brille richtig gut sehen können, entscheidet die Dienstleistung aus Beratung, Information und kompetenter Anpassung. Wenn Sie jemanden

BILD 1: Brillenbügel müssen einiges aushalten. Federscharniere machen die Bügel unempfindlicher gegen Überdehnungen.
BILD 2: Ob sich der Abschluss einer Versicherung bei Bruch, Diebstahl und Verlust lohnt, sollten Sie mit spitzer Feder kalkulieren.

TIPP Prüfen Sie die Beratungsqualität Ihres Augenoptikers

- Er fragt, für welchen Zweck Sie die Brille vornehmlich brauchen: Arbeit? Freizeit? Sport? Autofahren? Soll Ihre neue Brille alle Tätigkeitsbereiche abdecken?
- Er klärt mit Ihnen genau ab, welche Ansprüche Sie hinsichtlich Aussehen, Gewicht, Trageeigenschaften und Preis an Ihre Brille stellen.
- Er erkundigt sich nach Problemen mit bisherigen Brillen.
- Er lässt sich über Ihre Augenbeschwerden sowie Krankheiten informieren und erwähnt in diesem Zusammenhang ausdrücklich auch Allergien.
- Bei speziellen Sehfehlern, die sich erfahrungsgemäß mit einer Brille nicht optimal ausgleichen lassen, klärt er Sie über die Möglichkeiten, die Kontaktlinsen bieten, auf.
- Er informiert Sie unaufgefordert über die Vor- und Nachteile der folgenden Brillenelemente, den jeweiligen Preis und bezieht diese Angaben auch auf Ihre spezielle Brille: Brillenfassungen und -materialien, Glas und Kunststoffgläser als normales und hochbrechendes Material, Entspiegelung der Gläser, Oberflächenhärtung der Gläser.
- Bei einer Brille für die Nahsicht informiert Sie der Augenoptiker vergleichend über die Vor- und Nachteile von Halbbrille, Ein-, Zwei-, Mehrstärken- und Gleitsichtbrille.
- Bei einer Gleitsichtbrille gibt er Ihnen Tipps, wie Sie sich rasch an die Brille gewöhnen können beziehungsweise wie Sie die Umstellung von einer anderen Brillenart leichter bewältigen.
- Er weist Sie auf die richtige Aufbewahrung und Pflege hin.
- Er gibt seinen Kunden eine Auftragsbestätigung mit nachvollziehbaren Angaben zu Glastyp, Hersteller und den vereinbarten Sonderausstattungen.
- Auf der Rechnung ist der Gesamtpreis nach Einzelposten aufgeschlüsselt und der Anteil für Beratung und Anpassung offengelegt.
- Er benennt die Leistungen, auf die Sie nach dem Kauf ein Anrecht haben: Garantie auf Material und Herstellung, bei einer Gleitsichtbrille die Möglichkeiten für Umtausch und Rückgabe, wenn Sie damit letztlich doch nicht klarkommen.
- Besonders kundenfreundliche Augenoptiker halten für diejenigen eine Lösung parat, die ohne Brille nichts genau erkennen können. Sie können beim Blick in den Spiegel nicht beurteilen, wie Sie mit Ihrer Neuerwerbung aussehen werden – schließlich hat die infrage kommende Brillenfassung ja noch keine Gläser. Abhilfe schafft da das Angebot, mit der Digitalkamera Fotos zu machen, die man mit der bisherigen Brille betrachtet, oder dem Kaufinteressenten Eintageskontaktlinsen zur Verfügung zu stellen.

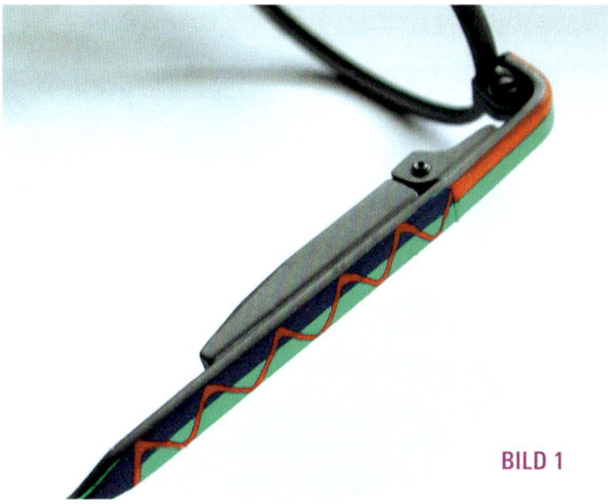

BILD 1

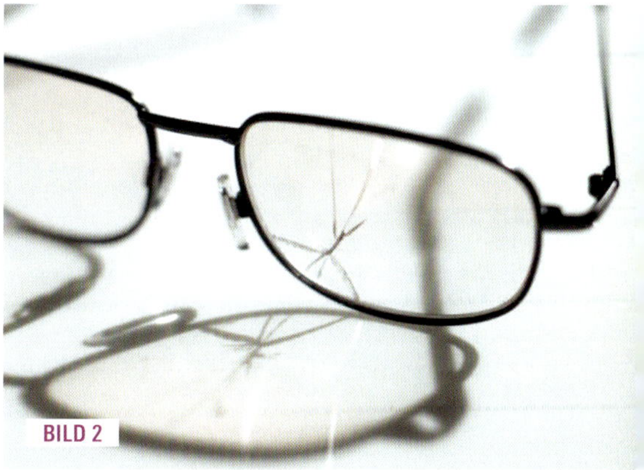

BILD 2

gefunden haben, mit dem Sie zufrieden sind, gibt es keinen Grund, zu einem anderen Anbieter zu wechseln.

Kosten

Erwachsene müssen jede Art von Brille selbst bezahlen, Gläser ebenso wie die Fassung. Die gesetzlichen Krankenkassen beteiligen sich nicht an den Kosten – von seltenen, genau definierten Ausnahmen abgesehen (therapeutische Sehhilfen bei Augenverletzungen oder Augenerkrankungen, schwerste Sehfehler beider Augen).

Wenn Sie Ihr Portemonnaie schonen wollen, müssen Sie beim Kauf einer Brille also ebenso die Preise vergleichen wie bei jeder anderen Anschaffung. Dabei auch die Angebote aus dem europäischen Umland einzubeziehen, lohnt sich allerdings nur, wenn Sie grenznah wohnen oder häufig im Ausland sind. Sonst machen die Kosten für die Anreise einen eventuellen Preisvorteil rasch wieder zunichte.

Seit Anfang 2009 gibt es einen zusätzlichen Grund für Preisvergleiche unter den Augenoptikern. Bisher gaben die Hersteller von Brillengläsern den Augenoptikern in Deutschland Preisempfehlungen vor, die auch die Handwerksleistung enthielten. An diese Empfehlung haben sich die meisten Augenoptikergeschäfte gehalten, sodass vergleichbare Brillengläser in den Geschäften in etwa gleich viel kosteten. Diese Preisempfehlung ist entfallen und die Augenoptiker müssen ihre Preise nun eigenständig kalkulieren – wie es die Augenoptikerketten schon seit Langem tun.

Vor allem Gleitsichtgläser sind relativ teuer. Ihr Preis liegt wesentlich über dem von Zweistärkengläsern. Ein Beispiel verdeutlicht das: Gemäß der Liste der unverbindlichen Preise der Firma Zeiss vom Herbst 2008 kostete beispielsweise ein einfaches Bifokalglas zirka 79 Euro, das einfachste Gleitsichtglas in der gleichen Stärke jedoch knapp 173 Euro. Erstaunlicherweise hat das Gleitsichtglas aus Kunststoff aber denselben Preis wie das mineralische Glas.

Viele Versicherungen bieten Tarife an, nach denen sie sich bei Bruch, Diebstahl und Verlust an der Neuanschaffung einer Brille beteiligen. Oft werden derartige Versicherungen sogar von Augenoptikergeschäften vermittelt. Ob sich der Abschluss für Sie lohnt, sollten Sie mit spitzer Feder kalkulieren. Wie oft tritt das versicherte Ereignis bei Ihnen erfahrungsgemäß ein? Wie viel zahlt die Versicherung? Denken Sie bei dieser Berechnung auch an den Selbstbehalt. Wie viel haben Sie in der Zwischenzeit an Beiträgen gezahlt? Und wie wäre Ihr Kontostand, wenn Sie die Versicherungsbeiträge auf Ihr eigenes Konto eingezahlt und die Zinsen gutgeschrieben bekommen hätten?

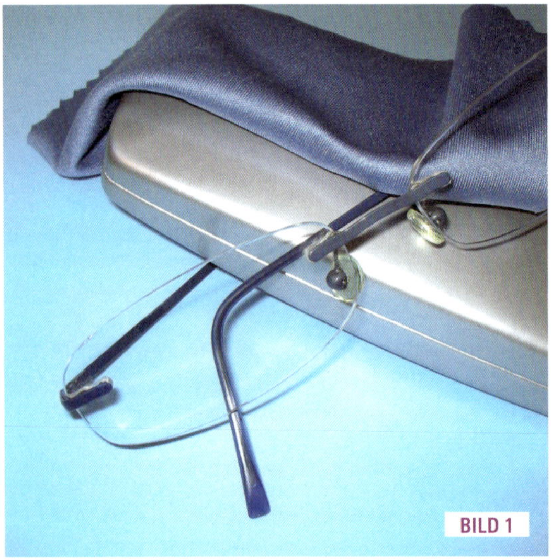

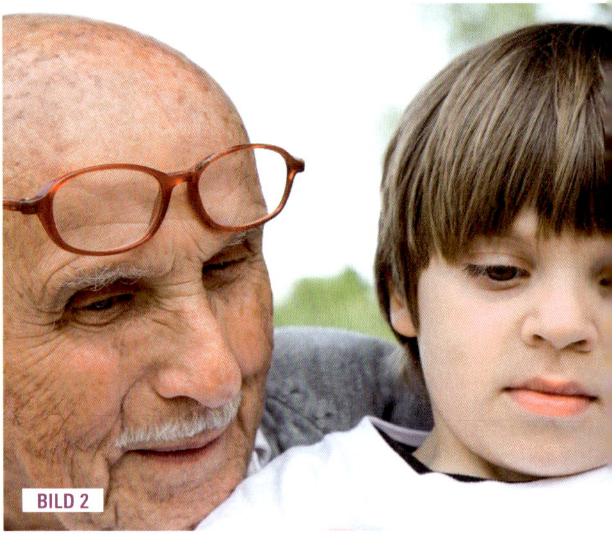

BILD 1: Sitzt die Brille nicht auf der Nase, gehört sie in ein stabiles Etui.
BILD 2: Schieben Sie Brille und Sonnenbrille nicht auf den Kopf oder in die Haare. Dadurch weiten sich die Bügel und die Brille sitzt nicht mehr akkurat.

Ein spezielles Angebot macht beispielsweise eine Augenoptikerkette in Zusammenarbeit mit einem Versicherungsanbieter. Wenn Sie eine Brille mit Einstärkengläsern tragen, zahlen Sie 10 Euro im Jahr und haben Anspruch auf eine neue Brille, wenn die bisherige zu Bruch gegangen ist, beschädigt wurde oder wenn sich Ihre Sehstärke um mindestens 0,5 dpt geändert hat. Bei Mehrstärkengläsern zahlen Sie pro Jahr 50 Euro. Einen Haken hat das Angebot: Die neue Brille und die Gläser müssen aus einer von der Firma vorgegebenen Kollektion stammen. Wählen Sie ein anderes Modell, so bekommen Sie bei einer Einstärkenbrille einen Zuschuss von 15 Euro und 70 Euro bei einer Mehrstärkenbrille.

TIPP Handhabung und Pflege von Brillen

- Setzen Sie die Brille mit beiden Händen auf. Dann ist die Gefahr gering, dass Sie sie verbiegen.
- Reinigen Sie die Brillengläser unter fließendem Wasser mit etwas Spülmittel oder mit einem Fensterputzmittel. Achtung: Wenn Sie Kunststoffgläser mit einem trockenen Tuch oder einem Papiertaschentuch abreiben, zerkratzen Sie die Oberfläche.
- Legen Sie die Brille so ab, dass die Gläser nichts berühren.
- Schieben Sie die Brille nicht auf den Kopf oder in die Haare. Dadurch weiten sich die Bügel und die Brille sitzt nicht mehr akkurat.
- Bewahren Sie die Brille in einem stabilen Etui auf, das ausreichend Platz bietet. In weichen Hüllen kann die Brille verbiegen.
- Schützen Sie vor allem Kunststoffbrillen vor allzu großer Hitze, zum Beispiel im Auto. Sie werden weich und können sich verformen.

SONNENBRILLE

Die einen tragen sie, weil sie cool ist. Andere, weil Blinzeln die Faltenbildung beschleunigt. Aber den meisten ist Sonnenlicht einfach zu grell. Sie fühlen sich geblendet und mildern die Helligkeit des Sonnenlichts, indem sie eine Sonnenbrille aufsetzen. Die wichtigste Eigenschaft, die eine Sonnenbrille haben sollte, ist dabei aber noch nicht erwähnt: Sie soll die Augen vor ultravioletter Strahlung (UV-Strahlung) schützen. Das ist nicht so selbstverständlich, wie es scheint: Dunkle Gläser machen helles Sonnenlicht erträglicher, über ihren Schutz vor UV-Licht sagt die Farbe aber nichts.

Zwei Eigenschaften stehen also bei einer Sonnenbrille im Fokus: Die Tönung, die bestimmt, wie viel Licht sie wegnimmt (Absorption). Sie dient vor allem dem Komfort. Und der UV-Filter, der festlegt, wie viel UV-Licht die Brillengläser durchdringt (Transmission) und die Augen erreicht. Er dient der Augengesundheit.
Die Gläser von Sonnenbrillen sind fast immer aus Kunststoff. Mineralgläser kommen allenfalls als geschliffene Gläser für Fehlsichtige infrage.

Lichtschutz

Wenn helles Sonnenlicht längere Zeit auf die ungeschützten Augen einwirkt, reagieren diese oft mit einer Bindehaut- oder Hornhautreizung. Die Augen sind gerötet und tränen, manchmal schmerzen sie auch.

Eine Sonnenbrille, die einen Großteil des Lichtes zurückhält, kann dem vorbeugen. Bei Mineralgläsern wird die lichtabsorbierende Schicht meist durch Aufdampfen aufgebracht. So entstehen äußerst dünne Schichten. Kunststoffe erhalten ihre Tönung meist durch Eintauchen in Farbstofflösungen. Der Farbstoff dringt in das Material ein. Durch Putzen oder Reiben lässt er sich nicht entfernen.

Am Tönungsgrad einer Sonnenbrille ist nicht sicher zu erkennen, wie viel Licht die Gläser zurückhalten. Ein definiertes Merkmal gibt es dafür nicht. Für eine verlässliche Auskunft brauchen Sie die Hilfe einer Fachperson.

Es wird diskutiert, ob über das UV-Licht hinaus auch andere Anteile des Lichts die Netzhaut der Augen schädigen können. Im Fokus steht vor allem der blaue Anteil des sichtbaren Lichtes. Bis diese Frage geklärt ist, können Sicherheitsbewusste gelblichbraun gefärbte Gläser wählen. Sie absorbieren blaues Licht gut.

UV-Schutz

Ursache der Bindehaut- und Hornhautreizung durch Sonnenlicht ist sein Anteil an ultravioletter Strahlung. Wie hell die Sonne scheint, ist aber nicht unbedingt ein Maß für die Menge an UV-Strahlung, die die Augen erreicht. Selbst wenn die Sonne hinter Wolken verborgen ist, gelangt noch etwa die Hälfte an UV-Strahlung zur Erde. Andererseits verstärkt sich die UV-

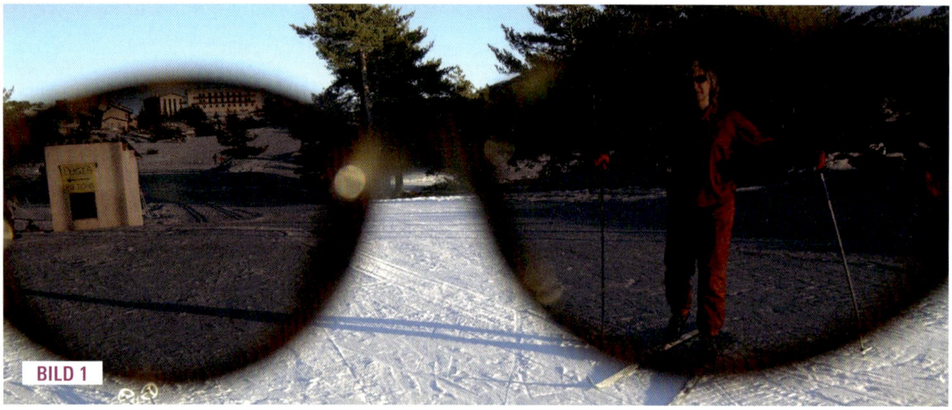

BILD 1

Strahlung durch Reflexion. Beispielsweise wirft Wasser zwischen 10 und 30 Prozent der Strahlung zurück, eine geschlossene Schneedecke sogar zwischen 40 und 90 Prozent. Diese reflektierte Strahlung kommt zu der direkten Strahlung hinzu. Auch mit der Höhe verstärkt sich die UV-Strahlung. Der sonnenbrandwirksame Anteil der UV-Strahlung nimmt je 1 000 Meter Höhe um 15 bis 20 Prozent zu.

Massives Einwirken von intensiver UV-Strahlung kann zu einer akuten Entzündung von Hornhaut und Bindehaut (Schneeblindheit, Keratokonjunktivitis nivalis) führen. Dann treten erhebliche Schmerzen auf, die Augen tränen heftig und können kaum noch offengehalten werden. Auf lange Sicht betrachtet, kann UV-Strahlung die Entstehung eines grauen Stars (Katarakt) begünstigen.

INFO Sonnenbrille: 5 Tönungsstufen

Die Lichtmenge, die eine Sonnenbrille zurückhält, wird in folgenden Kategorien angegeben:

- 0 (farblos bis leicht getönt – Filtergläser): Bis zu 20 Prozent der Lichtmenge werden zurückgehalten. Geeignet bei bewölktem Himmel.
- 1 (leicht getönt – schwache Sonnengläser): Zwischen 20 und 57 Prozent der Lichtmenge werden zurückgehalten. Geeignet bei wechselndem Wetter.
- 2 (mittelstark getönt – Sonnengläser): Zwischen 57 und 82 Prozent der Lichtmenge werden zurückgehalten. Geeignet bei Sonnenwetter.
- 3 (dunkel getönt – Schutzgläser): Zwischen 82 und 92 Prozent der Lichtmenge werden zurückgehalten. Geeignet bei sehr sonnigem Wetter, auch am Strand.
- 4 (sehr dunkel getönt): Zwischen 92 und 97 Prozent der Lichtmenge werden zurückgehalten. Geeignet bei starker Sonneneinstrahlung, auch im Hochgebirge und bei Schnee.
- Im Straßenverkehr sind nur Gläser der Kategorien 0 bis 3 erlaubt.

Die meisten Sonnengläser sind braun. Sie können aber auch braungrau, blaugrau oder grüngrau sein. Braune Gläser eignen sich am Steuer am besten, weil sie die Farbwahrnehmung nicht beeinträchtigen. Blaue Gläser sind für den Straßenverkehr nur bedingt geeignet: Blaulicht ist so schlechter zu erkennen.

BILD 1: Vorsicht im Winter – Kälte und UV-Strahlung lassen selbsttönende Brillengläser sehr dunkel werden.

Wie wirksam eine Sonnenbrille vor UV-Licht schützt, ist durch die EU-Norm EN 1836 festgelegt. Dabei bedeutet:

- UV-Schutzklasse 0: Die Gläser lassen 88 Prozent der UV-Strahlung durch. Ungeeignet als Sonnenschutzbrille.
- UV-Schutzklasse 1: Die Gläser lassen 10 Prozent der UV-Strahlung durch. Für Mitteleuropa ist dies ein ausreichender Schutz.
- UV-Schutzklasse 2: Die Gläser lassen 6,5 Prozent der UV-Strahlung durch. Sehr guter UV-Schutz.
- UV-Schutzklasse 3: Die Gläser lassen keine UV-Strahlung durch. Maximaler Schutz, geeignet für Aufenthalt auf dem Meer und im Hochgebirge.

Geprüfte Fertigsonnenbrillen, die auf der Innenseite des Bügels das CE-Zeichen tragen, sollten diesen Anforderungen normalerweise entsprechen. Sicher ist das allerdings nicht, da diese Kennzeichnung nicht von unabhängigen Prüfinstituten vergeben wird. Es ist also denkbar, dass Hersteller mit dem CE-Zeichen etwas versprechen, was sie nicht halten. Bei Sonnenbrillen unbekannter Herkunft ist das eher zu befürchten als bei namhaften Herstellern.

Selbsttönende Gläser

Viele Sonnenbrillen in einer und mit unterschiedlich starker Tönung – das bieten selbsttönende (fototrope) Gläser, die sich entsprechend der Helligkeit der Umge-

INFO UV-Index

Die UV-Belastung, der Menschen ausgesetzt sind, wird von diversen Faktoren beeinflusst: der geografischen Lage des Ortes, seiner Höhe über dem Meeresspiegel, der Tages- sowie Jahreszeit, der Ozonkonzentration in der Stratosphäre, der Bewölkung. Diese Faktoren fasst der UV-Index zusammen. Er ist ein Maß für die am Boden zu erwartende sonnenbrandwirksame UV-Strahlung.
Der UV-Index ist international einheitlich festgelegt und wird in ganzen Zahlen angegeben. Er bedeutet überall das Gleiche: Je höher der UV-Index, desto intensiver die UV-Strahlung. Ab einem UV-Index von 3 sollten Sie die Augen vor UV-Strahlung schützen.
Den aktuellen UV-Index können Sie im Internet unter anderem beim Bundesamt für Strahlenschutz (www.bfs.de) und dem deutschen Wetterdienst (www.dwd.de) abrufen. In den Sommermonaten wird der UV-Index auch in der Tagespresse veröffentlicht.
Ferner lässt er sich für jeden Ort in Europa per SMS abfragen. Die Anleitung dazu finden Sie unter: www.uv-check.de/sms.php.

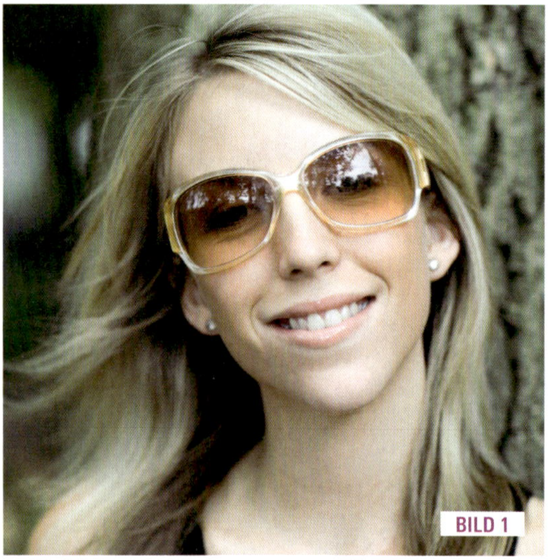

BILD 1

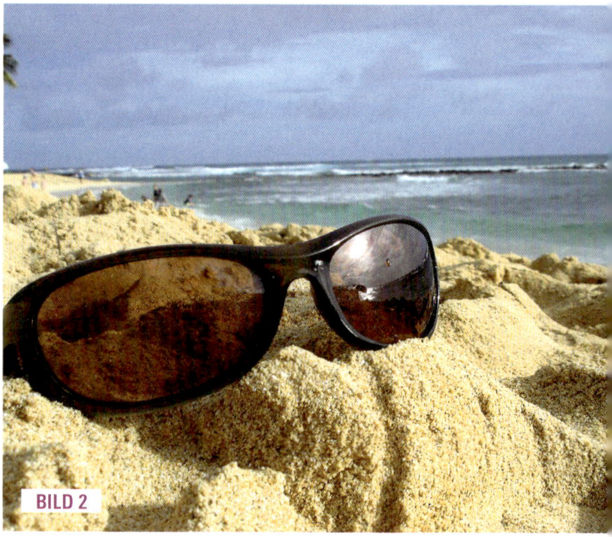

BILD 2

bung automatisch stufenlos verdunkeln oder aufhellen.

Bei Mineralgläsern beruht der Vorgang auf chemischen Reaktionen von Silbermolekülen, die in das Glas eingeschmolzen sind. Bei Kunststoffgläsern reagieren Farbstoffe, die den Gläsern bei dem Herstellungsprozess zugefügt werden oder mit denen das Glas beschichtet wird. Der Verdunkelungsprozess wird vor allem durch den Anteil an UV-Strahlung im auffallenden Licht gesteuert. Die Aufhellung wird dagegen wesentlich von der Temperatur mit bestimmt: Je wärmer es ist, desto rascher hellt sich das Glas auf. In der Kälte wird das Glas besonders dunkel. Für Autofahrer kann das bedeuten, dass eine Brille mit fototropen Gläsern im Wageninnern nicht so dunkel wird wie gewünscht, weil die Scheiben die UV-Strahlung weitgehend absorbieren und es im Auto warm ist. Beim Skifahren hingegen wird dieselbe Brille sehr dunkel, weil die UV-Intensität groß und die Temperatur niedrig ist.

Der Wechsel zwischen den verschiedenen Tönungsgraden dauert einige Zeit. Zwar gibt es mittlerweile Gläser, die innerhalb von 30 Sekunden zwischen 10 und 90 Prozent Tönung wechseln können, doch muss das nicht unbedingt von Vorteil sein. Ein allzu schnell reagierendes Glas würde sich bereits beim Wechsel von Licht und Schatten verändern.

Eine Brille mit fototropen Gläsern, die den ganzen Tag über getragen werden soll, sollte mindestens drei Viertel des Lichts durchlassen. Wenn sie auch beim Autofahren getragen werden soll, muss es noch mehr sein. Bei sehr dicken Plusgläsern ist das unter Umständen nicht möglich, weil bei ihnen die Mitte stärker abgedunkelt bleibt.

Eine Brille mit selbsttönenden Gläsern, die Sie ganztägig tragen wollen, sollten Sie unbedingt entspiegeln lassen. Nur dann erreicht bei Dunkelheit die maximal mögliche Lichtmenge die Augen.

Die Lebensdauer von Brillen mit selbsttönenden Kunststoffgläsern ist begrenzt. Bei ihnen kann der fototrope Effekt mit der Zeit abnehmen. Üblicherweise geht man von einer Gebrauchsdauer von zwei bis drei Jahren aus. Mineralgläser zeigen hingegen auch über längere Zeit keine Ermüdungserscheinungen. Sollte die Verdunkelung trotzdem nicht zurückgehen, legen Sie die Brille für 15 Minuten in heißes Wasser. Danach ist sie wieder hell.

BILD 1: Sonnenbrillen können beides sein – modisches Accessoire und notwendiger Schutz der Augen vor UV-Strahlen.
BILD 2: Besonders an reflektierenden Flächen wie am Strand ist eine ausreichend große Sonnenbrille unerlässlich.

TIPP Hinweise für die Wahl einer Sonnenbrille

Der UV-Schutz ist wichtiger als die Tönung und notwendiger, je dunkler die Gläser sind, da sich die Pupille hinter einem dunklen Glas weitet. Dann gelangt viel Licht in das Augeninnere und auf die Netzhaut.
Kinder sind in dieser Situation noch stärker gefährdet als Erwachsene. Da ihre Augenlinsen noch vollkommen klar sind, lassen sie die größtmögliche Dosis UV-Strahlung hindurch.

- Braune Gläser verfälschen die Farbwahrnehmung am wenigsten.
- Lassen Sie Ihre Sonnenbrille entspiegeln, damit sie möglichst wenig Licht „verschluckt".
- Die Sonnenbrille sollte umso größer sein, je empfindlicher Ihre Augen sind und je stärker die Sonneneinstrahlung ist, der Sie sich aussetzen. Im Idealfall reicht die Brille oben bis zu den Augenbrauen, an den Seiten bis zum Gesichtsrand und liegt der Haut relativ dicht auf.
- Tragen Sie die Sonnenbrille insbesondere am Wasser, an hellen Sandstränden und im Schnee, denn hier verstärkt die Lichtreflexion an der Oberfläche des Wassers, Sandes oder Schnees die UV-Strahlung.
- Kalkulieren Sie Ihren Brillenkauf preisbewusst, denn Sonnenbrillen haben meist eine kurze Lebensdauer. Selbst wenn Sie sie sonst pfleglich behandeln – Sand und Salzwasser setzen den Kunststoffgläsern und der Beschichtung sehr zu.
- Da aufgrund der ausgedünnten Ozonschicht inzwischen relativ viel UV-Strahlung die Erde erreicht, kann das Tragen einer Sonnenbrille mittlerweile auch an bedeckten Tagen vernünftig sein. Am besten richten Sie sich nach dem UV-Index.
- Wählen Sie selbsttönende Gläser, wenn Sie häufig zwischen Zonen unterschiedlicher Helligkeit hin- und herwechseln.
- Der Preis einer Sonnenbrille ist unter anderem davon bestimmt, auf welche Weise die Gläser mit dem UV-Schutz versehen wurden. Gläser mit aufgedampfter Schutzschicht sind relativ preiswert, doch die Schicht kann sich mit der Zeit abnutzen. Gläser, deren Schutzschicht ins Material integriert ist, sind teurer, aber haltbarer.

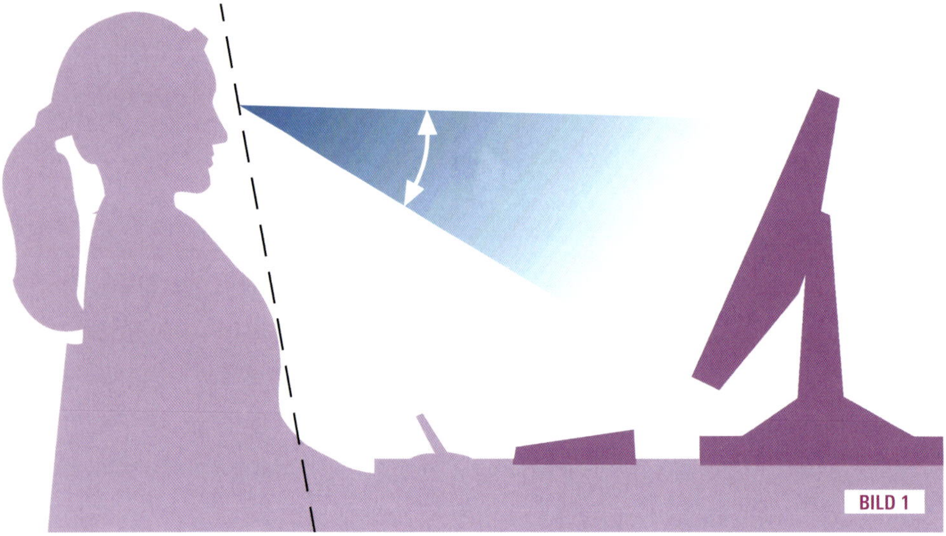
BILD 1

BILDSCHIRMARBEIT UND BRILLE

Büroarbeit heißt heute in aller Regel, vor dem Monitor eines Computers zu sitzen. In der Anfangszeit dieser Technik bedeutete das für die Augen eine erhebliche Belastung. Diese Probleme gehören jedoch der Vergangenheit an. Die Arbeit an den heutigen Bildschirmen ist weniger anstrengend als stundenlanges Lesen. Allerdings brauchen Sie, wenn Sie einen Sehfehler haben, Brille oder Kontaktlinsen mit der richtigen Korrektur – wie bei jeder anderen Tätigkeit.

Grundvoraussetzung für ein beschwerdefreies Arbeiten am Bildschirm ist die passende Arbeitsumgebung. Für ausreichende Beleuchtung muss gesorgt sein. Diese muss so angebracht sein, dass Sie nicht durch Gegenlicht geblendet werden. Stuhl und Tisch müssen ergonomisch auf Sie abgestimmt sein.

Der Monitor sollte so platziert sein, dass ermüdende Blickrichtungen mit der entsprechenden Kopfhaltung vermieden werden. Meist ist es am besten, ihn so aufzustellen, dass sein oberer Rand deutlich unterhalb der Augen liegt und er leicht nach hinten geneigt ist. In der richtigen Position schaut man auf ihn etwas nach unten, wie beim Lesen der Zeitung.

Der richtige Sehabstand von Augen und Bildschirm liegt zwischen 40 und 120 Zentimetern. Auf diesen Abstand muss die Sehhilfe vor allem dann genau angepasst sein, wenn Sie viele Stunden am Tag Bildschirmarbeit bewältigen müssen.

Augen, die sich noch an verschiedene Sehabstände anpassen können, haben wenig Probleme, wenn der Blick zwischen verschieden entfernten Objekten hin- und herschweifen muss. Menschen mit Alterssichtigkeit müssen dagegen ihre besonderen Anforderungen berücksichtigen.

Für alterssichtige Menschen kann eine Bifokalbrille für die Arbeit am Computer zum Beispiel im unteren Teil die Korrektur enthalten, die zum Lesen richtig ist, und im oberen die für die Distanz zum Bildschirm. Die Fernsicht bleibt dann unberücksichtigt. Auch eine speziell für die Bildschirmarbeit angepasste Gleitsichtbrille ist möglich. Diese sollte dann aber nur auf die häufigsten Arbeitsabstände abge-

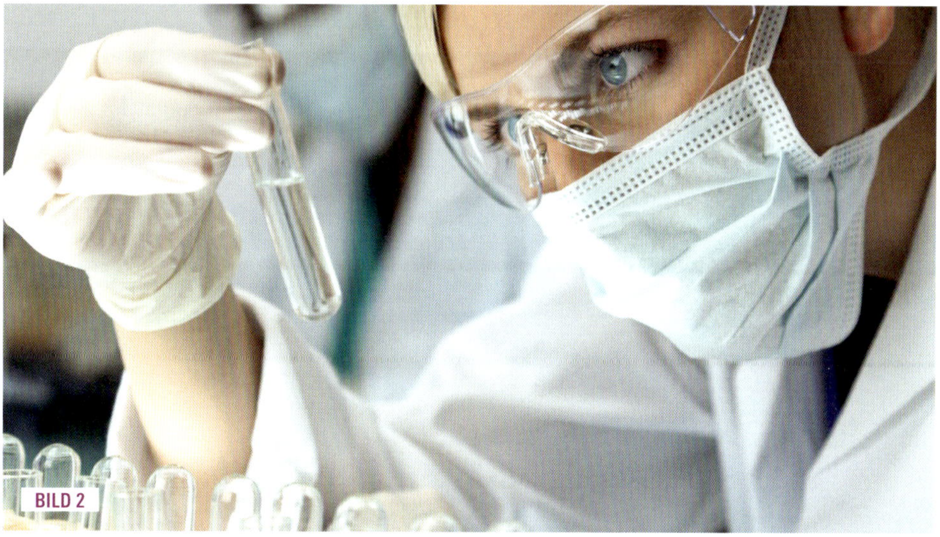

BILD 1: Der Bildschirm muss richtig stehen, nur dann kann man am Computerplatz gut arbeiten.
BILD 2: Nicht nur für den scharfen Blick – bei manchen Tätigkeiten sind Schutzbrillen unerlässlich.

stellt sein. Für andere Tätigkeiten des alltäglichen Lebens ist mindestens eine zweite Brille notwendig.

Für die Anpassung einer Brille für den Arbeitsplatz müssen berücksichtigt werden:

- Die Entfernung der Augen zum Monitor, zur Tastatur und zur Schreibvorlage.
- Die Höhe des Bildschirms.
- Die Blickrichtung.
- Alles, was der Arbeitende darüber hinaus fortwährend im Blick behalten muss: Schreibtisch, Papiere, Kunden.

INFO Arbeitsschutzbrillen

Bei allen beruflichen Tätigkeiten, die das Augenlicht gefährden können, ist das Tragen einer Schutzbrille vorgeschrieben. Arbeiten mit Chemikalien im Labor gehören ebenso dazu wie Schweißarbeiten. Die für den jeweiligen Bereich geeigneten Schutzbrillen muss der Arbeitgeber zur Verfügung stellen, und der Arbeitnehmer ist verpflichtet, sie auch zu tragen. Andernfalls ist bei einem Unfall der Versicherungsschutz nicht gewährleistet.
Was im Berufsleben Vorschrift ist, sollte sich auch jeder Heimwerker zu eigen machen. Beim Abbeizen und Parkettversiegeln, Schleifen und Werkeln mit dem Chemiebaukasten – eine Schutzbrille leistet gute Dienste.
Das beste Material für Schutzbrillen und Sichthelme ist Polycarbonat (PC). Es ist äußerst schlagfest und damit bruchsicher. Damit kann es außerdem sehr dünn gestaltet werden und ist somit extrem leicht. Allerdings hat Polycarbonat zwei Nachteile in sich: gegen Abrieb ist es besonders empfindlich. Außerdem weist es relativ oft Schlieren auf.

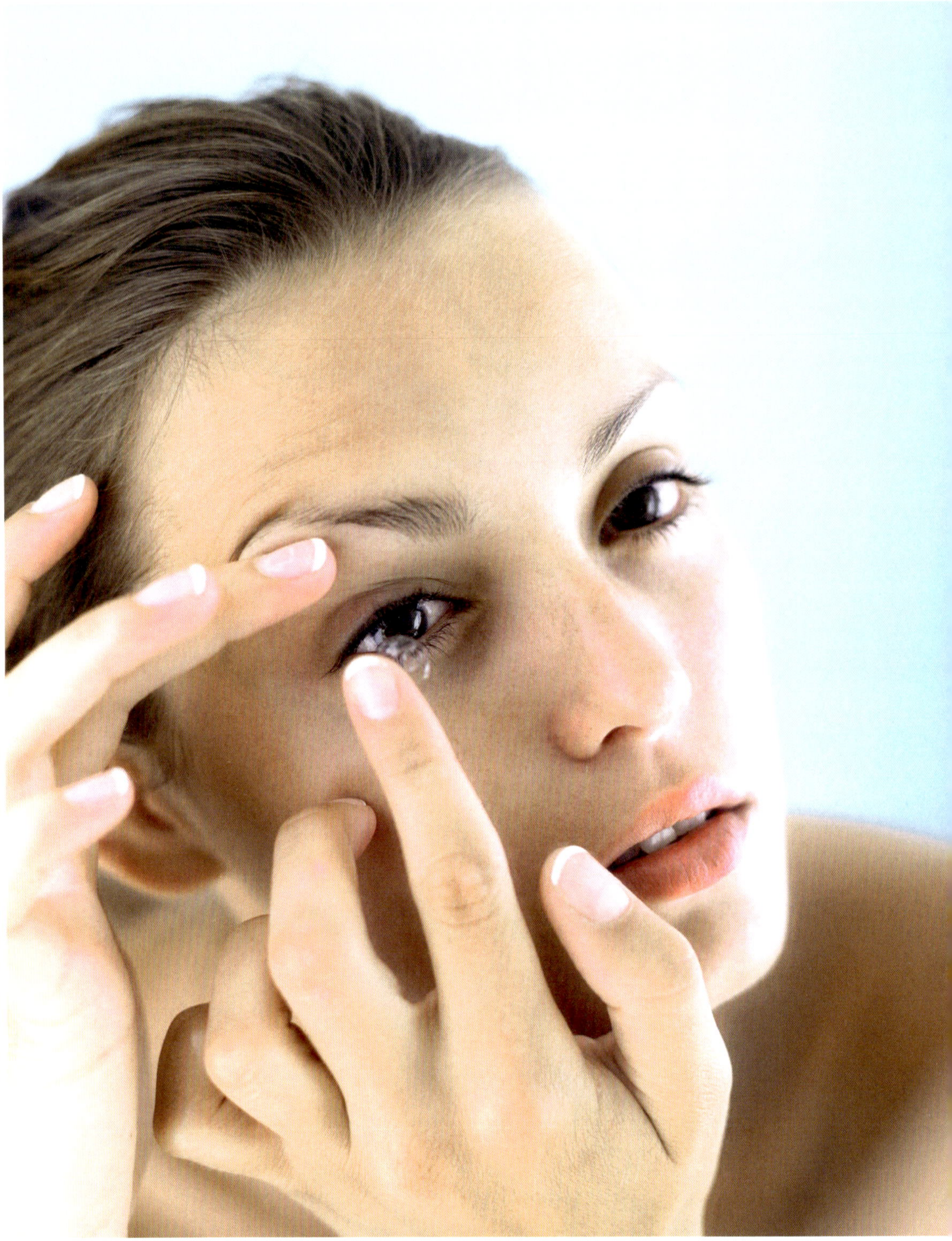

FÜR FINGERFERTIGE

Sie haben sich entschieden, es einmal mit Kontaktlinsen zu versuchen. Sie sind es leid, über dem Küchenherd nichts sehen zu können, weil die Brille beschlagen ist. Sie wollen beim Schwimmen endlich erkennen können, wer Ihnen zuwinkt. Und die Romantik beim ersten Kuss soll beim nächsten Liebhaber nicht mehr darunter leiden, dass erst einmal die Brillengestelle in eine passende Position gebracht werden müssen.

KONTAKTLINSEN

Auch Ihr Aussehen verändern Kontaktlinsen nicht. Bei flüchtigem Hinsehen sind sie am Auge nicht zu sehen. Erst wenn Ihnen jemand genau ins Auge blickt oder von der Seite auf die Wölbung des Augapfels schaut, kann er die Sehhilfen erkennen.

Kontaktlinsen sitzen direkt auf der Hornhaut des Auges. Richtige Anpassung vorausgesetzt, fallen sie nicht aus dem Auge heraus. Sie schwimmen auf dem Tränenfilm und werden von Anziehungskräften festgehalten. Daher auch die Bezeichnung „Haftschalen".

Kontaktlinse, Tränenflüssigkeit und Hornhaut bilden ein miteinander verbundenes optisches System, dessen einzelne Elemente nicht durch eine Luftschicht voneinander getrennt sind. Das ist der Grund dafür, dass Kontaktlinsen manche Sehfehler deutlich besser ausgleichen als eine Brille. Auch der größere Sehbereich und die weitaus geringere Verzerrung sind dadurch bedingt.

Mehr als eine Sehhilfe

Kontaktlinsen können mehr, als die optischen Fehler von Augen auszugleichen. Beispielsweise können sie nach einer Operation als Verbandlinse aufgesetzt werden und so die Augenhornhaut vor dem Lidschlag schützen. Ihre Eigenschaft, Substanzen zu speichern, lässt sich in der Therapie bestimmter Augenerkrankungen ausnutzen. Dann werden Kontaktlinsen als Medikamentenspeicher eingesetzt, um die Augen für eine definierte Zeit der Wirkung von Arzneimitteln aussetzen.

BILD 1: Kontaktlinsen mit farbig bemalter Vorderfläche können die Färbung und Zeichnung der Regenbogenhaut nachahmen.
BILD 2: Staub und Linsen sind kein gutes Paar.

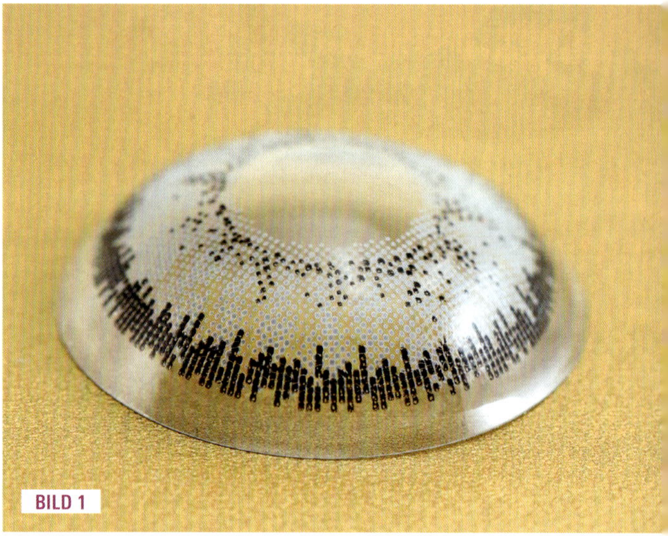

Teile der Regenbogenhaut im Auge können nach Operationen oder durch Defekte ihre Färbung einbüßen. Dann hat das, was als farbige Scheibe in der Mitte des Auges zu sehen ist, schwarze Stellen. Hier können Kontaktlinsen mit farbig bemalter oder bedruckter Vorderfläche die Färbung und Zeichnung der Regenbogenhaut nachahmen. Auch für Menschen mit gestörter Pigmentbildung, dem sogenannten Albinismus, sind Kontaktlinsen hilfreich. Die Augen dieser Personen erscheinen rot, weil ihrer Regenbogenhaut die Farbstoffe fehlen.

UNTER DIESEN UMSTÄNDEN KEINE KONTAKTLINSEN

Bevor Sie sich jedoch weiter mit dem Gedanken ans Kontaktlinsentragen beschäftigen, sollte erst einmal die Frage geklärt werden, ob bei Ihnen folgenden Gründe vorliegen, die das Tragen von Kontaktlinsen verbieten. Diese wird der Kontaktlinsenanpasser beim ersten Kontakt abklären.

Bei folgenden Bedingungen können Sie keine Kontaktlinsen tragen:

- Ihre Augenlider zeigen Fehlstellungen.
- Es plagt Sie eine chronische Reizung von Lidern, Bindehaut und Hornhaut.
- Sie leiden unter Hornhautentzündungen und -geschwüren.
- Sie reagieren allergisch auf Bestandteile von Kontaktlinsenmaterialien.
- Es liegen bei Ihnen Funktionsstörungen der Tränendrüse und der Tränenwege vor oder das Krankheitsbild des „trockenen Auges".
  Einem vorübergehenden Mangel an Tränenflüssigkeit kann man zwar mit Augentropfen begegnen.
  Eine grundlegende Störung der Tränenproduktion ist hingegen so nicht auszugleichen. Werden dann Kontaktlinsen getragen, kann die Hornhaut Schaden nehmen.
- Sie müssen dauerhaft Medikamente am Auge anwenden.
  Das trifft beispielsweise für Menschen mit erhöhtem Augeninnendruck (grüner Star) zu.

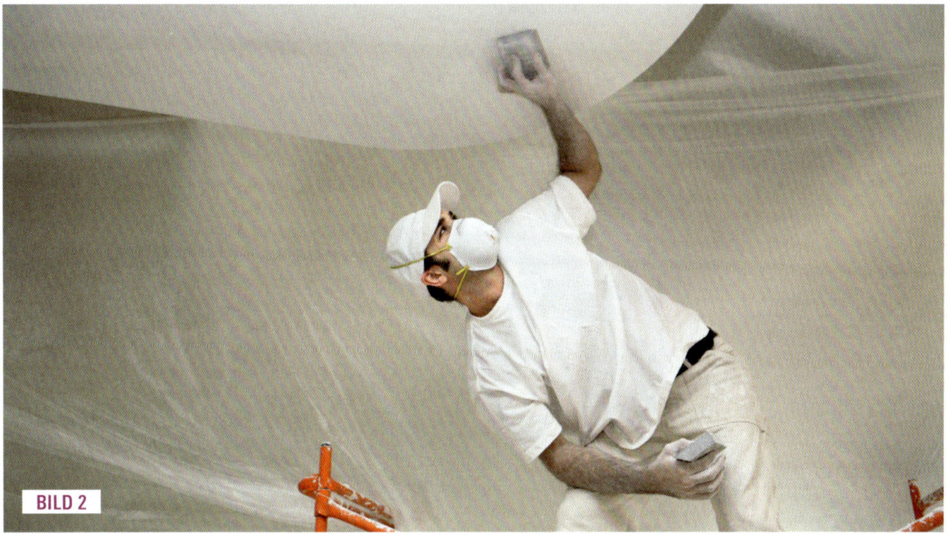

BILD 2

Bei folgenden Bedingungen ist zu überlegen, ob eine Brille nicht zumindest für den größten Teil des Tages die bessere Sehhilfe ist:

- Sie sind schon seit Jahren Diabetiker und es haben sich bereits Folgeschäden eingestellt beziehungsweise es gelingt Ihnen nicht, den Blutzucker gut einzustellen. Dann heilen Wunden in aller Regel nur verzögert ab. Da beim Kontaktlinsentragen aber immer mit winzigen Hornhautverletzungen gerechnet werden muss, bedeutet das ein erhöhtes Risiko für Augenschäden.
- Sie halten sich viel in staubbelasteter Luft auf. Dann können sich an den Linsen Partikel ablagern und die Augen reizen. Staubkörner, die zwischen Linse und Hornhaut geraten, rufen ein starkes Fremdkörpergefühl hervor. Wichtig zu wissen: Bei formstabilen Kontaktlinsen sind die Beschwerden noch stärker als bei weichen Linsen.
- Sie halten sich lange in einer Umgebung auf, wo gasförmige Chemikalien die Luft belasten, also zum Beispiel im Labor. Vor allem in Weichlinsen können sich Gasmoleküle einlagern und zu Reizungen und Entzündungen führen.

Andererseits gibt es medizinisch-optische Gründe, bei denen das Tragen von Kontaktlinsen eindeutige Vorteile gegenüber der Brille hat:

- Es liegt eine Kurz- oder Weitsichtigkeit von mehr als 8 dpt vor. Kurzsichtige sehen mit Kontaktlinsen ein im Vergleich zur Brille deutlich vergrößertes Bild. Dadurch kann sich bei starker Kurzsichtigkeit die Sehschärfe verbessern. Bei Weitsichtigen liegt der Vorteil vor allem darin, dass sie einen größeren Bereich scharf sehen können.
- Rechtes und linkes Auge sind sehr unterschiedlich in ihrer Fehlsichtigkeit. Dann sind die Bilder der beiden Augen unterschiedlich groß und das Gehirn kann sie kaum zu einem einzigen Bild verschmelzen. Beim Tragen von Kontaktlinsen ist der Unterschied der Bildgrößen geringer als bei einer Brille. Dann klappt das beidäugige Sehen meist besser. Dass beide Augen gleichermaßen zum gesehenen Bild beitragen, ist deshalb wichtig, weil nur so räumliches, also dreidimensionales Sehen möglich ist.
- Es besteht ein irregulärer Astigmatismus, der mit Brillengläsern nicht zu korrigieren ist. Diese Art von Astigmatismus

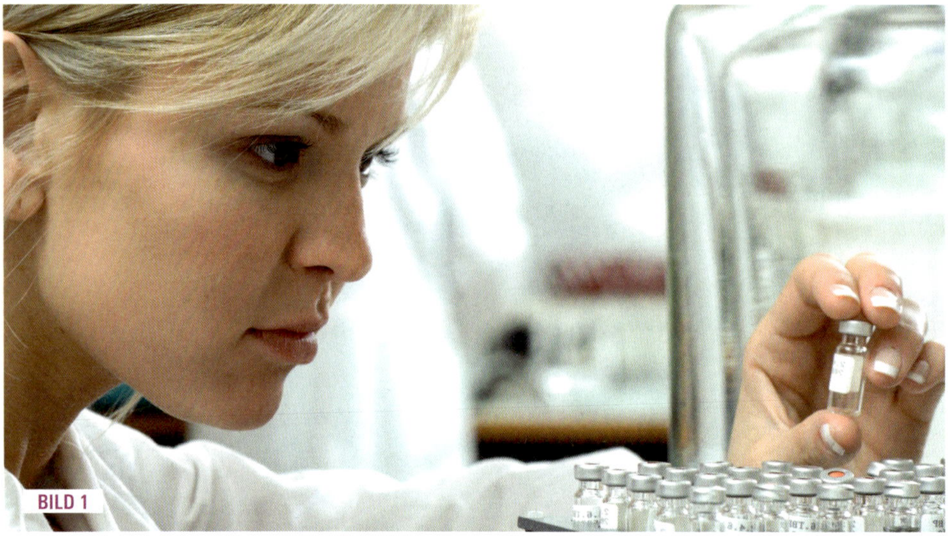

BILD 1: Belasten Chemikalien Ihre Arbeitsumgebung, sollten Sie auf Kontaktlinsen verzichten.

entsteht zum Beispiel durch Hornhautnarben infolge von Verletzungen. Auch Operationen, mit denen eine Fehlsichtigkeit korrigiert werden sollte, sind eine häufige Ursache für irregulären Astigmatismus. Weitere Gründe sind eine ungewöhnliche Vorwölbung der Augenhornhaut (Keratokonus) und ein Ersatz der eigenen Augenhornhaut durch ein Transplantat (Keratoplastik).

Die Grundvoraussetzungen der Linsen, um diese Art von Sehhilfe auf Dauer ohne Probleme tragen zu können, muss der Kontaktlinsenanpasser schaffen. Aus vielen unterschiedlichen Materialien, einer riesigen Variationsbreite für den Linsenschliff und einem gewissen Spielraum bei der Anpassung der Linsen muss er das für Ihre Bedürfnisse optimale Produkt finden.

Doch auch Sie selbst müssen einen wesentlichen Beitrag leisten. Nur wenn Sie bereit und in der Lage sind, die hygienischen Anforderungen beim Kontaktlinsentragen gewissenhaft und regelmäßig zu erfüllen, können Sie Kontaktlinsen auf Dauer problemlos tragen.

HART ODER WEICH?

Die typische Frage an Kontaktlinsenträger lautet: „Und welche trägst du?: Harte oder weiche?"

Diese Unterscheidung stammt aus vergangener Zeit. Da war„hart" gleichbedeutend mit kleinen Linsen, langer Eingewöhnungszeit, starkem Fremdkörpergefühl im Auge und schlechtem Tragegefühl, aber anspruchsloser Pflege. Diese Linsen bestanden aus Plexiglas, dem Kunststoff PMMA (Polymethylmethacrylat).

„Weich" stand für große Linsen, die nach dem Einsetzen kaum noch zu spüren waren. Dafür mussten sie aufwendig gepflegt werden und waren etwas mühsam in der Handhabung. Ihr Ausgangsmaterial war damals HEMA (Hydroxyethylmethacrylat).

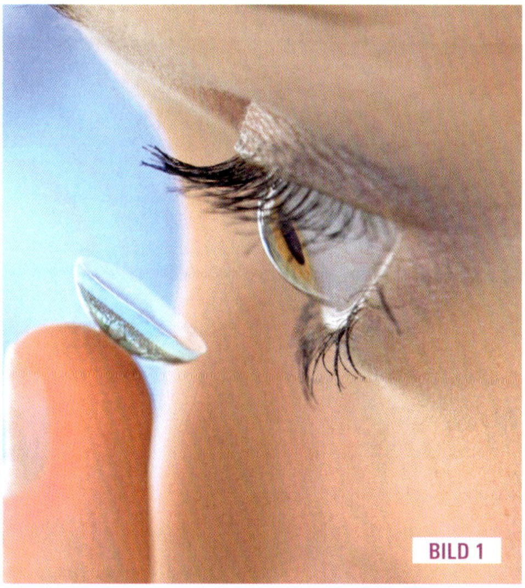

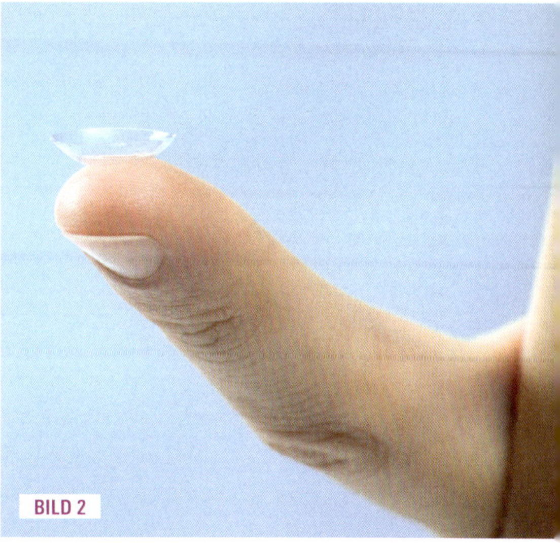

BILD 1: Egal, welche Art von Linsen – ein bisschen Fingerfertigkeit und Übung sind vonnöten.
BILD 2: Vor dem Einsetzen muss man sich vergewissern, dass die Linse richtig rum liegt.

Den heutigen Verhältnissen wird eher die Aufteilung in formstabile und weiche Linsen gerecht. Beim Anfassen vermitteln die einen zwar immer noch den Eindruck „hart" und die anderen das Gefühl „weich". Aber beide Produkttypen bestehen aus anderen Kunststoffen, als man sie in der Anfangszeit der Kontaktlinsen verwendet hat. Damit haben sie auch andere Eigenschaften als die Linsen, die vor 20 Jahren zur Verfügung standen. Die Erfahrungen mit den früheren Linsen lassen sich also nicht ohne Weiteres auf die heutigen Materialien übertragen.

Für Sie als Kontaktlinseninteressent steht demnach die Frage, ob Ihre Linsen aus hartem oder weichem Material bestehen sollen, nicht automatisch am Anfang der Überlegungen. Das Linsenmaterial sollte vielmehr als Ergebnis am Ende einer Beratung durch den Anpasser stehen. Dabei müssen Ihre medizinisch-optischen Bedingungen und individuellen Wünsche und Ansprüche an diese Art von Sehhilfe in ein optimales Gleichgewicht gebracht werden.

Im Mittelpunkt Ihres Interesses sollte also weniger das Linsenmaterial stehen als vielmehr:

- Wie ist mein Sehfehler am besten auszugleichen?
- Wie verträglich sind die Linsen im Moment des Einsetzens und was kann ich bei einem jahrelangen Tragen von ihnen erwarten?
- Welche Risiken verbinden sich mit dem Tragen von Kontaktlinsen?
- Welche Ansprüche stellt dieses Produkt an mich?
- Welche Kosten kommen auf mich zu?

Einen groben Überblick über die Möglichkeiten und Eigenschaften von formstabilen Kontaktlinsen im Vergleich zu weichen Linsen gibt die folgende Tabelle (Seite 54 und 55):

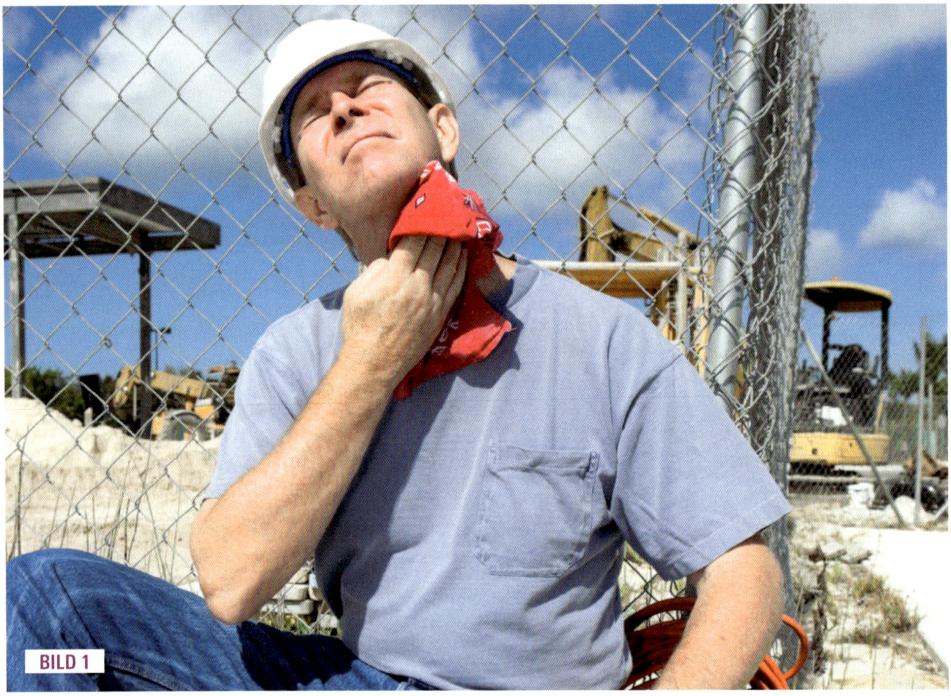

BILD 1

LINSENTYPEN

	Formstabile Linsen	Weiche Linsen
Wie sind die optischen Eigenschaften?	▪ Sehr gut.	▪ Gut.
Für welche Fehlsichtigkeiten eigen sich die Linsen?	▪ Für alle Fehlsichtigkeiten. ▪ Gute Korrektur astigmatischer Augenfehler.	▪ Für alle Fehlsichtigkeiten. ▪ Korrektur astigmatischer Augenfehler ist nicht immer möglich.
Gibt es eine Eingewöhnungszeit?	▪ Ja, bis zu sechs Wochen.	▪ Nein.
Wie ist das Tragegefühl?	▪ Gute Dauerverträglichkeit ist wahrscheinlich. ▪ Möglich sind Fremdkörpergefühl, vermehrter Tränenfluss, Reizung der Bindehaut.	▪ Gute Dauerverträglichkeit ist weniger sicher. ▪ Kaum derartige Probleme. ▪ Manchmal tritt als Langzeitkomplikation eine spezielle Form von Bindehautentzündung (gigantopapilläre Konjunktivitis) auf.

BILD 1: Auch zu bedenken: Hitze und Klimaanlagen lassen weiche Linsen schnell austrocknen.

	Formstabile Linsen	Weiche Linsen
Ist ein sofortiger Wechsel zur Brille möglich?	▪ Nicht spontan, da eine Gewöhnungszeit erforderlich ist.	▪ Ja, jederzeit problemlos.
Wie gestaltet sich die Handhabung?	▪ Relativ einfach. Die Linsen sind leicht einzusetzen und herauszunehmen.	▪ Schwieriger, da die Linsen relativ groß und sehr biegsam sind.
Ist regelmäßige Pflege notwendig?	▪ Ja, aber der Aufwand ist begrenzt.	▪ Ja. Die Pflege ist aufwendiger als bei Stabillinsen. ▪ Pflege entfällt bei Einmal- und Dauertragelinsen.
Wie groß ist das Risiko für die Augengesundheit?	▪ Gering.	▪ Deutlich größer als bei Stabillinsen; meist aufgrund unzureichender Pflege.
Wie hoch ist der Verschleiß?	▪ Gering. Stabillinsen sind relativ bruchsicher. Kratzer gibt es nur bei schlechter Pflege. ▪ Eine Reparatur der Linsen ist möglich. ▪ Die Nutzungsdauer lieht bei ca. 1,5, im Idealfall bei 3 bis 4 Jahre.	▪ Stärker als bei Stabillinsen. Das Material altert. Weichlinsen können zerreißen. Beim Aufbewahren ohne Flüssigkeit verlieren sie ihre Form. ▪ Die Nutzungsdauer beträgt maximal 1 Jahr.
Kann man sie aus dem Auge verlieren?	▪ Ja. Stabillinsen können aus dem Auge fallen.	▪ Kaum.
Wie hoch sind die Kosten?	▪ Stabillinsen sind auf Dauer die kostengünstigste Kontaktlinsenvariante.	▪ Weichlinsen kosten zwar in der Anschaffung weniger, sind aber auf Dauer deutlich teurer als Stabillinsen.

CHECKLISTE Die Ansprüche bestimmen den Linsentyp

Sie wollen jeden Tag vom Aufstehen bis zum Schlafengehen Kontaktlinsen tragen?
Sie brauchen Linsen, die die bestmögliche Versorgung der Augenhornhaut mit Sauerstoff garantieren: formstabile hochgasdurchlässige Kontaktlinsen, individuell angepasst.

Sie wollen die Linsen viele Stunden des Tages tragen, zum Beispiel während der Arbeit, wechseln aber auch gerne zur Brille?
Hochgasdurchlässige Linsen aus etwas weniger anspruchsvollem Material, formstabil oder weich, individuell angepasst. Bei Arbeiten, die die Augen anstrengen, in klimatisierten Räumen oder bei großer Hitze können Weichlinsen ungeeignet sein, weil sie leicht austrocknen.

Sie wollen die Linsen nur beim Sport tragen, bei dem Sie sich aber länger als eine Stunde richtig verausgaben?
Hochgasdurchlässige Weichlinsen. Weichlinsen, weil sie keine Eingewöhnungszeit erfordern. Hochgasdurchlässig, weil bei intensiver körperlicher Belastung der Sauerstoffbedarf der Gewebe erheblich ansteigt, auch der der Augenhornhaut.

Sie wollen die Linsen beim Schwimmen, Tauchen und Surfen tragen?
Eintageslinsen. Als Weichlinsen erfordern sie keine Eingewöhnungszeit. Sie nach Gebrauch wegzuwerfen, schützt vor Infektionen aus dem Wasser, das bei diesen Sportarten in die Augen gelangen kann. Ihre Sauerstoffdurchlässigkeit ist für stundenweises Tragen ausreichend. Allerdings ist bei diesen Sportarten das Risiko, die Linsen zu verlieren, relativ groß.

Sie rauchen?
Dann brauchen Sie hochgasdurchlässige Linsen, die formstabil oder weich sein können. Rauchen verschlechtert die Sauerstoffversorgung aller Körpergewebe, auch der Hornhaut. Die Linsen dürfen den ohnehin erhöhten Bedarf nicht noch weiter beeinträchtigen. Raucher haben ein schätzungsweise drei- bis achtmal größeres Risiko für entzündliche Hornhauterkrankungen als nichtrauchende Menschen.

Sie reisen in unwegsames Gelände ohne Hygieneeinrichtungen?
Eintageslinsen. Einsetzen und am Abend wegwerfen erspart das Hantieren mit Pflegemitteln. Diese Linsen gibt es zwar nur in recht einfacher Ausführung, nicht für spezielle Augengeometrien, doch ist das für die begrenzte Zeit einer Reise tolerabel.

Sie wollen die Linsen nur von Zeit zu Zeit tragen, zum Beispiel zum Ausgehen, ins Theater, bei einem Ball?
Einfache Weichlinsen. Sie erfordern keine Eingewöhnungszeit. Eine hohe Sauerstoffdurchlässigkeit ist bei kurzer Tragezeit nicht erforderlich. Wenn Sie Einmallinsen wählen, ersparen Sie sich zudem die Anschaffung von Pflegemitteln.

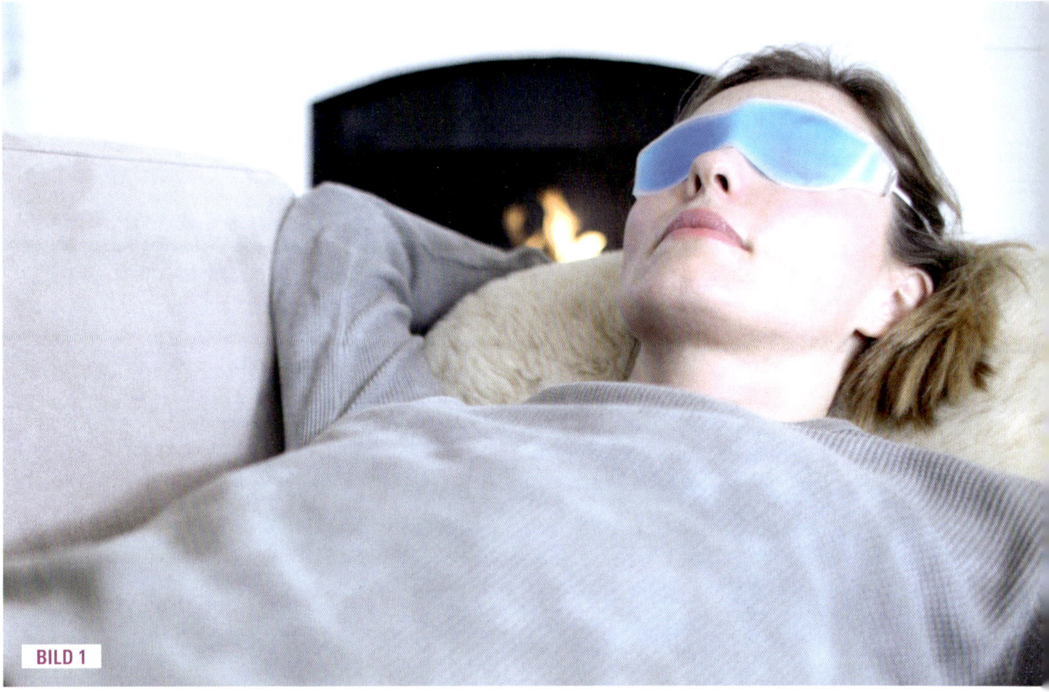

BILD 1: Pause machen – auch Ihre Augen verdienen hin und wieder eine Auszeit.

RISIKEN DES KONTAKTLINSENTRAGENS

Der enge Verbund von Kontaktlinsen und Augen zieht es nach sich, dass sich alle Fehler, die bei Anpassung, Handhabung und Pflege der Linsen gemacht werden, auf die Augen auswirken können. Die Auswertung der internationalen Literatur über Komplikationen beim Kontaktlinsentragen zeigt, dass zwei Drittel aller Probleme vom Träger selbst verursacht sind. Es wurden Fehler bei der Pflege der Linsen oder ihrer Handhabung gemacht oder die angegebene Tragezeit wurde unzulässig überzogen. Ein sehr viel kleinerer Teil der Komplikationen beruht darauf, dass Kontaktlinsen angepasst wurden, obwohl Augenerkrankungen dagegen sprachen. Fehler bei der Anpassung der Linsen oder ihrer Herstellung oder Materialfehler stellen demgegenüber nur einen geringen Teil der Ursachen. Allerdings ist diese Auswertung der Komplikationen beim Tragen von Kontaktlinsen zu einer Zeit gemacht worden, als der Kauf von Linsen ohne qualifizierte Anpassung, zum Beispiel über das Internet, noch kaum üblich war. Die hier beschriebenen Ursachen von Komplikationen setzen voraus, dass die Kontaktlinsen in aller Regel von einem qualifizierten Anpasser angepasst wurden.

Frühkomplikationen

Die Probleme beim Kontaktlinsentragen lassen sich grob in zwei Kategorien unterteilen. Eine Gruppe von Komplikationen tritt vor allem in der ersten Zeit des Kontaktlinsentragens auf und erledigt sich bald von selbst, indem die Ursachen behoben werden. Die andere Gruppe fällt erst nach jahrelangem Kontaktlinsentragen auf.

Zur ersten Gruppe gehören zum Beispiel Allergien auf Bestandteile der Pflegemittel. Sie werden rasch offenkundig. Abhilfe schafft der Wechsel zu einem Pflegesystem, das diese Substanzen nicht enthält, oder der Wechsel zu Tageslinsen, die nach dem Tragen weggeworfen und nicht gepflegt werden.

Augenverletzungen durch falsches Einsetzen oder Herausnehmen der Linsen werden seltener, je größer die Erfahrung mit der Handhabung der Linsen wird.

Hornhautveränderungen in der Anfangszeit können darauf beruhen, dass mit den Kontaktlinsen Reste verschiedener Flüssigkeiten ins Auge gelangen, die sich miteinander nicht vertragen (Mixed-Solutions-Syndrom). Dabei kann es sich um Lösungen zur Pflege der Linsen handeln, aber auch um Augentropfen, die zum Beispiel bei trockenen Augen eingetropft werden. Solche ungünstigen gegenseitigen Beeinflussungen sind nicht immer absehbar, aber nachdem sie einmal aufgetreten und erkannt sind, lassen sie sich zukünftig vermeiden. Dann dürfen keine Lösungen mehr miteinander kombiniert werden, die nicht aufeinander abgestimmt sind. Auch Augentropfen (Benetzungslösung, künstliche Tränen) sollten Sie erst nach Rücksprache mit dem Kontaktlinsenanpasser anwenden. Besonderes Augenmerk ist auf die Konservierungsmittel zu legen, mit denen viele Flüssigkeiten versetzt sind.

Spätkomplikationen

Die Komplikationen, die sich im Laufe der ersten zehn Jahre Kontaktlinsentragen zeigen, gehen fast immer von der Hornhaut der Augen aus. Als lebendes Gewebe ist sie darauf angewiesen, dass sie mit Sauerstoff versorgt wird. Andere Gewebe werden über die Blutgefäße mit Sauerstoff beliefert. Die Hornhaut ist aber nicht durchblutet. Sie bekommt ihren Sauerstoff von der Tränenflüssigkeit, die ihn wiederum aus der Luft aufnimmt.

Die Augenhornhaut misst 11 bis 12 Millimeter im Durchmesser. Formstabile Kontaktlinsen sind mit 8 bis 11 Millimetern etwas kleiner als die Hornhaut. Weiche Linsen reichen hingegen mit ihrem Durchmesser von 12 bis 15 Millimetern über die Hornhaut hinaus. In die Augen eingesetzte Kontaktlinsen bedecken also die Hornhaut mehr oder minder vollständig. Um sie trotzdem über die Tränenflüssigkeit mit Sauerstoff zu versorgen, kommt dem Sitz der Linsen eine besondere Bedeutung zu. Formstabile Kontaktlinsen werden so angepasst, dass sie sich auf den Augen bewegen und die Tränenflüssigkeit unter ihnen zirkulieren kann. So erneuert sich die sauerstoffreiche Tränenflüssigkeit unter den Linsen fortwährend. Darüber hinaus drückt jeder Lidschlag die Linsen so auf die Hornhaut, dass die Tränenflüssigkeit unter ihnen hervorquillt. Beim Öffnen der Lider strömt dann wieder frische Tränenflüssigkeit unter die Linsen nach. Auf diese Weise ist die Versorgung der Hornhaut gesichert.

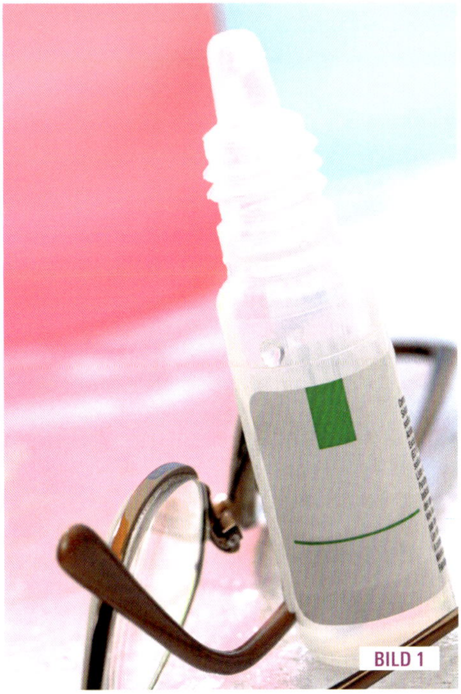

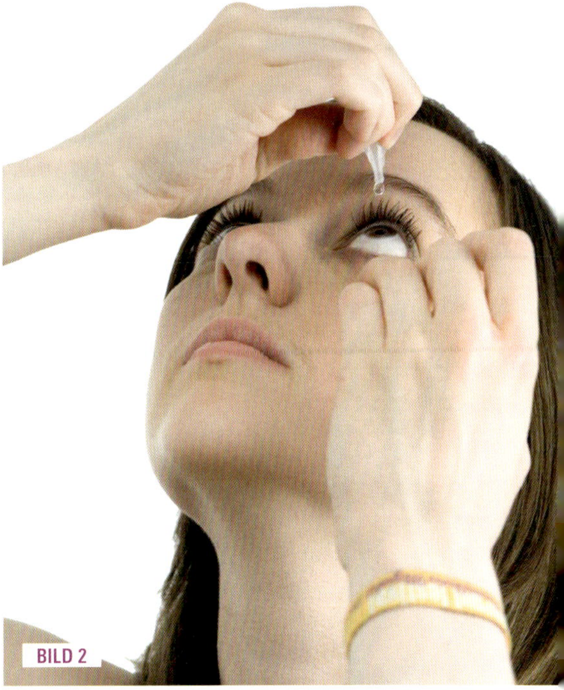

BILD 1: Was bei Brillen unproblematisch ist, kann bei Kontaktlinsen zu Unverträglichkeiten führen.
BILD 2: Ob Augentropfen oder künstliche Tränen – achten Sie unbedingt auf Konservierungsmittel, bevor Sie die Präparate anwenden. Eine Kontaktlinsenpause kann sinnvoll sein.

Unter Kontaktlinsen aus weichem Material ist der Tränenfilm sehr viel dünner als bei formstabilen Linsen. Bei ihnen findet der Flüssigkeitsaustausch vornehmlich durch das Linsenmaterial hindurch statt. Damit bestimmen also hauptsächlich der Wassergehalt der Linsen und die Porengröße des Materials, wie gut die Sauerstoffversorgung der Hornhaut gelingt. Darüber hinaus gibt es Weichlinsen aus Silikon. Ihr Wassergehalt ist zwar gering, aber das Material selbst ist äußerst durchlässig für Sauerstoff.

Hapert es mit der Sauerstoffversorgung der Hornhaut, merkt das der Träger vielleicht daran, dass er die Linsen „nicht mehr so gut verträgt" – eine Umschreibung für eine Reihe unterschiedlicher Symptome. Der Fachmann, der sich die Augen näher anschaut, stellt zunächst Irritationen an der Hornhaut fest. Daraus können später massive Schäden resultieren.

Bei formstabilen Linsen kann der Anpasser die Sauerstoffversorgung der Augenhornhaut durch die Wahl des Linsenmaterials, die Größe der Linsen und ihren Sitz steuern. Hochgasdurchlässige Linsen lassen den Sauerstoff der Luft durch das Material zur Hornhaut hindurch. Linsen mit kleinem Durchmesser sperren nur einen geringen Teil der Hornhaut von der Luft ab. Beim Sitz der Kontaktlinsen im Auge muss der Anpasser einen Mittelweg finden zwischen der Beweglichkeit der Linse im Auge und der Gefahr, dass sie herausfällt.

Bei Weichlinsen verbessert sich die Sauerstoffversorgung der Hornhaut durch den Wechsel von konventionellen Weichlinsen zu hochwasserhaltigen Linsen oder zu Linsen aus Silikon.

BILD 1: Die richtige Pflege und Aufbewahrung sind für Linsen und Augengesundheit wichtig.

Auch entzündliche Prozesse an der Hornhaut treten beim Kontaktlinsentragen häufiger auf als sonst. Es ist davon auszugehen, dass pro Jahr etwas mehr als 4 von 10 000 Personen, die ihre Kontaktlinsen tagsüber tragen, eine Hornhautentzündung erleiden. Von denjenigen, die ihre Linsen sowohl tagsüber als auch nachts tragen, sind es 21 von 10 000. Einer noch größeren Gefahr setzen sich Menschen aus, die die Kontaktlinsen auch nachts in den Augen behalten, obwohl ihnen der Anpasser empfohlen hat, sie herauszunehmen. Für diese Personen wird das Risiko, infolge einer Entzündung ein Hornhautgeschwür zu entwickeln, mit vier- bis fünfmal so groß angegeben, als wenn sie – wie empfohlen – die Linsen zur Nacht aus den Augen entfernen.

Ein Grund für die Gefährdung der Hornhaut ist ihre durch Kontaktlinsen beeinträchtigte Sauerstoffversorgung. Ein weiterer Grund liegt darin, dass der Druck der Kontaktlinse den unter ihr liegenden Augapfel und die Hornhaut geringfügig verformt. Das beeinträchtigt den Stoffwechsel der Hornhaut und verändert ihre Zellschichten.

Und noch etwas kann zu häufigeren Augenentzündungen beitragen. Kontaktlinsen am Auge stellen einen ständigen Fremdkörperreiz dar. Dieser beeinträchtigt die Abwehrfähigkeit der Tränenflüssigkeit, die eigentlich bestens darauf eingerichtet ist, Keime, die das Auge erreichen, zu bekämpfen. Die verringerte Abwehrkraft ist auch deshalb besonders ungünstig, weil mit den Linsen vieles ans Auge gelangt, was ihm sonst erspart bleibt: das Linsenmaterial, Pflegemittelreste, Keime von den Fingern und dem Behältnis, in dem die Linsen aufbewahrt werden.

Sorgen Sie sich nicht

Keine Angst: Kontaktlinsen können nicht „hinter" das Auge rutschen. Wenn sie so verrutschen, dass sie nicht mehr zu sehen und zu erreichen sind, hängen sie immer noch in der Umschlagfalte zwischen Augapfel und Bindehaut. Die Bindehaut schließt den äußeren Teil der Augen sicher von dem ab, was dahinter liegt. Um die Kontaktlinsen aus ihrem Versteck wieder herauszuholen, brauchen Sie unter Umständen die Hilfe des Kontaktlinsenanpassers.

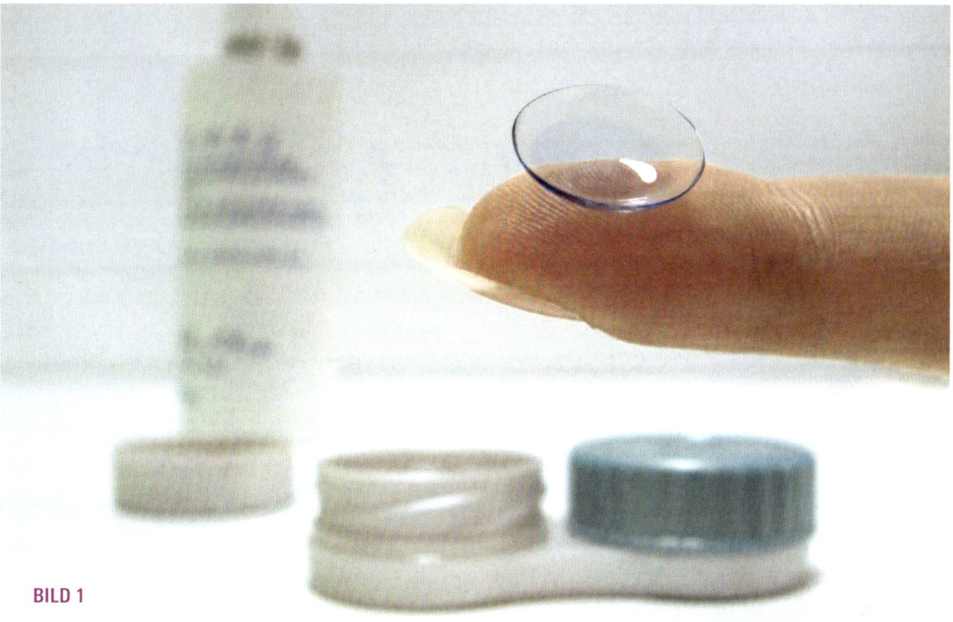

BILD 1

FORMSTABILE KONTAKTLINSEN

Formstabile Kontaktlinsen bestehen aus Kunststoffmischungen und haben einen Durchmesser von 8 bis 11 Millimetern. Die Ausgangssubstanzen und die Art der Herstellung bestimmen viele Eigenschaften dieser Linsen. Die Bezeichnung stabil ist vor allem im Vergleich zu den biegsamen Weichlinsen zu sehen. Deren Flexibilität erreichen formstabile Linsen bei Weitem nicht. Andererseits sind sie aber auch nicht so starr, wie es die allerersten Kunststofflinsen aus Plexiglas waren.

Die Palette dieser Linsen ist sehr groß. Es gibt sie mit mittlerer Sauerstoffdurchlässigkeit, sodass die Tränenflüssigkeit einen wesentlichen Beitrag zur Versorgung der Hornhaut mit Sauerstoff leisten muss. Es gibt sie mit hoher und sehr hoher Sauerstoffdurchlässigkeit. Manche gewährleisten eine so gute Sauerstoffversorgung der Hornhaut, dass sie – wenn sie als Verbandlinsen beispielsweise in den ersten Tagen nach einer Operation eingesetzt werden – sogar während des Schlafes im Auge bleiben können.
Die Vielfalt der Variationen ermöglicht es dem versierten Anpasser, für nahezu alle Fehlsichtigkeiten die passenden Linsen anbieten zu können.

Die Linsen können mit einem UV-Filter ausgestattet sein.

Tragegefühl

Kontaktlinsen sind Fremdkörper in den Augen. Bei stabilen Kontaktlinsen empfinden Sie das zunächst auch so. Sie spüren sie bei jedem Lidschlag. Doch die meisten Menschen gewöhnen sich normalerweise recht bald daran. Dazu dient die Eingewöhnungszeit, in der die Linsen zunächst nur stundenweise getragen werden.

Die Verweildauer in den Augen wird von Tag zu Tag so gesteigert, bis Sie die Linsen nach spätestens einem Monat ganztägig tragen können, ohne sie noch zu spüren.

BILD 1: Beim Schlafen gilt: Linsen raus!

Das Fremdkörpergefühl hängt ganz wesentlich mit dem Rand der Linsen zusammen. Stabillinsen sind etwas kleiner als die Augenhornhaut. Bei offenen Augen enden die Oberlider oberhalb des Kontaktlinsenrandes. Dadurch stößt die Kante der Oberlider bei jedem Lidschlag an den Linsenrand. Um den Störfaktor Linsenrand möglichst klein zu halten, können die Hersteller den Linsenrand möglichst flach gestalten. Die Fähigkeit des Kontaktlinsenanpassers zeigt sich unter anderem darin, die für Sie individuell optimale Lösung zwischen flachem Linsenrand und stabilem Linsensitz zu finden.

Stabillinsen können Sie – je nach Material – zwischen 8 und 24 Stunden lang im Auge behalten. Die Linsen über Nacht im Auge zu behalten, sollte allerdings besonderen Situationen vorbehalten bleiben. Ihr Anpasser gibt Ihnen die maximale tägliche Tragedauer an. Diese sollten Sie nur in Ausnahmesituationen überschreiten.

Eignung

Formstabile Kontaktlinsen werden für Kurzsichtige zwischen –0,25 und –30 dpt und für Weitsichtige zwischen +0,25 und +20 dpt in Schritten von jeweils 0,25 dpt geliefert.

Für die Korrektur eines Astigmatismus eignen sich formstabile Kontaktlinsen besonders gut. Bis 1,5 dpt genügen in der Regel Linsen mit dem üblichen, dem sphärischen Schliff. Sie liegen der astigmatischen Hornhaut zwar nicht an allen Punkten vollkommen auf, aber meist wird das recht gut toleriert. Bei stärker ausgeprägtem Astigmatismus müssen torisch geschliffene Linsen angepasst werden. Damit bezeichnet man Linsen, bei denen die Vorder- oder/und Rückfläche in verschiedenen Richtungen unterschiedliche Krümmungen haben (siehe „Die Form der Linsen", Seite 64).

Handwerklich sehr versierte Kontaktlinsenanpasser können auch ausgefallene Anpassprobleme lösen, indem sie Fertiglinsen in der eigenen Werkstatt so nacharbeiten, dass sie die individuellen Erfordernisse optimal erfüllen.

Wenn Sie beabsichtigen, Ihren Sehfehler prinzipiell mit Kontaktlinsen auszugleichen und die Brille nur noch für Notfälle bereithalten wollen, treffen Sie mit hochgasdurchlässigen formstabilen Linsen die sicherste Wahl, was die Gesundheit Ihrer Augen betrifft.

Grenzen

Es gelten die allgemeinen Angaben „Unter diesen Umständen keine Kontaktlinsen" auf Seite 50.

Pflege

Nach dem Entfernen der Linsen aus dem Auge werden sie gereinigt und desinfiziert. Üblicherweise werden sie über Nacht in einem speziellen Behälter mit der Desinfektionslösung aufbewahrt. Reste dieser Desinfektionslösung müssen vor dem Wiedereinsetzen der Linsen in die Augen mit einer speziellen Lösung abgespült werden.

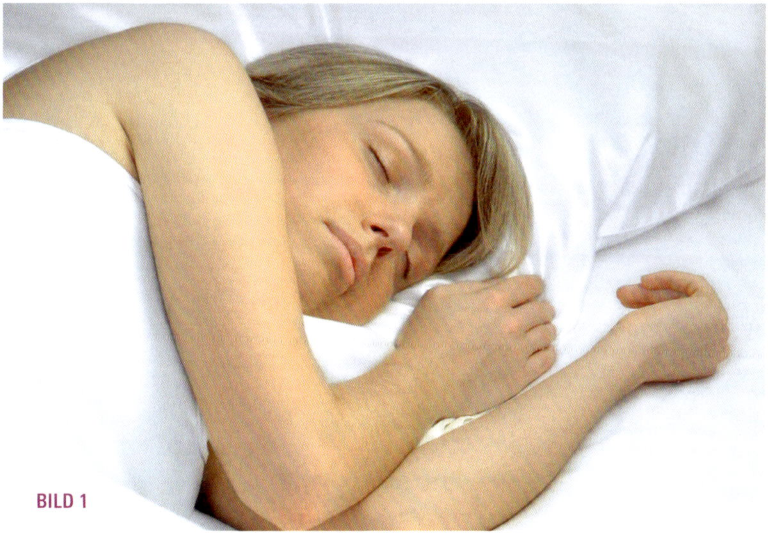

BILD 1

Das geeignete Pflegesystem nennt Ihnen Ihr Anpasser beim Kauf der Linsen. Ohne Rücksprache mit ihm sollten Sie die Produkte keinesfalls gegen andere austauschen, selbst wenn diese laut Herstellerangaben ebenfalls für stabile, gasdurchlässige Linsen gedacht sind.

Einige der hochwertigen hochgasdurchlässigen Stabillinsen vertragen nur ganz speziell auf sie abgestimmte Pflegemittel. Diese Verträglichkeit bezieht sich auf Eigenschaften der Lösung, die sich nicht unbedingt aus den Inhaltsstoffen der Lösungen ableiten lassen. Sie können ihre Eignung also nicht beurteilen, indem Sie die Angaben zur Zusammensetzung miteinander vergleichen.

Risiken

Näheres zu den Risiken des Kontaktlinsentragens allgemein lesen Sie auf Seite 57. Stabillinsen verursachen darüber hinaus relativ oft Reizerscheinungen. Sie vergehen jedoch wieder, nachdem Sie die Linsen aus dem Auge genommen haben.

Bei Trägern von hochgasdurchlässigen Kontaktlinsen treten kaum mehr Augenentzündungen auf als bei Menschen, die keine Kontaktlinsen tragen.

Anders ist das, wenn jemand die Kontaktlinsen über Nacht in den Augen behält, obwohl er sie eigentlich herausnehmen sollte. Während des Schlafes verschlechtert sich die Sauerstoffversorgung der Hornhaut unter den geschlossenen Augenlidern ohnehin. Schotten jetzt auch noch Kontaktlinsen die Hornhaut von dem wenigen Sauerstoff ab, sind schwere Schäden aufgrund der mangelnden Sauerstoffversorgung möglich.

Kosten

Die mittlere Lebensdauer von Stabillinsen wird – normale Behandlung vorausgesetzt – mit etwa eineinhalb Jahren angegeben. Viele Menschen können sie aber durchaus länger tragen. Ob das gefahrlos möglich ist, kann der Anpasser bei seinen Kontrollen feststellen. Voraussetzung dafür ist, dass die Linsen keine mechanischen Schäden und keine Ablagerungen aufweisen, sie unverändert gut sitzen und sich mit ihnen die gewünschte Sehfähigkeit erzielen lässt.

Manche oberflächlichen Kratzer auf den Linsen kann der Anpasser durch Polieren glätten und sie so länger gebrauchsfähig halten.

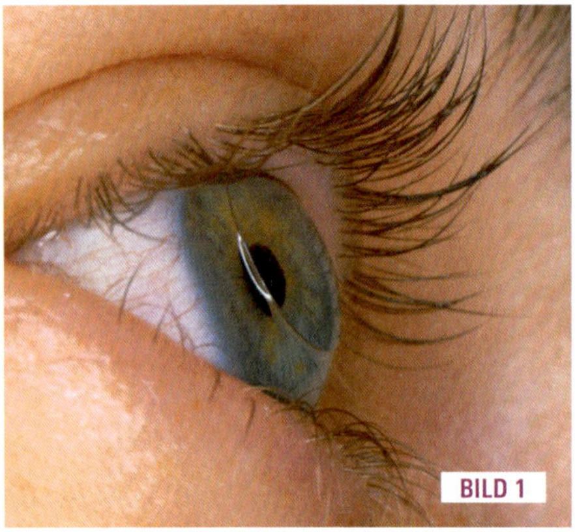

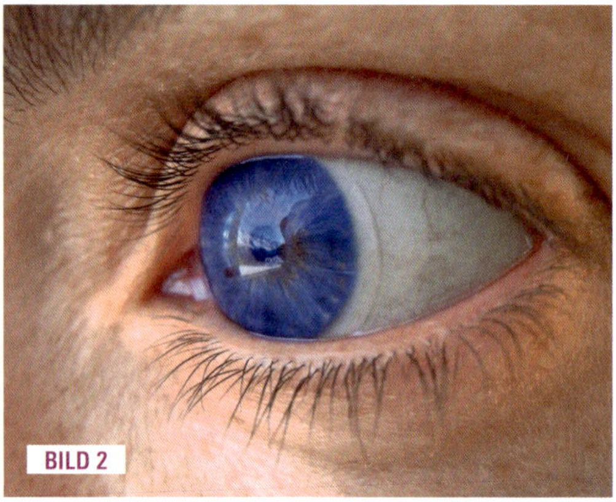

BILD 1: Sitz einer harten Kontaktlinse (Stabillinse).
BILD 2: Weiche Linsen sind deutlich größer als harte. Der Rand der Linse liegt bei geöffneten Augen unter dem Oberlid, dadurch ist der Tragekomfort höher als bei Stabillinsen.

INFO Die Form der Linsen

Kontaktlinsen sind zwar kreisrund, aber keine Scheiben. Vielmehr sind sie sowohl in der Senkrechten als auch in der Waagerechten gekrümmt. Ist die senkrechte und waagerechte Krümmung gleich stark, entsprechen die Linsen einem Teil der Oberfläche einer Kugel. Dann spricht man von sphärisch (griechisch „sphaira" für Ball) geschliffenen Linsen.

Fachleute nennen die Krümmung von Kontaktlinsen Basiskurve. Einige Hersteller sprechen auch von Radius. Wie stark die Krümmung ist, gibt der BC-Wert an. BC ist die Abkürzung für „base curve". Je niedriger der BC-Wert ist, desto stärker ist die Linse gekrümmt. Linsen mit hohen BC-Werten sind flacher. Sphärisch geschliffene Kontaktlinsen werden angepasst, wenn kein Astigmatismus vorliegt oder dieser relativ gering ist.

Eine Hornhautverkrümmung von mehr als 1,5 dpt macht meist torische Linsen erforderlich. Eine solche Hornhaut hat nicht mehr die Form eines Teiles der Oberfläche einer Kugel, sondern den eines Teiles der Oberfläche eines Ellipsoids. Bei einem Ellipsoid sind die Senkrechte und die Waagerechte unterschiedlich stark gekrümmt. Kontaktlinsen, die auf einer derart verkrümmten Hornhaut gut sitzen und den Sehfehler gut ausgleichen sollen, müssen ähnlich geformt sein wie diese Hornhaut. Daher weisen torisch geschliffene Linsen in der Senkrechten und Waagerechten unterschiedlich starke Krümmungen auf. Es ist sogar möglich, die Seite der Kontaktlinse, die auf der Hornhaut aufliegt, mit anderen Krümmungen zu versehen als die Außenseite.

Torische Linsen formen die Hornhaut ziemlich genau nach. Werden sie ins Auge eingesetzt, drehen sie sich automatisch so, dass die Linsenkrümmungen den Krümmungen der Hornhautoberfläche folgen. Richtig angepasste torische Linsen sitzen also von selbst immer in der richtigen Position.

WEICHE KONTAKTLINSEN

Weiche Kontaktlinsen sind größer als Stabillinsen. Sie haben einen Durchmesser von 11 bis 15 Millimetern. Sie können auf verschiedene Weise und aus verschiedenen Substanzmischungen hergestellt werden. Immer jedoch werden sie in festem Zustand geschliffen und erst danach mit Wasser in Kontakt gebracht. Der Kunststoff ist wie ein loses Netz aufgebaut, zwischen dessen Maschen sich Wassermoleküle einlagern. Dabei quillt der Kunststoff auf und wird elastisch.

Weiche Kontaktlinsen können zwischen gut 30 bis über 70 Prozent Wasser enthalten. Linsen mit einem Wassergehalt unter 50 Prozent gelten als geringwasserhaltig, bei mehr als 50 Prozent spricht man von hochwasserhaltigen Linsen.

Je größer der Wasseranteil ist, desto mehr Sauerstoff kann mit dem Wasser durch die Linsen an die Hornhaut gelangen.

Linsen mit einem Wassergehalt von über 65 Prozent finden vornehmlich als Tages- oder Wochenlinsen Verwendung. Sie sind so weich, dass sie sich kaum unbeschadet aus den Augen herausnehmen lassen. Sie zu reinigen und zu pflegen ist kaum möglich.

Linsen, die längere Zeit getragen werden sollen, haben gewöhnlich einen Wassergehalt um 50 Prozent.

Manche Linsentypen mit einem Wassergehalt unter 40 Prozent werden als konventionelle Linsen bezeichnet. Sie können aus einem Material bestehen, das intensiver Pflege bedarf und dennoch relativ rasch altert. Die Angabe, diese Linsen nach einem Jahr durch neue zu ersetzen, sollten Sie ernst nehmen. Infolge des gealterten Materials wird die Augenhornhaut nur noch schlecht mit Sauerstoff versorgt.

Allerdings bedeutet ein geringer Wassergehalt nicht notwendigerweise eine geringe Versorgung der Augenhornhaut mit Sauerstoff. Es gibt Weichlinsen mit einem Wassergehalt knapp über 30 Prozent, deren Material eine sehr gute Sauerstoffdurchlässigkeit aufweist.

Tragegefühl

Das Tragen von Weichlinsen erfordert praktisch keine Eingewöhnungszeit. Sie setzen sie in die Augen ein und können sie sofort so lange tragen, wie es der Anpasser angegeben hat. Dieser Tragekomfort beruht auf ihrem sehr dünn auslaufenden und nachgiebigen Rand. Bei richtig angepassten Linsen sitzt der Rand dieser relativ großen Linsen bei geöffnetem Auge unter dem Oberlid. Dadurch schlägt das Oberlid beim Lidschlag nicht an den Rand der Linsen, sondern gleitet ungehindert über sie hinweg.

Weichlinsen können Sie – je nach Material – zwischen 8 und 24 Stunden lang im Auge behalten. Ihr Anpasser gibt Ihnen die maximale tägliche Tragedauer an. Diese sollten Sie nur in Ausnahmesituationen überschreiten.

BILD 1: Pflanzenpollen können sich an das Material von Weichlinsen anlagern. Dann verstärkt sich der Kontakt mit den Augen und die Allergie kann sich verschlechtern.
BILD 2: Wer an Heuschnupfen leidet, sollte überlegen, ob er besser auf Linsen verzichtet.

Eignung

Weiche Jahreslinsen für Kurzsichtige werden zwischen –0,25 und –30 dpt sowie für Weitsichtige zwischen +0,25 und +20 dpt in Schritten von jeweils 0,25 dpt angefertigt und geliefert.

Für fast alle Fehlsichtigkeiten und Tragebedingungen gibt es geeignete Weichlinsen. Bei den Linsentypen, die längere Zeit getragen werden können, ist die Variationsbreite an Stärken und Schliffarten vergleichsweise größer als bei Linsen, die zum baldigen „Wegwerfen" bestimmt sind.

Um einen Astigmatismus auszugleichen, können torisch geschliffene Linsen notwendig sein. Damit bezeichnet man Linsen, bei denen die Vorder- oder/und Rückfläche zwei unterschiedliche Krümmungen haben (siehe „Die Form der Linsen", Seite 64). Allerdings lässt sich ein irregulärer Astigmatismus selbst mit diesen speziell geschliffenen Linsen nicht immer optimal ausgleichen, wenn es sich dabei um weiche Linse handelt. Weichlinsen schmiegen sich der Hornhaut an und zeichnen ihre Verkrümmung damit sozusagen nach, statt sie auszugleichen. In solchen Fällen muss zu formstabilen Linsen gewechselt werden.

Da Weichlinsen keine Eingewöhnungszeit erfordern, sind sie die bevorzugte Lösung, wenn Sie die Linsen nur von Zeit zu Zeit tragen möchten.

Auch das Tragen im Wechsel mit der Brille ist je nach Bedarf ohne Weiteres möglich.

Grenzen

Es gelten die allgemeinen Angaben „Unter diesen Umständen keine Kontaktlinsen" auf Seite 50.

Weiche Kontaktlinsen verschmutzen und altern deutlich rascher als formstabile Linsen. Das liegt an den Zwischenräumen ihres Kunststoffmaterials. In sie kann sich vieles einlagern: Bestandteile der Tränenflüssigkeit, Pflegemittelreste, Medikamente. An solche zunächst unsichtbaren Ablagerungen können sich dann weitere Substanzen anhängen. Vor allem Eiweiße und Schleimsubstanzen, die natürliche Bestandteile der Tränenflüssigkeit sind, lagern sich in die Poren ein. So bildet sich ein Nährboden für Bakterien und Pilze. Sie vermehren sich und können letztlich die ganze Linse durchdringen.

Bereits mikroskopisch kleine Ablagerungen verringern die Durchlässigkeit der Kontaktlinsen. Das beeinträchtigt die Sauerstoffversorgung der Augenhornhaut. Sie als Kontaktlinsenträger sehen das zwar nicht, merken aber vielleicht, dass Sie die Linsen „irgendwie nicht mehr so gut vertragen".

Schreiten die Ablagerungen weiter fort, verhärtet sich das Linsenmaterial. Damit ändert sich ihre Korrektur, die ja auf einem millimetergenauen Schliff beruht. Dann wird für den Linsenträger offenkundig: Er kann nicht mehr gut sehen.

Wie schnell weiche Kontaktlinsen auf diese Weise verschmutzen und altern, hängt von verschiedenen Faktoren ab. Ganz wesentlich ist die Pflege. Wenn Sie

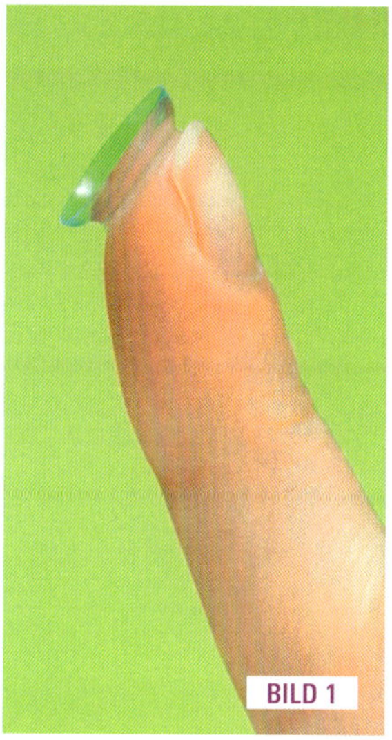
BILD 1

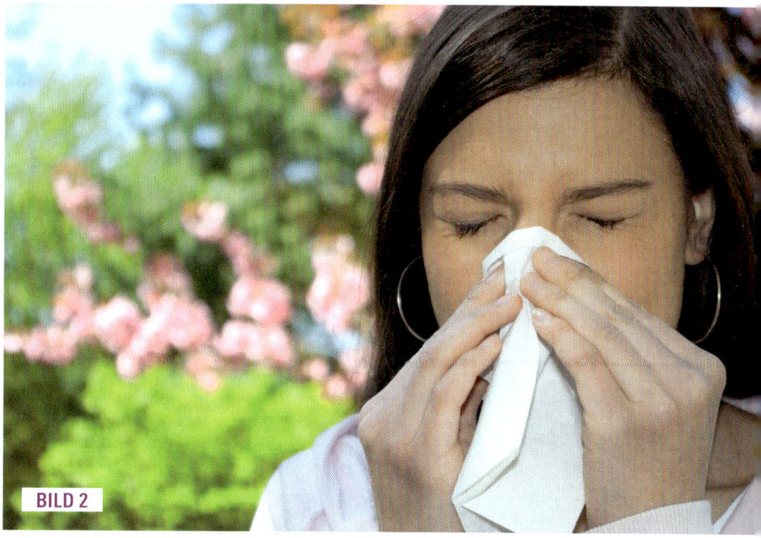
BILD 2

die angegebenen Reinigungsvorgänge regelmäßig durchführen, werden Ihnen die Linsen das mit einer längeren Lebensdauer danken. Wichtig ist dabei auch, dass die Pflegemittel auf das Material abgestimmt sind.

Bei manchen Menschen verschleißen weiche Kontaktlinsen trotz sorgfältiger Pflege ziemlich rasch. Möglicherweise liegt das daran, dass in ihrer Tränenflüssigkeit der Anteil an Fett-, Eiweiß- und Schleimstoffen besonders hoch ist. Für sie können, wenn sie weiterhin weiche Kontaktlinsen tragen wollen, eventuell „Austauschsysteme" vorteilhaft sein (siehe Seite 69). Bei diesem Angebot werden die Linsen eine begrenzte Zeit getragen und ausgewechselt, ehe sie Probleme bereiten können.

In folgenden Situationen können viele Menschen weiche Kontaktlinsen erfahrungsgemäß nicht immer problemlos tragen:

- Sie halten sich längere Zeit in Räumen mit sehr trockener Luft auf. Dazu gehören auch Räume mit klimatisierter Luft, zum Beispiel im Auto und Flugzeug. Bei solchen Umgebungsbedingungen genügt die eigene Tränenproduktion oft nicht mehr, um den hohen Wassergehalt der Linsen aufrechtzuerhalten. Dann bilden sich auf den Linsen trockene Stellen. Das macht sich durch ein unangenehmes Gefühl bemerkbar. Halten Sie sich vorübergehend an einem solchen Ort auf, kann das Eintropfen einer geeigneten Benetzungslösung (künstliche Tränenflüssigkeit) Abhilfe schaffen. Bei dauerhaftem Aufenthalt ist der Wechsel zu Stabillinsen die bessere Lösung.
- Sie arbeiten am Bildschirm. Viele Menschen schauen dabei sehr angestrengt und blinzeln nur selten. Dann wird der Tränenfilm nicht oft genug erneuert. In der Folge trocknet die Hornhaut aus. Künstliche Tränenflüssigkeit einzutropfen, kann nur eine vorübergehende Maßnahme sein. Die Lösung des Problems besteht wahrscheinlich eher darin, den Arbeitsplatz ergonomischer zu gestalten und den Augen häufiger eine Erholungspause zu gönnen.
- Sie haben eine Pollenallergie. Die Pollen können sich an das Linsenmaterial anlagern. Das intensiviert ihren Kontakt mit den Augen und verschlimmert die allergischen Beschwerden.

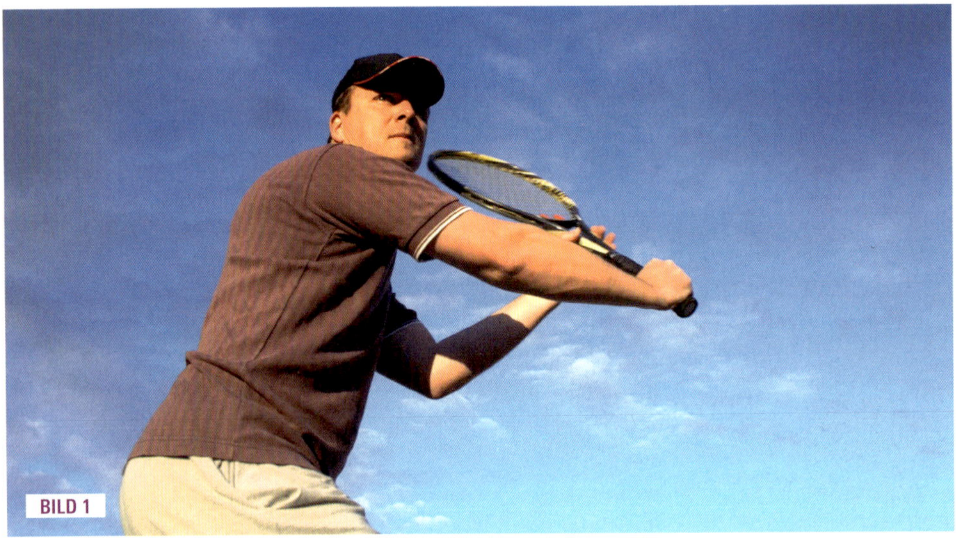

BILD 1: Linsen beim Sport – bei der richtigen Auswahl eine gute Wahl.

Pflege

Alle Weichlinsen, die Sie nach dem Tragen nicht wegwerfen, müssen Sie jeden Tag reinigen und desinfizieren und in regelmäßigen Abständen – meist wöchentlich – zusätzlich mit einem Enzymreiniger behandeln. Über Nacht werden sie in einem speziellen Behälter aufbewahrt, der die Desinfektionslösung enthält. Reste dieser Desinfektionslösung müssen vor dem Wiedereinsetzen der Linsen in die Augen mit einer speziellen Lösung abgespült werden.

Das geeignete Pflegesystem nennt Ihnen Ihr Anpasser beim Kauf der Linsen.

Risiken

Die Träger von weichen Kontaktlinsen haben ein vierfach höheres Risiko für Augenentzündungen als die Träger von Stabillinsen. Gründe dafür liegen in dem Linsenmaterial, das Ablagerungen begünstigt und in der fehlenden Sorgfalt bei der Pflege. So kann alles ungehindert sofort an die Augengewebe weitergegeben werden.

Dieses Risiko fällt umso stärker ins Gewicht, je länger Sie Kontaktlinsen tragen.

Austauschsysteme (siehe folgende Seite) verringern dieses Risiko. Eine andere Möglichkeit sind Einmallinsen. Sie erfordern keine Pflege, da sie nach dem Tragen weggeworfen werden.

Menschen, die Kontaktlinsen über Nacht in den Augen behalten, obwohl sie sie eigentlich herausnehmen sollten, gefährden ihre Augengesundheit ganz erheblich. Diese Warnung gilt auch für hochwasserhaltige Linsen.

Während des Schlafes verschlechtert sich die Sauerstoffversorgung der Hornhaut unter den geschlossenen Augenlidern ohnehin. Schotten jetzt auch noch Kontaktlinsen die Hornhaut von dem wenigen Sauerstoff ab, sind schwere Schäden aufgrund der mangelnden Sauerstoffversorgung möglich.

Auf lange Sicht kann auch das spontan gute Tragegefühl von weichen Kontaktlinsen ein Risiko bergen. Der Tragekomfort und die sofort bestehende tadellose Sehfähigkeit können dazu verleiten, sich mit

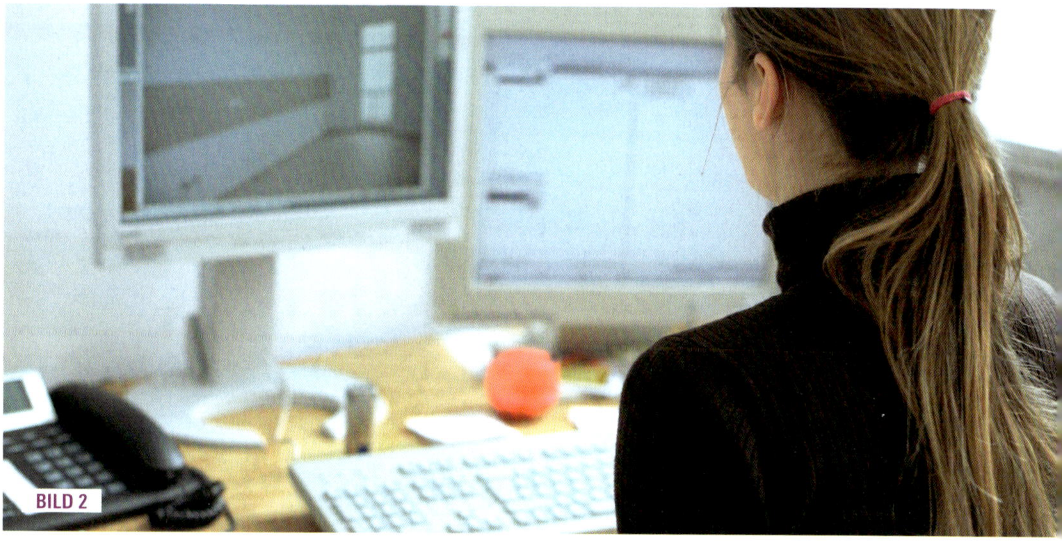

BILD 2: Trockene Luft, Bildschirmarbeit und Kontaktlinsen – da fehlt es mitunter an Tränenflüssigkeit.

einem nicht so optimalen Sitz der Linsen zufriedenzugeben, denn das kann nach längerem Tragen zu schweren Komplikationen führen (siehe Seite 57).

Kosten

Weiche Jahreslinsen haben – normale Bedingungen vorausgesetzt – eine Lebensdauer von höchstens einem Jahr. Mit dem Neukauf von Linsen sollten Sie allerdings nicht bis zu dem Zeitpunkt warten, bis Sie sie nicht mehr so problemlos vertragen wie früher und mit ihnen schlechter sehen. Ein derart gealtertes Material kann Ihren Augengeweben bereits enorm zusetzen.

INFO Austauschsystem

Austauschsystem bedeutet, dass Sie weiche Kontaktlinsen angepasst bekommen und das erste Paar eine definierte Zeit lang tragen. In dieser Zeit reinigen und desinfizieren Sie sie wie sonst auch. Nach der vereinbarten Zeit bringen Sie die Linsen zum Anpasser zurück und erhalten ein neues Paar. Dieses Verfahren wiederholt sich dann in einem bestimmten Rhythmus. Im Rahmen eines solchen Austauschsystems sind die Linsen meist preiswerter, als wenn sie regulär neu gekauft werden. Hinter diesem System steht die Beobachtung, dass selbst die Menschen, deren Tränenflüssigkeit ungünstig zusammengesetzt ist, Weichlinsen drei, vier Monate lang beschwerdefrei tragen können. Probleme, die auf Ablagerungen in den Linsen beruhen, treten in aller Regel erst nach dieser Zeit auf. Und bevor das möglich ist, werden die getragenen Linsen gegen ein Paar neue ausgetauscht. Den Austauschrhythmus legt der Anpasser entsprechend den Bedingungen der Augen fest.

BILD 1: Tageslinsen sind unter anderem bei Tauchern beliebt.
BILD 2: Wer auf aufwendige Reinigung und zusätzliches Gepäck verzichten will, ist mit Tageslinsen gut bedient.

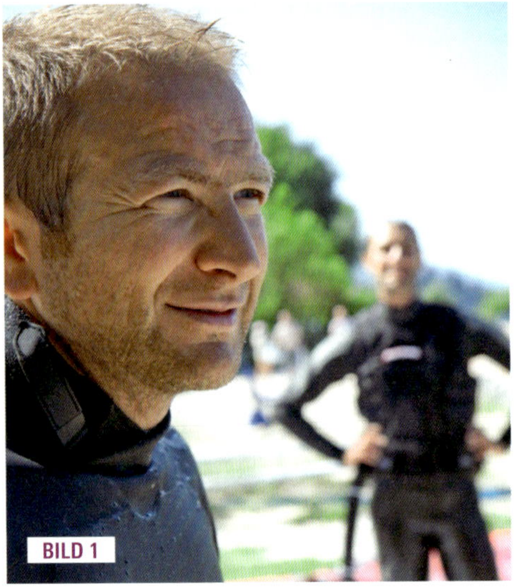
BILD 1

TAGESLINSEN

Die meisten Probleme beim Tragen von Weichlinsen hängen mit der Pflege und der Alterung des Linsenmaterials zusammen. Das vermeidet, wer die Linsen nach kurzer Zeit wegwirft statt sie täglich über Monate hinweg aufwendig zu reinigen, zu desinfizieren und aufzubewahren.

Tageslinsen haben einen Durchmesser von etwa 14 Millimetern und sind sehr dünn. Ihr Wassergehalt liegt zwischen 60 und 70 Prozent.

Die Linsen werden in kleinen Schälchen geliefert, die meist zu mehreren in einer Reihe aneinanderhängen. Die Schälchen sind mit einer sterilen Kochsalzlösung gefüllt und mit einer reißfesten Kunststofffolie verschlossen.

Die Linsen können mit einem UV-Filter ausgestattet sein.

Tragegefühl

Diese Linsen sind auf Anhieb sehr gut verträglich.

Eignung

Das Sortiment bei Tageslinsen ist beschränkt. Die Linsenstärken bewegen sich meist zwischen –0,5 dpt und –10 dpt für Kurzsichtige und +0,5 dpt und +6 dpt für Weitsichtige. Meist ist nur eine Basiskurve (siehe „Die Form der Linsen“, Seite 64) verfügbar, allenfalls sind es einmal zwei unterschiedliche Basiskurven.
Für Menschen mit Astigmatismus gibt es torische Linsen (siehe Seite 64).

Die Linsen sind darauf ausgelegt, einen Tag lang getragen zu werden. Zur Nacht werden sie aus dem Auge genommen. Am nächsten Tag wird ein neues Paar Linsen eingesetzt.

Diese Linsen sind gut nutzbar, wenn Sie nur von Zeit zu Zeit mal Kontaktlinsen tragen wollen, beispielsweise beim Freizeitsport. Trainieren Sie hingegen als Leistungssportler, können hochgasdurchlässige Stabillinsen die besser Wahl sein. Trotz des hohen Wassergehalts decken Tageslinsen den großen Sauerstoffbedarf der Hornhaut bei anstrengendem Sport nicht immer zuverlässig ab.

Grenzen

Es gelten die allgemeinen Angaben „Unter diesen Umständen keine Kontaktlinsen“ auf Seite 50.

Aufgrund ihrer geringen Dicke und ihrer enormen Flexibilität lassen sich diese Linsen nur schlecht handhaben. Nur mit

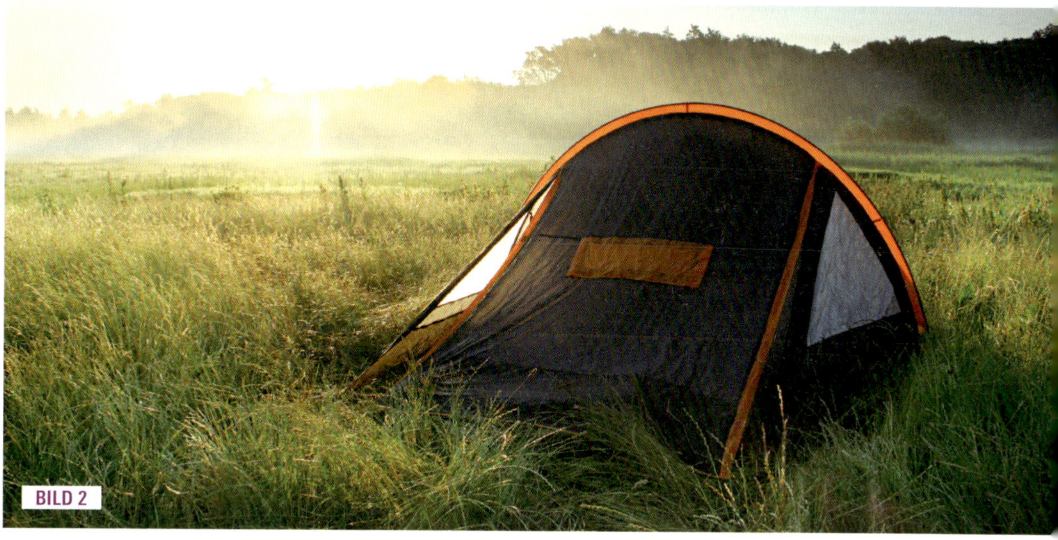
BILD 2

Sorgfalt und Achtsamkeit lassen sie sich unbeschadet aus dem Behältnis herausnehmen.

Beim Herausnehmen können sie sich umkrempeln, also die Außenseite kann sich nach innen drehen. Beim Versuch, sie in die Augen einzusetzen, können sie an den Fingern hängen bleiben. Ihre Ränder können zusammenkleben, sodass sich die Linsen zusammenfalten. Nach mehrfachen vergeblichen Versuchen, sie im Auge zu platzieren, haben sie so viel Wasser verloren, dass sie nicht mehr zu gebrauchen sind. Für den nächsten Versuch muss dann eine neue Linse genommen werden.

Tageslinsen werden nur mit wenigen Basiskurven (siehe „Die Form der Linsen", Seite 64) angeboten. Wirklich gut sitzen diese Linsen also nur dann, wenn Ihre Hornhaut exakt die Krümmung aufweist, die die Hersteller anbieten. Ist Ihre Hornhaut anders geformt, sitzen sie nicht optimal. Da die Linsen aber so weich sind, bemerken Sie das nicht.

Auch der Dioptrienbereich ist deutlich eingeschränkt. Das führt dazu, dass damit nicht jede Fehlsichtigkeit exakt ausgeglichen werden kann.

Pflege

Sie entfällt, da die Linsen nach dem Herausnehmen weggeworfen werden.

Risiken

Es gelten die gleichen Angaben wie bei weichen Kontaktlinsen (siehe Seite 68).

Kosten

Eine 30-Stück-Packung kostet etwa zwischen 15 und 25 Euro. In ihr sind 30 Linsen der gleichen Stärke enthalten. Da das linke und das rechte Auge meist unterschiedliche Korrekturen brauchen, bedeutet es den Kauf von zwei 30-Stück-Packungen. Tageslinsen mit verschiedenen Brechwerten zu einer Packung zu kombinieren, ist nicht möglich. Beim Kauf einer 90-Stück-Packung gibt es einen deutlichen Preisvorteil gegenüber dem Kauf der gleichen Linsenmenge in 30er-Packungen.

Auf der Verpackung ist ein Haltbarkeitsdatum aufgedruckt. Zwar ist nicht anzunehmen, dass die Linsen unbrauchbar werden, wenn sie länger als angegeben in der unversehrten Originalverpackung aufbewahrt werden. Doch die Produktgarantie des Herstellers endet mit dem Ablaufdatum.

BILD 1: Egal welche Linse – ununterbrochenes Tragen sollte Ausnahmefällen vorbehalten sein.

WOCHEN- UND MONATSLINSEN

Wochen- und Monatslinsen haben einen Durchmesser von etwa 14 Millimetern. Es gibt sie in der ganzen Palette von Weichlinsen mit einem Wassergehalt von etwa 25 Prozent bis zu mehr als 70 Prozent. Sie sind aus unterschiedlichen Materialien gefertigt.

Auch Linsentypen mit geringem Wassergehalt können mitunter eine sehr gute Sauerstoffversorgung der Augenhornhaut gewährleisten, nämlich dann, wenn sie aus Silikon hergestellt sind. Dieses Material ist für Sauerstoff ganz besonders gut durchlässig.

Wochen- und Monatslinsen können noch zusätzlich mit einem UV-Filter ausgestattet sein.

Tragegefühl

Diese Linsen sind auf Anhieb sehr gut verträglich.

Eignung

Wochen- und Monatslinsen werden für Kurz- und Weitsichtige angeboten. Das Sortiment an Stärken unterscheidet sich bei den verschiedenen Herstellern. Manche bieten nur eine Basiskurve (siehe „Die Form der Linsen", Seite 64) an, passen also nur einer Hornhautform genau, andere haben bis zu drei Basiskurven im Angebot.

Auch torische Linsen zur Korrektur von Astigmatismus sind erhältlich (siehe „Die Form der Linsen", Seite 64).

Für Menschen mit Alterssichtigkeit werden diese Linsen als Multifokallinsen angeboten (siehe Seite 77).

Je nach Definition sind diese Linsen darauf ausgelegt, zwischen zwei Wochen und neun Monaten getragen zu werden. Zur Nacht werden sie aus dem Auge genommen.

Grenzen

Es gelten die allgemeinen Angaben „Unter diesen Umständen keine Kontaktlinsen" auf Seite 50.

Hochwasserhaltige Linsen können schwierig zu handhaben sein (siehe „Tageslinsen", Seite 70).

Nur einige Hersteller bieten Kontaktlinsen mit verschiedenen Basiskurven (siehe „Die Form der Linsen", Seite 64) an. Das zieht nach sich, dass bei manchen Linsentypen nicht alle Menschen optimal versorgt werden können.

Pflege

Diese Kontaktlinsen müssen einmal am Tag gereinigt werden. Die ebenfalls notwendige Desinfektion erfolgt üblicherweise über Nacht, wenn die Linsen in der Desinfektionslösung aufbewahrt werden. Bei Linsen, die mehrere Monate getragen werden sollen, kann auch eine wöchentliche Enzymreinigung notwendig sein.

Welches Pflegesystem für das Linsenmaterial geeignet ist, sagt Ihnen Ihr Kontaktlinsenanpasser.

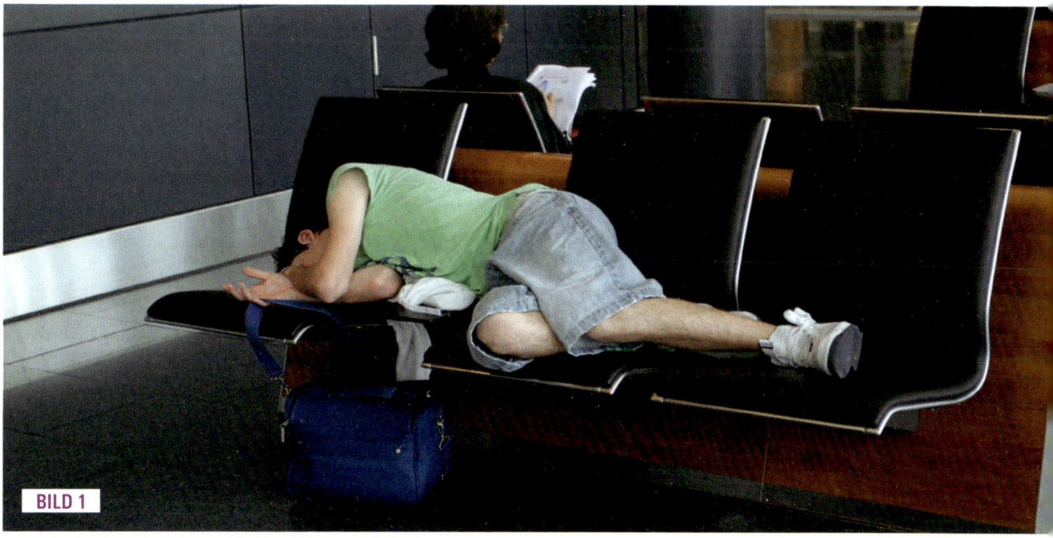

BILD 1

Manche Hersteller erwecken mit ihrer Beschreibung der Linseneigenschaften den Eindruck, als könnten diese Linsen problemlos von früh bis spät und sogar über Nacht im Auge behalten werden. Das sollte allerdings Ausnahmesituationen vorbehalten bleiben, zum Beispiel einer Fahrt im Schlafwagen, einem Über-Nacht-Flug, einer ungeplanten Übernachtung.

Risiken

Probleme, die auf Pflege und Alterung des Linsenmaterials beruhen, kann es nicht geben, wenn diese Linsen tatsächlich so regelmäßig gegen neue getauscht werden, wie es das Tragesystem vorsieht. Anders kann das allerdings sein, wenn jemand aus Sparsamkeitsgründen oder Vergesslichkeit die Linsen länger trägt, als es angegeben ist.

Problematisch kann es auch werden, wenn jemand die Linsen nur ab und an trägt und sie in der Zwischenzeit in einer geeigneten Lösung aufbewahrt. Dann verteilt sich der eine Monat Tragezeit, für den die Linsen gedacht sind, beispielsweise auf ein halbes Jahr. Die Eiweiße, die sich bei jedem Tragen an den Linsen ablagern, verändern sich während der Aufbewahrungszeit. Diese Ablagerungen können die Augen irritieren, wenn die Linsen das nächste Mal eingesetzt werden.

Wer der Herstellerwerbung folgt und die Linsen tatsächlich Tag und Nacht trägt, setzt seine Augengesundheit einem erheblichen Risiko aus. Beim Kontaktlinsentragen über Nacht erhöht sich das Risiko für entzündliche Hornhauterkrankungen um das Zwanzigfache im Vergleich zu denjenigen, die die Linsen zur Nacht aus den Augen nehmen.

Das Tragen von weichen Kontaktlinsen, die nicht optimal an die Hornhautform angepasst sind, kann Komplikationen nach sich ziehen (siehe Seite 63).

Kosten

Der Preis für eine Packung mit 6 Monatslinsen liegt etwa zwischen 20 Euro und 35 Euro.

In diesen Packungen sind immer Linsen der gleichen Stärke enthalten. Da das linke und das rechte Auge meist unterschiedliche Korrekturen brauchen, bedeutet es den Kauf von jeweils zwei Packungen.

Wochen- und Monatslinsen sind mit einem Haltbarkeitsdatum versehen. Selbst

BILD 1: Bifokallinsen: Beim Nahsehen den Blick senken und durch den unteren Linsenbereich schauen.
BILD 2: Falsch: Den Kopf neigen.

wenn nicht zu erwarten ist, dass die Linsen nach diesem Datum verderben, sollten Sie sich an die Angabe halten. Nur für diesen Zeitraum gilt die Gewährleistung des Herstellers. Wenn Sie die Linsen nicht täglich tragen, sondern nur von Zeit zu Zeit mal zu dieser Art von Sehhilfe greifen, gilt für die einmal getragene Linse dennoch die Aufbrauchfrist. Sie beginnt mit dem Öffnen der Packung.

BEI ALTERSSICHTIGKEIT: BIFOKALLINSEN

Die bei jedem Menschen irgendwann unausweichlich einsetzende Alterssichtigkeit stellt die Nicht-Brillenträger vor die Frage: Was nun? Wenn Sie Kontaktlinsen gewohnt sind, können Sie sich Linsen zuwenden, die auch eine Alterssichtigkeit ausgleichen. Wer seine Fehlsichtigkeit chirurgisch korrigieren ließ, um die Brille loszuwerden, kann nun versuchen, ob ihm solche Kontaktlinsen die Lesebrille ersparen können.

Drei Systeme stehen zur Wahl, um Alterssichtigkeit mit Kontaktlinsen auszugleichen: Bifokallinsen, Multifokallinsen und die sogenannte Monovision.

Bifokale Kontaktlinsen folgen dem Prinzip, das auch die Zweistärkenbrille (siehe Seite 27) kennzeichnet: getrennte Korrekturen für die Ferne und die Nähe. In der Regel sind die beiden Elemente so angeordnet, dass die Fernkorrektur im oberen, die Nahkorrektur im unteren Linsenbereich sitzt. Dann fällt der Blick beim Geradeaussehen durch den oberen Teil der Linsen, der für das Sehen in der Ferne auskorrigiert ist. Möchten Sie etwas Naheliegendes betrachten, müssen Sie den Blick senken und durch den unteren Linsenbereich schauen. Wohlgemerkt: den Blick senken, nicht den Kopf neigen!

Damit die doppelte Korrektur in einer solchen Linse funktioniert, darf sich die Linse beim Lidschlag auf dem Auge nicht verdrehen. Bei anderen Kontaktlinsen gibt es mit der Beweglichkeit keine Probleme, denn sie haben in allen Bereichen die gleiche Korrektur. Bei Bifokallinsen ist das jedoch anders. Damit sie im Auge immer dieselbe Position einnehmen, brauchen diese Linsen einen sogenannten Prismenballast. So wird der etwas verdickte untere Rand genannt, der die Linsen beschwert. Sie liegen auf dem Unterlid auf. Ihr höheres Gewicht am unteren Rand hindert sie daran, sich auf den Augen zu drehen.

Solche bifokalen Kontaktlinsen bezeichnet man auch als alternierende segmentförmige Zweistärkenlinsen. Bei diesen Kontaktlinsen sind die zwei Stärken in verschiedenen Abschnitten (Segmenten) angebracht, durch die man abwechselnd (alternierend) schaut. Eine andere Version bifokaler Kontaktlinsen stellen die simultan

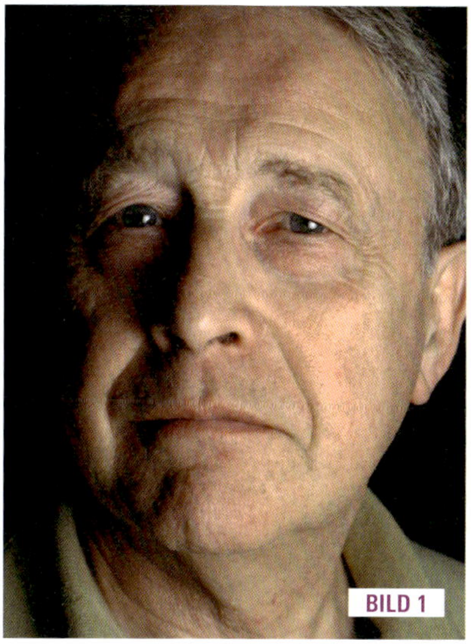

BILD 1

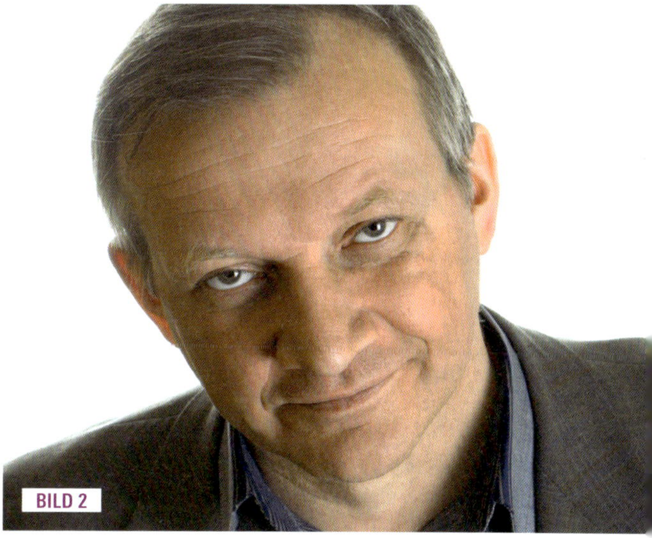

BILD 2

konzentrischen Zweistärkenlinsen dar. Bei diesen Kontaktlinsen sind die zwei Stärken kreisförmig um eine Mitte herum (konzentrisch) angebracht und man schaut durch beide Korrekturen gleichzeitig (simultan).

Die Linsen für kurzsichtige Menschen können so gestaltet sein, dass die Linsenmitte die Korrektur für die Ferne enthält, und der darum herum liegende Bereich für das Sehen in der Nähe gestaltet ist. Für weitsichtige Menschen kann es genau umgekehrt sein: Die Mitte ist für das Sehen in der Nähe ausgerichtet, der Bereich darum herum für das Sehen in der Ferne. Es ist aber auch möglich, dass bei beiden Fehlsichtigkeiten der Fernteil in der Mitte liegt. Solche konzentrischen Linsen brauchen kein stabilisierendes Gewicht am unteren Linsenrand. Da die Korrekturbereiche ringförmig angeordnet sind, sitzen diese Linsen auch dann richtig, wenn sie sich drehen.

Bifokallinsen gibt es sowohl als formstabile als auch als weiche Kontaktlinsen. Allerdings werden für das Prinzip, das einen verstärkten unteren Rand erfordert, vornehmlich Stabillinsen eingesetzt. Konzentrische Zweistärkenlinsen sind demgegenüber meist Weichlinsen. Diese sind als Tages-, Wochen-, Monats- und Jahreslinsen erhältlich. Ihr Wassergehalt liegt zwischen 50 und 60 Prozent.

Tragegefühl

Der spontane Tragekomfort ist vom Linsenmaterial bestimmt. Weichlinsen können sofort bis zur maximalen Tragedauer im Auge bleiben, an das Tragen von Stabillinsen müssen Sie sich stundenweise gewöhnen.

Auf längere Sicht gesehen, hängt das Tragegefühl aber weniger vom Material als vielmehr von der Art des Korrekturprinzips ab. Die Linsen mit dem verstärkten unteren Rand, der auf dem Unterlid aufliegt, ruft bei vielen Menschen ein starkes Fremdkörpergefühl hervor. Außerdem schaukeln diese Linsen ein wenig auf den Augen. Das empfinden viele als unangenehm.

Eignung

Bifokallinsen gibt es für Kurzsichtige bis –15 dpt und für Weitsichtige bis +15 dpt in Stufen von 0,25 dpt und dem entsprechenden Nahzusatz von +0,5 bis 3 dpt. Auch eine zusätzliche Astigmatismuskorrektur (siehe Seite 66) ist möglich.

BILD 1: Sehhilfen müssen zum Arbeitsalltag passen – für die einen ist die Nähe wichtig, für die anderen etwas Abstand.

Grenzen

Um alternierende segmentförmige Zweistärkenlinsen tragen zu können, darf der Abstand zwischen dem unteren Rand der Augenhornhaut und dem oberen Rand des Unterlids nicht mehr 2 Millimeter betragen.

Außerdem darf die Pupille bei maximaler Öffnung nicht größer sein als 6,5 Millimeter. Andernfalls streut das Licht beim Blick in die Ferne und das gesehene Bild spaltet sich in mehrere auf.

Bei diesen Bifokallinsen müssen Sie Ihre Kopfhaltung recht gut kontrollieren, um durch den für den jeweiligen Sehabstand richtigen Abschnitt der Linsen zu schauen.

Bei Linsen mit konzentrisch angeordneten Sehbereichen sehen Sie immer gleichzeitig Bilder durch den Fernbereich und solche durch den Nahbereich. Hier müssen Sie lernen, sich jeweils auf das Bild zu konzentrieren, das Sie gerade sehen wollen. Gleichzeitig müssen Sie die Wahrnehmung des anderen Bildes unterdrücken. Wollen Sie also ferner Liegendes klar erkennen, muss das Gehirn die unscharfen Nahbilder ausblenden. Wenn Sie lesen wollen, müssen Sie das ausblenden, was Sie gleichzeitig an Fernliegendem erkennen. Da sich scharfe und unscharfe Bilder aber immer zu Teilen überlagern, sehen Sie nicht sonderlich kontrastreich und nicht besonders scharf. Für Menschen, die längere Zeit anspruchsvolle Arbeit in der Nähe verrichten, kann das sehr ungünstig sein. Sie müssen dann unter Umständen zusätzlich eine Brille aufsetzen. Auch zum Betrachten sehr kleiner Objekte kann das notwendig werden.

Darüber hinaus kann es bei großer Helligkeit Schwierigkeiten beim Nahsehen geben. Wenn intensives Licht die Augen erreicht, ziehen sich die Pupillen so eng wie möglich zusammen. Dann bleiben nur sehr kleine Öffnungen übrig, durch die Licht in die Augen hineinfällt. Liegt bei Bifokallinsen aber der Fernteil in der Mitte, sehen Sie in dieser Situation nur durch den Fernteil. Die Pupille ist zu stark verengt, als dass sie an den Nahteil heranreichte.

Pflege

Sowohl Stabil- als auch Weichlinsen müssen zur Nacht aus den Augen genommen und gereinigt und desinfiziert werden. Über Nacht werden sie in einem speziellen Behälter aufbewahrt, der die Desinfektionslösung enthält. Reste dieser Desinfektionslösung müssen vor dem Wiedereinsetzen der Linsen in die Augen abgespült werden.

Welches Pflegesystem sich für das jeweilige Linsenmaterial eignet, teilt Ihnen Ihr Kontaktlinsenanpasser mit.

Bei Tageslinsen entfällt die Pflege.

Risiken

Es gelten die allgemeinen Angaben (siehe Seite 57).

In der Anfangszeit, wenn Sie sich an diese Art zu sehen noch gewöhnen, sollten Sie die Kontaktlinsen nur in der ge-

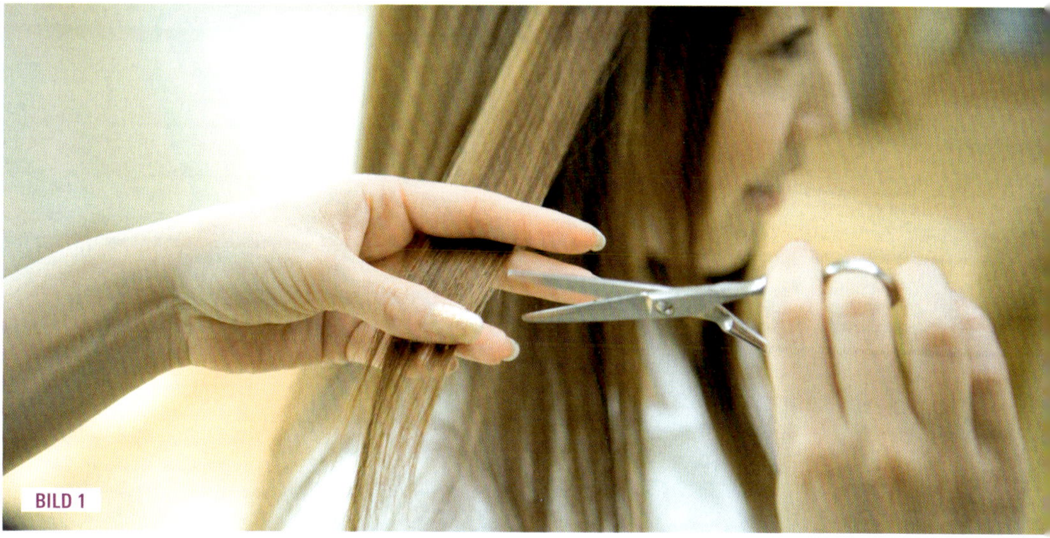
BILD 1

wohnten Umgebung tragen. Besonders Autofahren kann in dieser Zeit riskant sein.

Kosten

Bifokale Kontaktlinsen sind etwa eineinhalb- bis zweimal teurer als die Einstärkenlinsen. Hinzu kommen beim Kauf der Bifokallinsen die Kosten für Beratung und Anpassung.

Die Kostenhöhe hängt generell sehr vom Aufwand ab, der aufgebracht werden muss, bis die richtigen Linsen gefunden sind.

BEI ALTERSSICHTIGKEIT: MULTIFOKALLINSEN

Das Prinzip dieser Kontaktlinsen ahmt die Korrekturmethode einer Gleitsichtbrille nach. Der zentrale Sehbereich der Kontaktlinsen enthält die Korrektur für die Ferne oder für die Nähe. Um diesen Bereich herum sind kreisförmig viele verschiedene Zonen angeordnet, die den jeweils anderen Bereich auskorrigieren. Dadurch entstehen mehrere unterschiedliche Sehbereiche, deren Bilder alle zugleich gesehen werden. Alle diese Bilder sind unterschiedlich scharf. Erst die Tätigkeit des Gehirns formt daraus das Bild, das Sie jeweils sehen wollen.

Von diesen Multifokallinsen gibt es weltweit mehr als 30 verschiedene Ausführungen. Sie unterscheiden sich vornehmlich durch den Durchmesser der inneren Zone.

Multifokallinsen gibt es sowohl als Stabil- als auch als Weichlinsen.

Tragegefühl

Der spontane Tragekomfort ist vom jeweiligen Linsenmaterial bestimmt. Weichlinsen können sofort bis zur maximalen Tragedauer im Auge bleiben, an das Tragen von Stabillinsen müssen Sie sich stundenweise gewöhnen.

Eignung

Mit Multifokallinsen lassen sich Kurzsichtigkeit oder Weitsichtigkeit kombiniert mit Alterssichtigkeit ausgleichen.

BILD 1: Eins nah, eins fern – bei Monovision wird der Sehabstand dem Auge zugeordnet.

Im Prinzip kann auch ein gleichzeitig bestehender Astigmatismus mit diesen Linsen ausgeglichen werden. Allerdings ist eine solche Anpassung sehr anspruchsvoll und aufwendig. Nur wenige Kontaktlinsenanpasser beherrschen die Kunst, die vielen Anforderungen an diese Linsen, die sich gegenseitig beeinflussen, zu einer befriedigenden Linsenanpassung zusammenzuführen.

Grenzen

Nicht jeder kann sich daran gewöhnen, die immer gleichzeitig mitgesehenen, aber ungewollten Bilder zu unterdrücken, und sich ausschließlich auf das gewünschte Bild zu konzentrieren.

Pflege

Sowohl Stabil- als auch Weichlinsen müssen zur Nacht aus den Augen genommen und gereinigt und desinfiziert werden. Über Nacht werden sie in einem speziellen Behälter aufbewahrt, der die Desinfektionslösung enthält. Reste dieser Desinfektionslösung müssen vor dem Wiedereinsetzen der Linsen in die Augen abgespült werden.

Welches Pflegesystem sich für das jeweilige Linsenmaterial eignet, teilt Ihnen Ihr Kontaktlinsenanpasser mit.
Bei Tageslinsen entfällt die Pflege.

Risiken

Es gelten die allgemeinen Angaben für formstabile und weiche Kontaktlinsen (siehe Seiten 63 und 68).

Kosten

Multifokallinsen sind etwa eineinhalb- bis zweimal teurer als Einstärkenlinsen. Hinzu kommen die Kosten für die Beratung sowie die Anpassung. Diese hängen sehr vom Aufwand ab, der aufgebracht werden muss, bis die richtigen Linsen gefunden sind.

BEI ALTERSSICHTIGKEIT: MONOVISION

Frei übersetzt heißt Monovision „Sehen mit einem Auge". Bei diesem Korrekturprinzip wird das Auge mit der besseren Sehfähigkeit mit einer Kontaktlinse zum Sehen für die Ferne korrigiert, das weniger gut sehende Auge trägt eine Linse mit der Korrektur für die Nähe.

Auch dieses Konzept setzt eine erhebliche Anpassungsfähigkeit bei Ihnen voraus. Sie müssen sich dabei entweder angewöhnen, ein Auge für die Fernsicht sowie das andere für die Nahsicht zu gebrauchen. Eine andere Möglichkeit wäre, eines der beiden gesehenen Bilder zu unterdrücken.

Für das Prinzip Monovision können Sie alle Kontaktlinsenmaterialien wählen, die Sie bisher getragen haben.

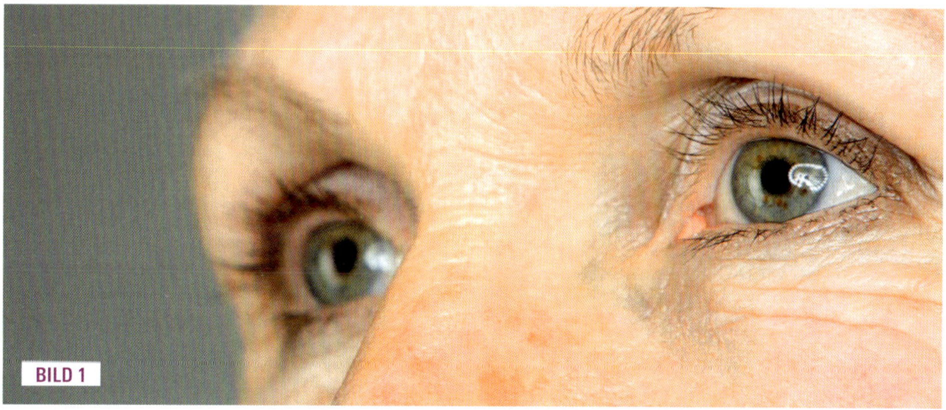
BILD 1

Tragegefühl
Der spontane Tragekomfort ist vom jeweiligen Linsenmaterial bestimmt. Weichlinsen können sofort bis zur maximalen Tragedauer im Auge bleiben, an das Tragen von Stabillinsen müssen Sie sich stundenweise gewöhnen.

Eignung
Mit diesem Korrekturprinzip können Kurz- und Weitsichtigkeit einschließlich Astigmatismus und eine Alterssichtigkeit gemeinsam korrigiert werden.

Grenzen
Von Monovision sollten Sie besonders dann Abstand nehmen, wenn Sie eine geringfügige Veranlagung zum Schielen haben. Ob das der Fall ist, wird der Kontaktlinsenanpasser feststellen. Bei diesem Korrekturprinzip sehen Sie nämlich kontinuierlich etwas unscharfe Bilder. Das verringert den Anreiz für das Gehirn, die beiden Bilder, die jedes einzelne der Augen zum Sehen beisteuert, zu einem einheitlichen Bild zu verschmelzen. Dadurch kann das bisher verborgene Schielen zu einem deutlich sichtbaren Schielen werden. In der Folge können Sie dann Doppelbilder sehen.

Mit steigendem Alter nimmt in aller Regel auch die Stärke der Nahkorrektur zu. Bei Monovision führt das dazu, dass man sich das beidäugige Sehen sozusagen abgewöhnt.

Nicht jeder kann sich daran gewöhnen, entweder nur ein Auge zu benutzen oder die immer gleichzeitig mitgesehenen, aber ungewollten Bilder zu unterdrücken, und sich ausschließlich auf das gewünschte Bild zu konzentrieren.

Pflege
Sowohl Stabil- als auch Weichlinsen müssen zur Nacht aus den Augen genommen und gereinigt und desinfiziert werden. Über Nacht werden sie in einem speziellen Behälter aufbewahrt, der die Desinfektionslösung enthält. Reste dieser Desinfektionslösung müssen vor dem Wiedereinsetzen der Linsen in die Augen abgespült werden.

Welches Pflegesystem sich für das jeweilige Linsenmaterial eignet, teilt Ihnen Ihr Kontaktlinsenanpasser mit.

Bei Tageslinsen entfällt die Pflege.

Risiken
In der Anfangszeit, wenn Sie sich an diese Art zu sehen noch gewöhnen, sollten Sie die Kontaktlinsen nur in der gewohnten Umgebung tragen. Vor allem das Kontrastsehen und die Sehschärfe können eingeschränkt sein. Das wirkt sich besonders ungünstig beim Autofahren aus. Viele Nutzer des Monovisionkonzepts fühlen

BILD 1: So blau – da helfen farbige Linsen gerne nach.
BILD 2: Wer sich langweilt, kann seine eigene Augenfarbe auch komplett per Linse ändern.

sich in der Dämmerung und bei Nacht dauerhaft unsicher im Straßenverkehr. Eventuell sind sie sogar fahruntüchtig.

Sie können sich gegebenenfalls mit einer Brille helfen, die sie beim Autofahren aufsetzen. Diese Brille hat auf der Seite, in der die Kontaktlinse das Auge zum Nahsehen befähigt, ein Glas in der Stärke, dass das Auge auch wieder in der Ferne korrekt sieht. Das Brillenglas gleicht also die Korrektur der Kontaktlinse, die weiterhin im Auge sitzt, aus. So bekommen sie wieder zwei „Fernaugen" und können sich im Straßenverkehr sicher bewegen.

Kosten

Die Kosten unterscheiden sich nicht von denen des üblichen Kontaktlinsentragens. Sie hängen vom Material der Linsen, den eventuell notwendigen Pflegemitteln und den Kontrollen beim Kontaktlinsenanpasser ab.

FARBIGE LINSEN

Sie wollen die Farbe Ihrer Augen intensivieren? Statt blauer hätten Sie lieber braune Augen? Farbige Kontaktlinsen erfüllen Ihnen diese Wünsche. Sie sind aus weichem Material, aber nicht klar und nahezu farblos, sondern überdecken mit ihrer Färbung den Bereich Ihrer Augen, der die Augenfarbe bestimmt: die Regenbogenhaut (Iris).

Zwei verschiedene Typen von farbigen Kontaktlinsen stehen zur Wahl. Die eine Sorte verstärkt die eigene Augenfarbe oder betont eine bestimmte Tönung der Augen. Dieser Linsentyp wird auch als Enhancer bezeichnet, vom Englischen to enhance: verbessern, verstärken. Bei den meisten dieser Produkte ist das Linsenmaterial komplett durchgefärbt. Die Linsen sehen also durchgängig zum Beispiel blau oder grün aus. Werden sie in die Augen eingesetzt, erscheint ein Saum um die Regenbogenhaut herum ebenfalls getönt, da die Linsen deutlich über die Regenbogenhaut hinausreichen. Mit Linsenvarianten, die einen ungefärbten, durchsichtigen Rand bieten, lässt sich das gezielt vermeiden. Werden sie in die Augen eingesetzt, bleibt das Weiße des Auges komplett sichtbar.

Bei einer weiteren Linsenvariante ist der Bereich der Pupille, also des schwarzen „Loches" in der Mitte der Regenbogenhaut, von der Tönung ausgenommen.

Darüber hinaus gibt es Linsen mit Perlmutteffekt, die die Augen besonders strahlend erscheinen lassen sollen.

Eine weitere Sorte farbiger Kontaktlinsen hat einen dunklen Außenring. Dadurch wirken die Augen besonders groß und ausdrucksvoll.

Der zweite Typ farbiger Kontaktlinsen hat einen stark deckenden Farbauftrag,

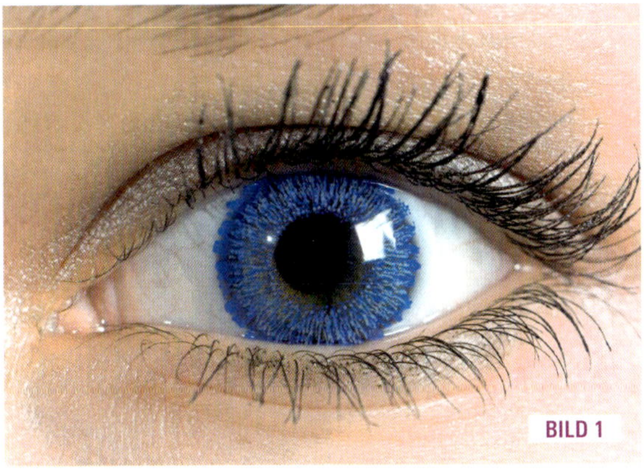

BILD 1

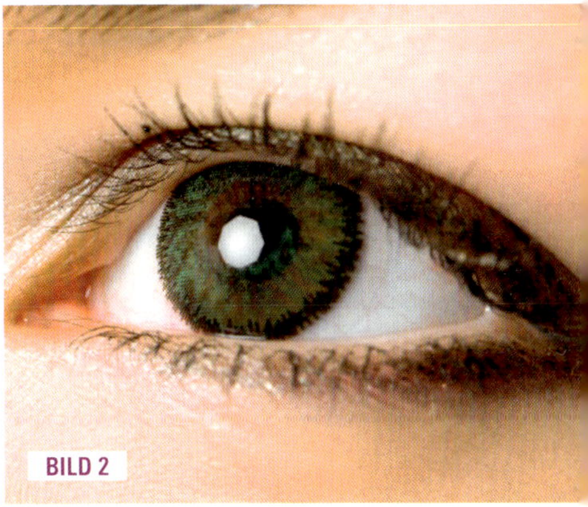

BILD 2

durch den die eigene Augenfarbe nicht hindurchscheint. Das ist Voraussetzung, um die Augenfarbe gänzlich ändern zu können. Bei einigen Linsenprodukten befindet sich dieser Farbauftrag nicht direkt auf der Linsenoberfläche, sondern in einer gesonderten Schicht darunter. Stark deckende Linsen, manchmal auch als Opaque-Linsen (von engl. undurchsichtig) bezeichnet, tragen eine farbige Struktur wie die Regenbogenhaut des Auges, nur eben in einer anderen Farbe. Auch eine Maserung wie die Regenbogenhaut haben sie. Die Linsenmitte, die die Pupille überdeckt, ist von der Färbung ausgenommen.

Farbige Linsen gibt es als Zwei-Wochen-, Monats- und Jahreslinsen. Je nach Produkt liegt ihr Wassergehalt zwischen 55 und 60 Prozent. Sie haben einen Durchmesser um 14 Millimeter.

Bis zu neun verschiedene Farben werden angeboten: Blau, Grün, Grau, Braun, Violett und abgestufte Varianten dieser Farben.

Manche Linsen sind mit einem UV-Filter ausgestattet.

Tragegefühl

Als hochwasserhaltige Weichlinsen sind diese Linsen spontan gut verträglich. Sie erfordern praktisch keine Eingewöhnungszeit.

Die vom Anpasser angegebene maximale tägliche Tragedauer sollten Sie nur in Ausnahmesituationen überschreiten.

Eignung

Farbintensivierende Linsen verstärken die eigene Augenfarbe. Farbverändernde Linsen können die Augenfarbe stark ändern.

Unter den Wochenlinsen gibt es Produkte, die nur den Menschen, die zwischen –0,5 und –6 dpt kurzsichtig sind, eine Korrektur anbieten. Andere Hersteller beziehen bei ihrer Produktauswahl auch Weitsichtige mit ein und decken einen größeren Fehlsichtigkeitsbereich ab. Wieder andere haben auch Linsen ohne Korrektur im Angebot für Kunden, die zwar gut sehen können, aber ihre Augenfarbe verändern wollen. Wochenlinsen gibt es in der Regel nur mit einer Basiskurve (siehe „Die Form der Linsen", Seite 64), allenfalls stehen zwei zur Verfügung. Bei den Jahreslinsen kann die Auswahl viel größer sein.

Grenzen

Es gelten die allgemeinen Angaben „Unter diesen Umständen keine Kontaktlinsen" auf Seite 50.

Aufgrund der mangelnden Auswahl an Basiskurven können diese Linsen nur bei einem Teil derjenigen, die sie tragen, richtig sitzen.

BILD 1: Beim Autofahren darf der Pupillenbereich der Linse nicht gefärbt sein.
BILD 2: Jux-Linsen sind ein Hingucker.

Linsen mit torischem Schliff, die einen stärkeren Astigmatismus ausgleichen, sind in der farbigen Ausführung nicht erhältlich.

Pflege

Die Linsen sind darauf ausgelegt, zur Nacht aus den Augen genommen zu werden. Anschließend müssen sie gereinigt und desinfiziert werden. Über Nacht und wenn sie nicht getragen werden, werden sie in einem speziellen Behälter aufbewahrt, der die Desinfektionslösung enthält. Reste dieser Desinfektionslösung müssen vor dem Wiedereinsetzen der Linsen in die Augen abgespült werden.

Die Monats- und Jahreslinsen brauchen darüber hinaus eine Proteinentfernung, um Eiweißablagerungen auf den Linsen zu verhindern.

Wenn Sie farbige Linsen nur zu ganz besonderen Anlässen tragen möchten und sie in der Zwischenzeit in der Desinfektionslösung aufbewahren, müssen Sie diese dennoch regelmäßig erneuern. Wie oft das notwendig ist, hängt vom vorhandenen Pflegesystem ab. Manche Lösungen müssen alle zwei bis drei Tage ausgetauscht werden.

Für farbige Linsen eignen sich nur Pflegesysteme, bei denen der Reinigungs- und Desinfektionsvorgang mit anderen Chemikalien als Oxidationsmitteln (Wasserstoffperoxid) bewirkt wird. Durch die sonst bei Weichlinsen gebräuchlichen Oxidationsmittel würden farbige Linsen ausbleichen.

Risiken

Es gelten die allgemeinen Angaben für weiche Kontaktlinsen (siehe Seite 68).

Darüber hinaus kommt für Linsen mit durchgefärbtem Pupillenbereich hinzu, dass sie das Dämmerungs- und Kontrastsehen beeinträchtigen. Sie dürfen beim Autofahren nicht getragen werden. Das gilt ganz besonders bei abnehmender Helligkeit und in der Nacht.

Aber auch bei Linsen mit ungetöntem Pupillenbereich kann der Sehbereich eingeschränkt sein. Wenn sich in der Dunkelheit die Pupille maximal weitet, um möglichst viel Licht ins Auge zu lassen, liegt ein Teil der Pupillenöffnung möglicherweise bereits unter dem undurchsichtig gefärbten Linsenbereich. Dann sind der Blick und das Sehen in der Dunkelheit eingeschränkt.

Die Färbung der Linsen lässt im Laufe der Zeit etwas nach. Es lösen sich also während des Tragens Farbpigmente ab. Ob diese für Bindehaut und Hornhaut wirklich ungefährlich sind, ist ungeklärt. Reizerscheinungen der Augen, die eine toxische oder allergische Ursache haben, werden mit diesen Farbbestandteilen in Zusammenhang gebracht.

Andere Probleme können sich einstellen, wenn Linsen, die für eine begrenzte Tragezeit gedacht sind, nur ab und an getragen und in der Zwischenzeit in einer geeigneten Lösung aufbewahrt werden. Die Eiweiße, die sich bei jedem Tragen an den Linsen ablagern, verändern sich während der Aufbewahrungszeit. Diese Abla-

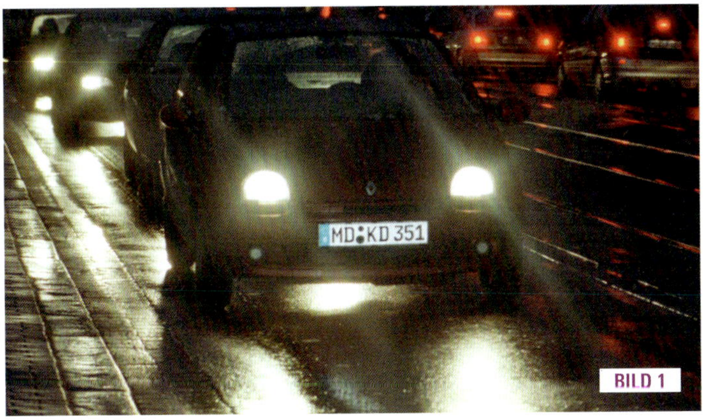

BILD 1

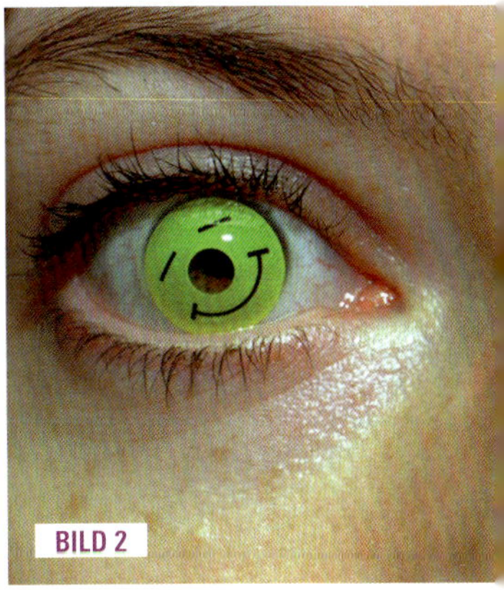

BILD 2

gerungen können die Augen irritieren, wenn die Linsen das nächste Mal eingesetzt werden.

Ein weiteres Risiko dieser Linsen ergibt sich, wenn die Träger sie eher als witziges Accessoire denn als medizinisches Produkt ansehen und die Linsen in der Clique untereinander austauschen. Wohl kaum jemand bedenkt, dass dabei Körperflüssigkeiten getauscht werden und sich beispielsweise HI-Viren, die Erreger von Aids, und die Erreger der Hepatitis B auch in der Tränenflüssigkeit finden.

Kosten

Eine Packung mit sechs Zwei-Wochen-Linsen gleicher Stärke kostet etwa 40 Euro. Für eine Packung mit zwei Monatslinsen müssen Sie etwa zwischen 20 und 35 Euro ausgeben; für zweimal zwei Linsen etwa zwischen 40 und 70 Euro. Eine Jahreslinse ist zum Preis zwischen 50 und 130 Euro zu haben.

Wochen- und Monatslinsen sind mit einem Haltbarkeitsdatum versehen. Selbst wenn nicht zu erwarten ist, dass die Linsen nach diesem Datum verderben, sollten Sie sich an die Angabe halten. Nur für diesen Zeitraum gilt die Gewährleistung des Herstellers. Wenn Sie nur von Zeit zu Zeit mal zu farbigen Linsen greifen, gilt für die einmal getragene Linse dennoch die Aufbrauchfrist. Sie beginnt mit dem Öffnen der Packung.

EFFEKTLINSEN

Mit Effektlinsen lässt sich das Aussehen so lange total verändern, wie die Linsen in den Augen sind. Mit ihrem Farbauftrag und der Form der von der Färbung ausgesparten Mitte erzielen sie verblüffende Effekte, die die Natur bei den Augen von Menschen nicht vorsieht. Daher heißen sie auch Crazy-Lenses (verrückte Linsen). Sie werden aber zum Beispiel auch als Motivlinsen, Jux-Linsen und Disco-Linsen bezeichnet

Es handelt sich um gefärbte Linsen mit stark deckendem Farbauftrag. Die Mitte, die die Pupille überdeckt, ist von der Färbung ausgespart, sodass die Linsen hier durchsichtig sind.

Als Motive finden sich beispielsweise Feuer, Teufel, Spirale, Kreuz und Herz. Die Linsen können so gestaltet sein, dass ihr Träger Katzen-, Wolfs- oder schlitzförmige Raubtieraugen zu haben scheint. Sie können die Augenfarbe zu schwarz, weiß

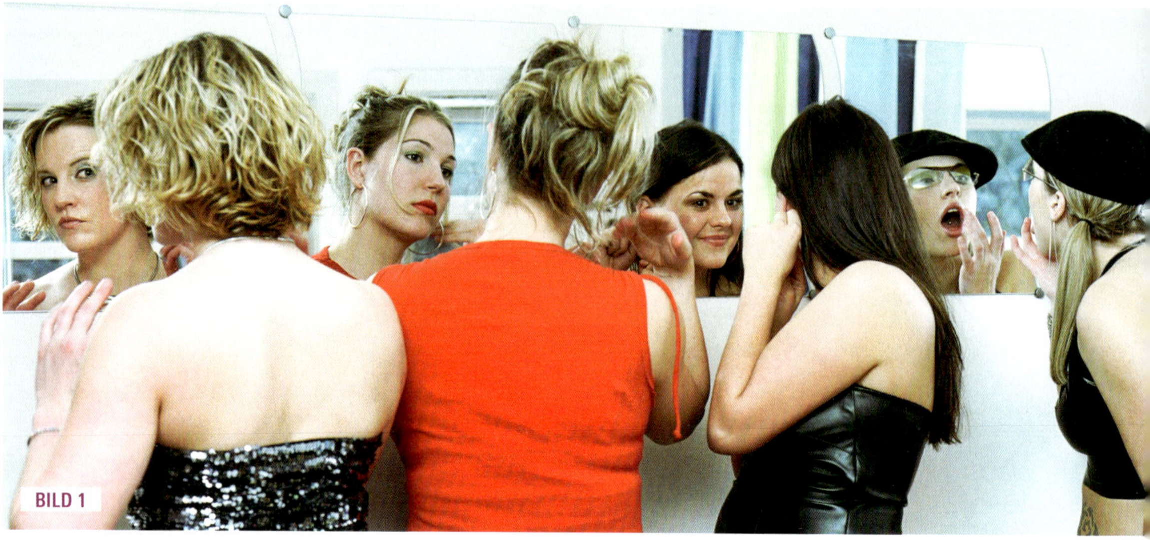

BILD 1

oder rot verändern. Der ungefärbte Bereich, durch den das Schwarz der Pupille hindurchscheint, kann zum Beispiel die Form eines springenden Pumas haben.

Diese Effektlinsen gibt es als Linsen für einen Monat, zwei Monate und ein halbes Jahr. Je nach Produkt liegt ihr Wassergehalt zwischen etwas über 40 und 60 Prozent. Sie haben einen Durchmesser um 14 Millimeter.

Tragegefühl

Als Weichlinsen mit mittlerem bis hohem Wassergehalt sind sie gut verträglich. Sie erfordern praktisch keine Eingewöhnungszeit.

Eignung

Manche Produkte bieten Korrekturen für Kurzsichtige im Bereich von –0,5 bis –4 dpt an. Andere werden ausschließlich ohne Korrektur ausgeliefert.
Effektlinsen gibt es nur mit einer Basiskurve (siehe „Die Form der Linsen“, Seite 64).

Grenzen

Es gelten die allgemeinen Angaben „Unter diesen Umständen keine Kontaktlinsen“ auf Seite 50.

Diese Linsen sind nicht darauf ausgelegt, kontinuierlich getragen zu werden und eine Fehlsichtigkeit auszugleichen.

Aufgrund der fehlenden Auswahl an Krümmungsradien können diese Linsen nur bei einem Teil derjenigen, die sie tragen, richtig sitzen.

Effektlinsen mit torischem Schliff, die einen stärkeren Astigmatismus ausgleichen, sind nicht erhältlich.

Pflege

Die Linsen sind darauf ausgelegt, zur Nacht aus dem Auge genommen zu werden. Anschließend müssen sie gereinigt und desinfiziert werden. Über Nacht und wenn sie nicht getragen werden, werden sie in einem speziellen Behälter aufbewahrt, der die Desinfektionslösung enthält. Reste dieser Desinfektionslösung müssen vor dem Wiedereinsetzen der Linsen in die Augen abgespült werden.

Die Monats- und Jahreslinsen brauchen darüber hinaus eine Proteinentfernung, um Eiweißablagerungen auf den Linsen zu verhindern. Bei den Lösungen, die alle Pflegeanforderungen zugleich erfüllen sollen (All-in-one-Lösungen), ist ein solcher Proteinentferner bereits enthalten.

BILD 1: Disco-Linsen sollten keine Tauschware werden.

Wenn Sie diese Linsen nur zu besonderen Anlässen tragen und sie in der Zwischenzeit in der Desinfektionslösung aufbewahren, müssen Sie diese regelmäßig erneuern.

Für farbige Linsen eignen sich nur Pflegesysteme, bei denen der Reinigungs- und Desinfektionsvorgang von Chemikalien bewirkt wird. Die bei Weichlinsen sonst gebräuchlichen Pflegesysteme nutzen die Wirkung von Oxidationsmitteln (Wasserstoffperoxid). Diese sind aber bei farbigen Linsen ungeeignet, da durch sie die Farben ausbleichen würden.

Risiken

Da die ungefärbte Linsenmitte relativ klein ist, schränkt das den Sehbereich deutlich ein. Wer solche Linsen trägt, ist nicht verkehrstüchtig.

Noch deutlicher wird diese Einschränkung bei abnehmender Helligkeit und in der Nacht. Wenn sich dann die Pupille maximal weitet, um möglichst viel Licht ins Auge zu lassen, liegt ein Teil der Pupillenöffnung bereits unter dem undurchsichtig gefärbten Linsenbereich.

Die Färbung der Linsen lässt im Laufe der Zeit etwas nach. Es lösen sich also während des Tragens Farbpigmente ab. Ob diese für Bindehaut und Hornhaut wirklich ungefährlich sind, ist ungeklärt.

Andere Probleme können sich einstellen, wenn Linsen, die für eine begrenzte Tragezeit gedacht sind, nur ab und an getragen und in der Zwischenzeit in einer geeigneten Lösung aufbewahrt werden. Die Eiweiße, die sich bei jedem Tragen an den Linsen ablagern, verändern sich während der Aufbewahrungszeit. Diese Ablagerungen können die Augen irritieren, wenn die Linsen das nächste Mal eingesetzt werden.

Das größte Risiko dieser Linsen liegt aber wohl darin, dass die Träger sie eher als witziges Accessoire denn als medizinisches Produkt ansehen. Schnell und einfach im Internet besorgt, für eine Disco-Nacht eingesetzt und in der Clique untereinander ausgetauscht. Wohl kaum jemand bedenkt, dass dabei Körperflüssigkeiten getauscht werden und sich beispielsweise HI-Viren, die Erreger von Aids, und die Erreger der Hepatitis B auch in der Tränenflüssigkeit finden.

Kosten

Ein Hersteller verkauft die Linsen einzeln. Dann kostet eine Linse 49,90 Euro. Andere bündeln zwei Linsen in einer Packung und verlangen dafür je nach Motiv zwischen etwa 35 und 60 Euro.

Wochen- und Monatslinsen sind mit einem Haltbarkeitsdatum versehen. Selbst wenn nicht zu erwarten ist, dass die Linsen nach diesem Datum verderben, sollten Sie sich an die Angabe halten. Nur für diesen Zeitraum gilt die Gewährleistung des Herstellers. Wenn Sie die Linsen nicht täglich tragen, sondern nur von Zeit zu Zeit mal zu dieser Art von Sehhilfe greifen, gilt für die einmal getragene Linse dennoch die Aufbrauchfrist. Sie beginnt mit dem Öffnen der Packung.

BILD 1: Bei Schicht- und Nachtdienst können Linsen für verlängerte Tragedauer hilfreich sein.

LINSEN FÜR VERLÄNGERTE TRAGEDAUER

Beim verlängerten Tragen bleiben die Linsen (vT-Linsen) sieben Tage und sechs Nächte ununterbrochen in den Augen. Dann werden sie herausgenommen und weggeworfen. Vor dem Einsetzen des nächsten Linsenpaares sollten die Augen mindestens eine Nacht lang ohne Kontaktlinsen sein.

Linsen für verlängertes Tragen können aus weichem oder stabilem hochgasdurchlässigem Material sein. Ihre wichtigste Eigenschaft muss sein, die bestmögliche Sauerstoffversorgung der Augenhornhaut zu garantieren. Besonders risikoreich sind die Stunden des Schlafes. In dieser Zeit sperren die geschlossenen Augenlider die Hornhaut vom Sauerstoff der Luft weitgehend ab. Das Material der Linsen und ihr Sitz müssen gewährleisten, dass der wenige Sauerstoff, der der Hornhaut während des Schlafes zur Verfügung steht, sie auch wirklich erreicht.

Tragegefühl

Diese Kontaktlinsen sind sehr gut verträglich. Die Weichlinsen erfordern praktisch keine Eingewöhnungszeit.

Eignung

Tag und Nacht Kontaktlinsen zu tragen, ohne den Augen eine Erholungspause zu gönnen, muss ganz besonderen Situationen vorbehalten bleiben. Häufig dienen diese Linsen als Verbandlinsen nach einer Operation, wenn die Hornhaut der Augen während des Heilungsvorgangs vor dem Lidschlag bewahrt werden muss.

Infrage kommt das verlängerte Tragen von Kontaktlinsen zum Beispiel auch bei Säuglingen und Kleinkindern, bei denen in einem Auge die Augenlinse fehlt oder die auf beiden Augen so fehlsichtig sind, dass die Entwicklung ihres Sehvermögens beeinträchtigt wäre, wenn das nicht sofort ausreichend ausgeglichen wird.

Bei Menschen mit Parkinsonkrankheit kann das Zittern der Hände so ausgeprägt sein, dass sie die Kontaktlinsen nicht handhaben können. Für sie ist es dann eine Hilfe, wenn sie die Linsen, die ihnen jemand eingesetzt hat, längere Zeit im Auge behalten können. Demenzkranke, die mit einer Brille nicht mehr zurechtkommen, können sich vielleicht dann noch orientieren, wenn sie solche Kontaktlinsen eingesetzt bekommen.

Ein weiterer Grund für diese Art des Kontaktlinsentragens können Schicht- und Nachtdienst sein. Ein Arzt im Notdienst kann sich beispielsweise zum Schlafen hinlegen, muss aber jederzeit sofort einsatzbereit sein.

Grenzen

Augenärzte und Kontaktlinsenanpasser nennen als Höchstdauer zwei Wochen, die Kontaktlinsen ununterbrochen in den Augen bleiben können. Einzelne Anbieter entsprechender Linsen sprechen jedoch von bis zu drei Monaten.

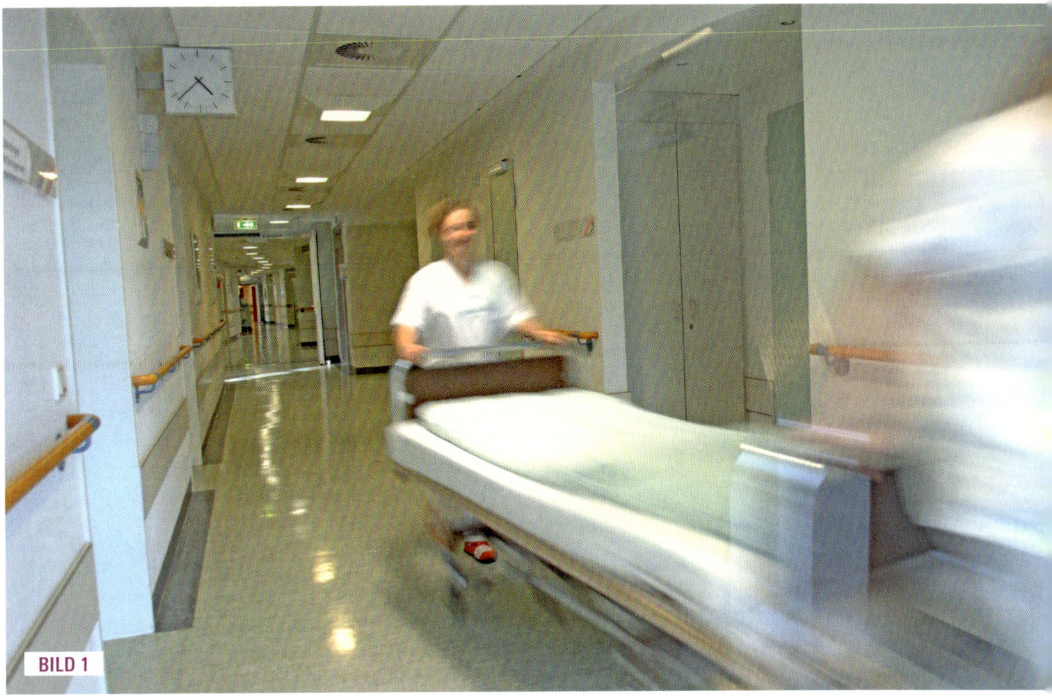

Pflege

Kontaktlinsen für verlängertes Tragen werden weggeworfen, wenn sie nach der vorgegebenen Zeit aus den Augen genommen werden. Pflege und Aufbewahrung sind bei ihnen nicht vorgesehen.

Risiken

Die mangelnde Sauerstoffversorgung der Hornhaut kann zu schweren Augenschäden führen. Erste Warnsymptome sind gerötete und tränende Augen, verstärktes Fremdkörpergefühl, das Sehen von farbigen Ringen um Lichtquellen, ein sich verschlechterndes Sehvermögen, ein verstärktes Blendungsgefühl und die Absonderung von Sekreten. All das kann andeuten, dass sich an der Hornhaut entzündliche Prozesse entwickeln. Diese treten bei 21 von 10 000 Menschen auf, die die Linsen Tag und Nacht tragen. Schmerzen sind aber trotz ernsthafter Augenschäden möglicherweise erst spät zu spüren. Das liegt daran, dass das Schmerzempfinden durch die Kontaktlinsen auf den Augen verringert ist.

Um auf risikobehaftete Entwicklungen so rasch wie möglich aufmerksam zu werden, sollen die Augen von Menschen, die Tag und Nacht Kontaktlinsen tragen, regelmäßig augenärztlich untersucht werden. Die erste Kontrolle erfolgt nach 24 Stunden, die zweite nach drei Tagen, dann nach einer Woche, zwei Wochen und ab dann monatlich.

Kosten

An Kosten fällt der übliche Preis für die jeweiligen Stabil- oder Weichlinsen an. Die Kosten für die häufigen regelmäßigen Kontrollen beim Augenarzt müssen einkalkuliert werden.

BILD 1: Manche Gewohnheiten sollte man mit Kontaktlinsenunbedingt ändern.
BILD 2: Planen Sie bei Reisen Pflegemittel und Ersatzbrille genau ein.

INFO Gutes Sehen über Nacht?

„Freies Sehen" – ein verlockendes Angebot für Kurzsichtige und Menschen mit Astigmatismus. Attraktiv auch, dass die Augen dafür nicht operiert oder gelasert werden müssen, sondern lediglich über Nacht Kontaktlinsen eingesetzt bekommen. Kontaktlinsen während des Schlafes – weder Brille noch Kontaktlinsen am Tag. Eine feine Sache, wenn sie effektiv und risikolos wäre.
Das Verfahren heißt Orthokeratologie (von gr. „ortho" für „richtig" und Keratologie, medizinisch für die Lehre von der Hornhaut) und soll sich für Kurzsichtigkeit und Astigmatismus bis etwa –4,5 dpt eignen. Dem Betreffenden werden formstabile, hochsauerstoffdurchlässige Kontaktlinsen (OrthoK-Linsen) angepasst. Sie werden ausschließlich nachts getragen und morgens wieder aus den Augen genommen.
Die Linsen sind so geformt, wie man es sonst bei Kontaktlinsen gerade vermeidet: in der Mitte weniger stark gekrümmt als die Augenhornhaut. Dadurch drücken sie auf das Zentrum der Hornhaut und verändern deren Form. Nach 7 bis 14 Nächten soll diese Umformung stabil sein und für ein bis zwei Tage bestehen bleiben. Die Betreffenden tragen also nachts diese Kontaktlinsen und sind tagsüber frei von Sehhilfen. Studien haben bestätigt, dass die Fehlsichtigkeit nach dreimonatigem Tragen der Linsen deutlich abgenommen und sich die Fernsicht erheblich verbessert hat.
Allerdings ist diese Umformung nicht von Dauer. Werden die Linsen nachts nicht mehr getragen, kehrt die Hornhaut in ihre ursprüngliche Form zurück. Damit stellt sich auch die alte Fehlsichtigkeit wieder ein.
Untersuchungen an der Hornhaut lassen vermuten, dass durch dieses Verfahren Zellen aus dem Zentrum der Hornhaut in den Randbereich abwandern. Dadurch wird sie in der Mitte dünner, am Rand dicker. Ob das auf die Dauer ohne Folgen für den Behandelten bleibt, ist derzeit (Stand 2010) noch nicht zu beurteilen.
Allerdings stieg die Zahl hochgradiger Hornhautveränderungen nach dreimonatigem Tragen der Kontaktlinsen deutlich an. Sie waren umso ausgeprägter, je stärker die Hornhaut verformt wurde. Zugleich nahm die Fähigkeit, Kontraste scharf wahrzunehmen, deutlich ab.
Die Sicherheit des Verfahrens ist bei Weitem noch nicht ausreichend erforscht. Wie sich das regelmäßige Tragen von Kontaktlinsen, die die Hornhaut derart beeinflussen, nach Jahren auswirkt, ist derzeit noch nicht sicher zu beurteilen.

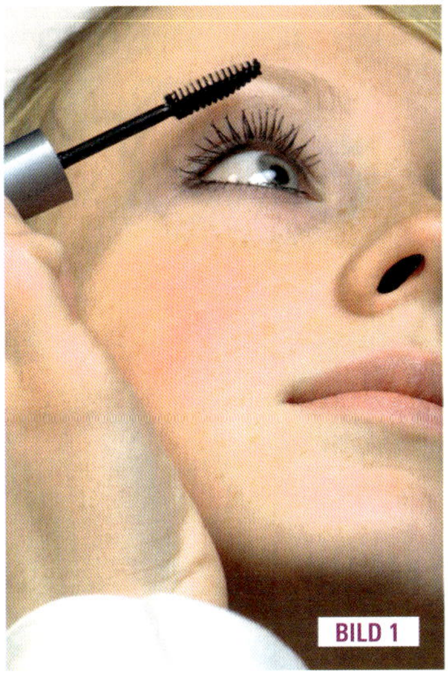

BILD 1

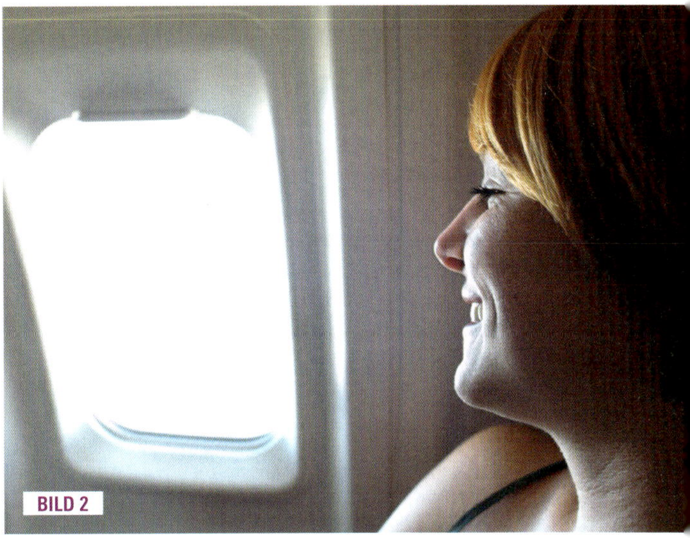

BILD 2

ALLTAG MIT KONTAKTLINSEN

Ihr Anpasser hat für Sie optimal sitzende Kontaktlinsen gefunden. Sie vertragen sie gut, Handhabung und Pflege sind Ihnen bereits in Fleisch und Blut übergegangen, Sie tragen sie problemlos von morgens bis abends. Doch irgendwann gibt es Situationen, bei denen Sie unsicher sind, wie Sie mit Ihren Linsen umgehen sollen.

Schminken

Die Empfehlung lautet meist: Erst Kontaktlinsen ins Auge einsetzen, dann schminken. Das ist in Ordnung, solange es sich um Weichlinsen handelt. Bei Stabillinsen kann aber – je nachdem, wie Sie Ihre Augen schminken – die umgekehrte Reihenfolge günstiger sein. Beispielsweise können Stabillinsen durch den Druck auf die Oberlider verrutschen oder aus den Augen gedrückt werden, wenn Sie zum Ziehen eines Lidstrichs einen Stift benutzen.

Kajal wird meist auf die inneren Lidränder aufgetragen. Tragen Sie jedoch Kontaktlinsen, sollten Sie das nicht tun. Von der Farbmasse schilfert immer ein wenig ab und verschmutzt die Linsen. Bevor Sie sich abschminken, entfernen Sie die Linsen aus den Augen.

Reisen

Mit Reisen ist nicht nur der Jahresurlaub gemeint. Schon das kurzzeitige Verlassen der gewohnten Umgebung für ein paar Tage erfordert für Kontaktlinsenträger entsprechende Vorkehrungen:

- Packen Sie Pflegemittel oder gegebenenfalls Austauschlinsen für die Zeit der Abwesenheit ein. Besonders wichtig ist das für Auslandsreisen, da nicht alle Produkte in allen Ländern verfügbar sind.
- Nehmen Sie den Kontaktlinsenpass (Angabe der Linsendaten) mit. Geht eine Linse verloren, können Sie sich so eine neue Linse bestellen lassen.
- Keinesfalls sollten Sie ohne eine Brille mit der aktuellen Korrektur unterwegs sein. Für Autofahrer gehört sie ins Handschuhfach oder in eine Tasche, die Sie immer bei sich haben.

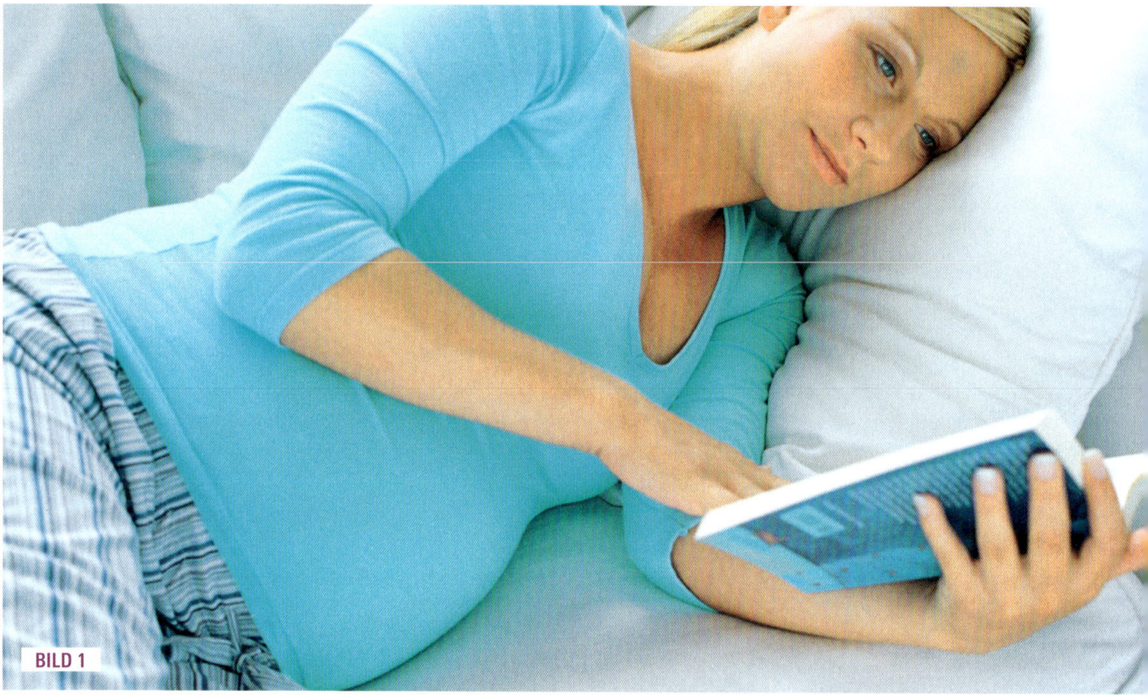

Vor allem bei Reisen in Gegenden, in denen Sie mitteleuropäische Hygienestandards nicht selbstverständlich voraussetzen können, haben sich Einmallinsen bewährt. Selbst wenn Sie sonst formstabile Jahreslinsen bevorzugen, sollten Sie überlegen, ob Sie für die Zeit der Reise nicht zu Einmallinsen wechseln. Ihr eventuell nicht optimaler Sitz ist für kurze Zeit tolerabel.

Bei Flugreisen ist zu überlegen, ob Sie nicht von vornherein Brille tragen. Die trockene klimatisierte Luft macht vielen Kontaktlinsenträgern zu schaffen.

Schwangerschaft

Die veränderte Hormonlage wirkt sich im gesamten Körper aus. Es kann sein, dass sich die Hornhaut durch den Östrogeneinfluss verdickt. Dann stimmt die Korrektur nicht mehr so recht und die Sehfähigkeit kann sich verschlechtern. Vielleicht passen die Linsen dann auch nicht mehr exakt und die Verträglichkeit lässt zu wünschen übrig.

Außerdem kann sich die Zusammensetzung der Tränenflüssigkeit während der Schwangerschaft so verändern, dass sich die Augen trockener anfühlen. Dann werden die Linsen schlechter vertragen.

Manche Probleme mit dem Tragekomfort lassen sich für die wenigen Monate mit künstlicher Tränenflüssigkeit beheben. Bei größeren Abweichungen kann für die Zeit der Schwangerschaft auch die Anpassung von Wochen- oder Monatslinsen eine Alternative sein.

Krankheiten

Akute Krankheiten und Kontaktlinsen passen meist nicht zusammen. Bei akuten Augenerkrankungen sollten Sie grundsätzlich keine Kontaktlinsen tragen. Die Linsen stellen einen zusätzlichen Reiz für die Augen dar, den Sie akut erkrankten Augen ersparen sollten.

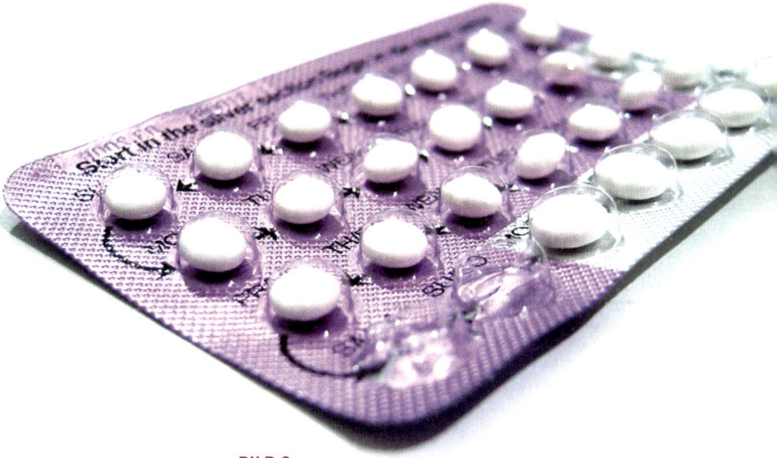

BILD 2

BILD 1: Auch das verändert sich – die Verträglichkeit von Kontaktlinsen in der Schwangerschaft.
BILD 2: Medikamente und Kontaktlinsen vertragen sich nicht immer, wie zum Beispiel die „Pille".

Bei vielen Erkrankungen steigt zudem die Körpertemperatur an. Hierzu gehören Erkältungen, Durchfälle, Viruserkrankungen und Entzündungen. Schon bei leichtem Fieber intensiviert sich der Stoffwechsel des Körpers. Dadurch steigt unter anderem der Sauerstoffbedarf der Hornhaut. Möglicherweise können Kontaktlinsen dann nicht mehr problemlos getragen werden.

Medikamente

Kontaktlinsenträger sollten bei jeder Art von Medikamenten, die sie anwenden, auch an ihre Linsen denken. Bei Medikamenten, die an den Augen angewendet werden, sind das Linsenmaterial und die Art des Augenmedikaments zu berücksichtigen. Auf das Tragen von Weichlinsen sollten Sie während einer Behandlung mit Augenmedikamenten verzichten. Die Medikamente können sich in die relativ großen Poren dieser Linsen einlagern und vom Kunststoff „festgehalten" werden. Dann wirken sie unter Umständen länger als vorgesehen. Außerdem kann das Linsenmaterial durch die Einwirkung des Arzneimittels leiden. Stabillinsen hingegen können Sie etwa eine Viertelstunde nach der Anwendung von Augentropfen wieder einsetzen.

Kontaktlinsen, gleich welchen Materials, sollten tabu sein, wenn Sie eine Augensalbe anwenden müssen. Sie verschmiert jede Art von Linsen.

Darüber hinaus kann sich auch eine Reihe von Medikamenten, die bei Krankheiten als Tabletten oder Tropfen eingenommen werden, auf den Tragekomfort von Kontaktlinsen auswirken. Auswirkungen, die die Tränenproduktion betreffen, werden schnell spürbar. Sie können zum Beispiel dadurch zustande kommen, dass Medikamente in den Wasserhaushalt eingreifen. Auch Arzneimittel, die die Blutgefäße zusammenziehen, beeinträchtigen die Tränenproduktion. Auf diese Weise können Wirkstoffe aus folgenden Arznei-

BILD 1: Wenn Ihre Augen entzündet sind, schonen Sie diese und lassen Sie die Linsen draußen.
BILD 2: Bei trockenen Augen kann das Tragen von Kontaktlinsen sehr unangenehm werden. Tränenersatzmittel können zeitweise helfen.

mittelgruppen die Verträglichkeit von Kontaktlinsen beeinträchtigen:

- Antihistaminika (bei Allergien, Heuschnupfen)
- Anticholinergika wie zum Beispiel Skopolamin (Pflaster bei Reisekrankheit), einige Mittel bei Parkinsonkrankheit und Blasenerkrankungen
- Betablocker (bei hohem Blutdruck, Herzerkrankungen, Herzrhythmusstörungen und zur Vorbeugung von Migräne)
- Einige Mittel bei Depressionen und Angst
- Wasserausschwemmende Mittel (Diuretika; bei hohem Blutdruck und Nierenerkrankungen)
- Sexualhormone, wie die Pille zur Empfängnisverhütung, und Hormone bei Wechseljahrsbeschwerden.

Bei Einnahme von Kalzium (zum Beispiel bei Osteoporose) in hoher Dosierung können sich vermehrt Kalziumsalze auf der Linse ablagern, die sich mit den üblichen Pflegemitteln nicht entfernen lassen. Hier kann möglicherweise der Kontaktlinsenanpasser mit speziellen Reinigungsmethoden helfen.

Bei Menschen, die mit Kortison oder Antibiotika behandelt werden, steigt das Risiko für Infektionen der Augen. Bei Kortison liegt das daran, dass es die Abwehrbereitschaft des Körpers verringert. Dann können die Erreger, die sich immer am Auge befinden, möglicherweise leichter eine Entzündung hervorrufen.

Von eingenommenen Antibiotika findet sich immer eine geringe Menge in der Tränenflüssigkeit wieder. Dort stören sie das Gleichgewicht der Keime, das normalerweise dafür sorgt, dass es krankmachende Erreger schwer haben, sich zu vermehren.

Bei langdauernder Einnahme von hohen Dosen des Schmerzmittels Azetylsalizylsäure findet sich auch in der Tränenflüssigkeit eine geringe Menge der Substanz wieder. In Weichlinsen kann sich diese einlagern und zu Reizungen und Rötungen führen.

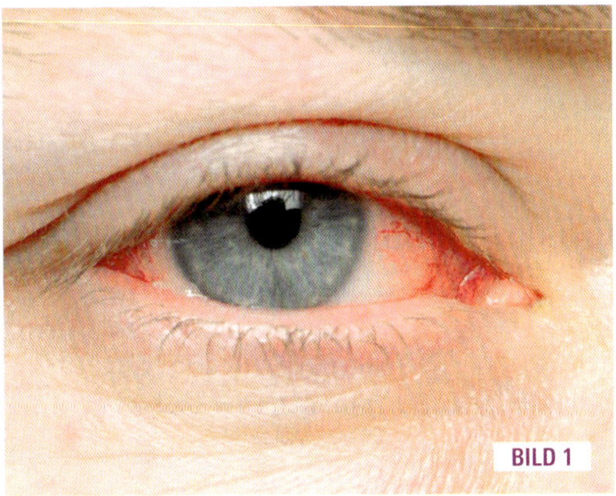

BILD 1

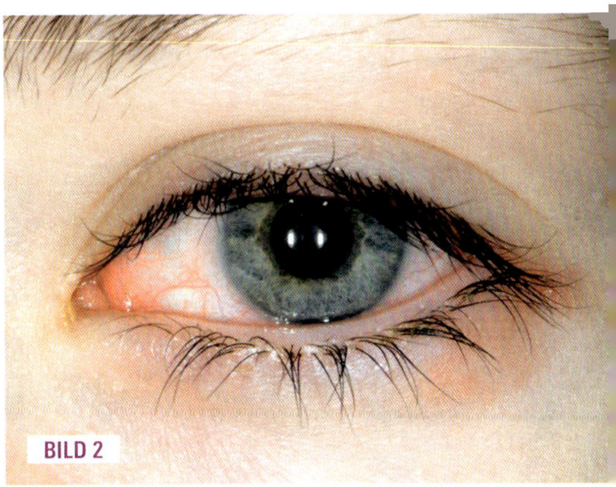

BILD 2

PROBLEME BEIM KONTAKTLINSENTRAGEN

Nicht alle Kontaktlinsenträger kommen mit ihren Linsen jahrelang ohne Irritationen zurecht. Die meisten Störungen sind aber harmlos. Wird ihre Ursache erkannt und behoben, ist binnen Kurzem wieder alles in Ordnung. Wenn Sie jedoch Symptome und Beschwerden nicht ernst nehmen, wenn Sie sie verschleppen, statt frühzeitig fachmännisch beurteilen zu lassen, kann das ins Auge gehen.

Drei Fragen sollten Sie sich Ihrer Augengesundheit zuliebe jeden Tag ehrlich beantworten:

- Wie sehen meine Augen aus?
- Wie fühlen sich meine Augen mit eingesetzten Kontaktlinsen an?
- Sehe ich immer noch so gut wie zu der Zeit, als die Kontaktlinsen angepasst wurden?

Fällt eine der Antworten nicht zufriedenstellend aus, sollten Sie bald einmal bei Ihrem Kontaktlinsenanpasser vorbeischauen.

Die häufigsten Symptome und Beschwerden

Nachlassender Tragekomfort

Die Linsen scheinen zu kleben, fühlen sich in den Augen unangenehm an, das Sehen verschlechtert sich. Eine Erklärung könnte sein, dass es an Tränenflüssigkeit mangelt.

Manchmal liegt der Grund dafür auf der Hand: Aufenthalt in trockener Luft, vor allem in klimatisierten Räumen, angestrengtes Sehen für mehrere Stunden. Dann kann ein Tropfen künstlicher Tränenflüssigkeit Abhilfe schaffen. Diese Augentropfen heißen auch Tränenersatzmittel und werden unter anderem in der Apotheke verkauft. Manche dieser Produkte sind allerdings nicht apothekenpflichtig. Sie werden bei Augenoptikern und in Onlineshops verkauft, die Kontaktlinsen samt Zubehör anbieten. Dann tragen sie auch den Namen Benetzungslösung, weil damit die Kontaktlinsen vor dem Einsetzen in die Augen befeuchtet werden können.

Ist das Gefühl von trockenen Augen allerdings nicht vorübergehend, sondern kehrt häufiger wieder oder wird gar zu einem Dauerzustand, ist eine Abklärung beim Augenarzt erforderlich. Zum einen muss die Ursache dieser Störung genau bestimmt werden. Was für Sie einfach Tränenmangel ist, kann der Fachmann danach unterscheiden, ob es tatsächlich an Tränenflüssigkeit fehlt oder ob sich die Kontaktlinsen nicht ausreichend benetzen

BILD 1: Bei manchen hilft die richtige Ernährung gegen das trockene Auge.
BILD 2: Ein kurzer Spaziergang tut nicht nur den Augen gut.

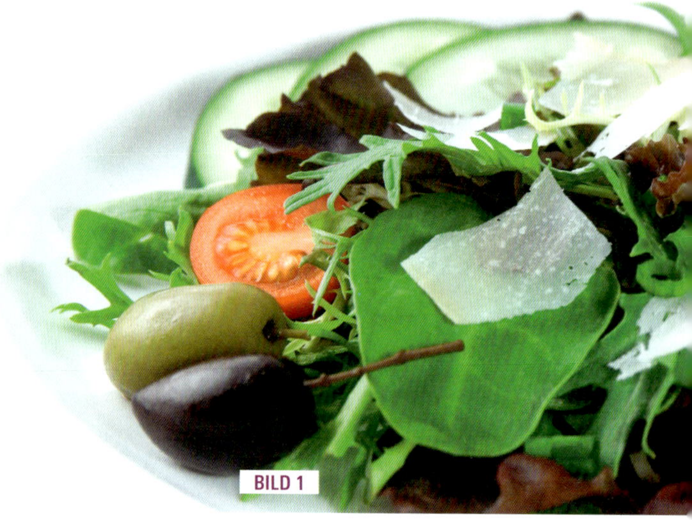
BILD 1

lassen. Dementsprechend verschieden sind die Maßnahmen, um das Problem zu beheben. Zum anderen muss aber auch geschaut werden, ob der Mangel an Tränenflüssigkeit bereits zu Schäden geführt hat.

Die Auswahl der geeigneten künstlichen Tränenflüssigkeit setzt einiges an Fachwissen voraus. Ihre Inhaltsstoffe müssen zu dem Material der Kontaktlinsen, den verwendeten Pflegemitteln, aber auch zu den Bedingungen am Auge passen.

Tränenersatzmittel enthalten einen oder mehrere sogenannte Filmbildner. Sie sorgen dafür, dass die eingetropfte Lösung länger am Auge bleibt, als es klares Wasser tun würde. Die Art des Filmbildners bestimmt, ob Sie nach Eintropfen der Lösung in die Augen rasch wieder klar sehen oder ob Ihr Blick längere Zeit verschwommen bleibt. Zwischen dieser Eigenschaft und der Wirkungsdauer besteht ein Zusammenhang: Die Wirkung von Lösungen, die das Sehen nur wenig beeinträchtigen, hält nicht sehr lange an; Lösungen, nach denen man längere Zeit etwas verschwommen sieht, brauchen hingegen nicht so häufig nachgetropft zu werden.

Es gilt also, ein Mittel zu finden, das den besten Mittelweg zwischen beidem darstellt.

Darüber hinaus ist auf den Zusatz von Konservierungsmitteln zu achten. Die meisten Flüssigkeiten zur Anwendung an den Augen, die nicht 24 Stunden nach Anbruch weggeworfen werden, müssen konserviert sein. Bei längerem Gebrauch können Konservierungsmittel jedoch die Augen schädigen. Aus diesem Grund sind unkonservierte Tränenersatzmittel unbedingt zu bevorzugen. Es gibt sie entweder in Einmalpipetten, die einen Tag nach Anbruch weggeworfen werden, oder man verwendet spezielle Dosiersysteme. Diese sehen ähnlich aus wie Augentropfenflaschen, sind aber so gestaltet, dass keine Keime in die Flasche hineingelangen können.

Ferner gibt es Berichte, dass eine Ernährung, die reich an Vitaminen und speziellen Fettsäuren ist, das Gefühl von Trockenheit der Augen bessern kann. Auch die achtwöchige Einnahme eines Präparats mit mehrfach ungesättigten Fettsäuren (Omega-3- und -6-Fettsäuren) verbesserte das Tragegefühl von Kontaktlinsenträgern.

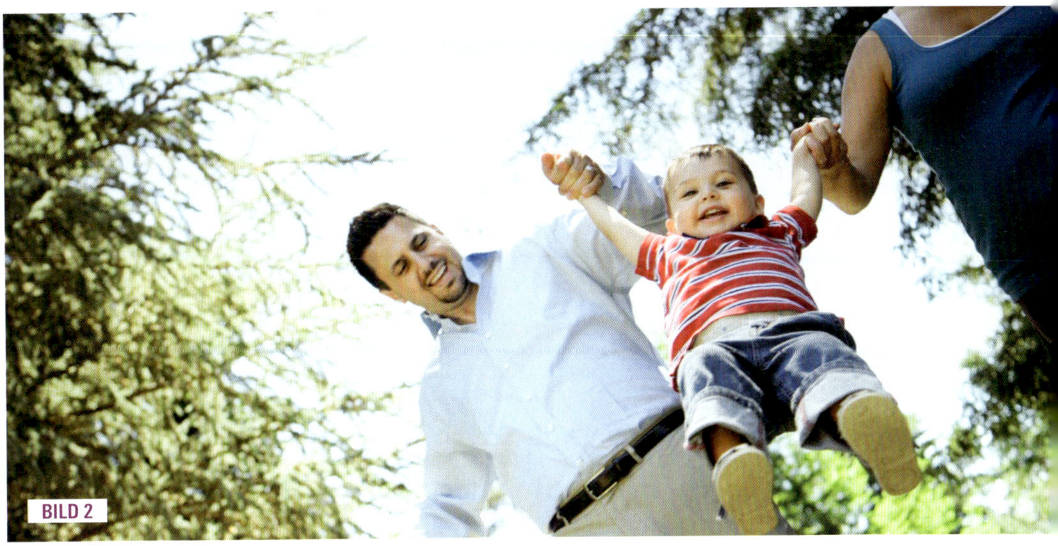
BILD 2

Gerötete Augen

Eine rötliche Verfärbung des eigentlich Weißen in den Augen signalisiert eine Reizung der Bindehaut. Das kann verschiedene Ursachen haben. Schon wenn Sie die tägliche Tragezeit der Kontaktlinsen deutlich überschreiten, zum Beispiel bei einer ausgedehnten Feier, kann sich die Augenbindehaut röten. Auch verrauchte Luft und klimatisierte Räume tragen dazu bei. Frische Luft wirkt hier oft Wunder, weil schnell wieder genügend Tränenflüssigkeit gebildet wird. Auch ein Tropfen künstliche Tränenflüssigkeit eignet sich als Sofortmaßnahme. Besser ist es jedoch, die Linsen herauszunehmen, zu reinigen, zu desinfizieren und einen Tag lang nicht zu tragen. Hat sich danach keine Besserung eingestellt, ist der Besuch beim Kontaktlinsenanpasser oder Augenarzt ratsam.

Augentropfen anzuwenden, wie sie bei Bindehautentzündung eingesetzt werden, ist hingegen nicht angebracht. Sie enthalten gefäßverengende Substanzen. Durch sie erscheinen die Augen zwar schnell wieder weiß. Weil die Wirkstoffe aber die Durchblutung einschränken, vergrößern sie das Problem unter Umständen eher, als dass sie es beheben.

Schlechte Sicht

Verschlechtertes Sehvermögen, verschwommenes Sehen, Sehen von Farben oder Lichthöfen um Lichtquellen – Treten diese Symptome morgens auf, gleich nach dem Einsetzen der Kontaktlinsen und nachdem Sie mehrere Stunden geschlafen haben, liegt das möglicherweise daran, dass die Augen beim Schlafen immer ein wenig austrocknen. Ein Tropfen Tränenersatzmittel gleich beim Einsetzen der Linsen kann dann Abhilfe schaffen. Kehren die Symptome danach für den Rest des Tages nicht mehr zurück, brauchen Sie diesen kurzzeitigen Beschwerden keine weitere Bedeutung beizumessen.

Anders ist das, wenn sich die Beschwerden erst im Laufe des Tages einstellen oder mit der Zeit sogar verschlimmern. Das lenkt den Verdacht auf eine ernstliche Gefährdung der Augenhornhaut.

Hier sollte unbedingt rasch der Kontaktlinsenanpasser aufgesucht werden.

Verstärkte Blendempfindlichkeit

Kontaktlinsenbewehrte Augen sind empfindlicher gegenüber Licht als Augen ohne

BILD 1: Immer mit der Ruhe – der Besuch beim Kontaktlinsenanpasser kann dauern.

Kontaktlinsen. Kontaktlinsenträger fühlen sich auch leichter geblendet als andere. Gerade diese Blendempfindlichkeit nimmt typischerweise im Laufe des Tages zu, je länger die Linsen in den Augen sind. Auch ein verringertes Kontrastsehen kann hinzukommen. Alkoholkonsum und Müdigkeit können beides noch verstärken.

Eine erhöhte Blendempfindlichkeit ist ein Signal dafür, dass Sie die Kontaktlinsen länger tragen, als die Augen es tolerieren. Zwar können Sie sich die Beschwerden momentan mit einem Tropfen Tränenersatzmittel erleichtern. Eine Lösung ist das auf Dauer jedoch keinesfalls. Stattdessen ist ein Besuch beim Fachmann angeraten. Dieser ist auch deshalb dringlich, weil die erhöhte Blendempfindlichkeit und das verringerte Kontrastsehen die Verkehrstauglichkeit beeinträchtigen. Vor allem bei Nacht besteht ein erhöhtes Unfallrisiko.

Augenschmerzen

Sie sind immer ein Grund, die Kontaktlinsen aus den Augen zu nehmen und sich sofort an einen Augenarzt zu wenden.

Besonders trügerisch ist, dass Augenschmerzen nachlassen können, wenn man Kontaktlinsen einsetzt. Das kaschiert, dass die Linsen die Ursache des Problems sind und nicht die Lösung. Grund für die Schmerzen sind Schäden an der Hornhaut. Jedes Mal, wenn die Lider über die Hornhaut gleiten, reizen sie die verletzte Stelle. Eingesetzte Kontaktlinsen verhindern diesen direkten Kontakt. Die Reizung unterbleibt zwar, doch unter den Linsen kann sich die Hornhautverletzung massiv verschlimmern.

KONTAKTLINSEN ANPASSEN

Kontaktlinsen gibt es von verschiedenen Herstellern und aus einer Vielzahl von Materialien. Mit ihren verschiedenen Stärken, Durchmessern, Dicken und Schliffformen bieten sie eine nahezu unüberschaubare Vielfalt an Möglichkeiten, Sehfehler individuell zu korrigieren. Hinzu kommen noch Linsen, die nach Maßgabe des Anpassers individuell angefertigt werden.

Der Kontaktlinsenanpasser steht somit vor der Herausforderung, aus diesem riesigen Angebot die eine Sorte Kontaktlinsen zu ermitteln, die Ihren Sehfehler korrekt ausgleicht, der Gesundheit Ihrer Augen nicht schadet und Ihre speziellen Anforderungen erfüllt. Dafür muss er Ihre Augen sorgfältig begutachten und ausmessen. Er wird Ihnen Probelinsen einsetzen sowie deren Sitz und Ihre Sehfähigkeit so lange immer wieder überprüfen, bis er überzeugt ist, die bestmögliche Linsenversion gefunden zu haben. Ob das der Fall ist, zeigt sich, nachdem Sie die Linsen zunächst ein paar Stunden, dann ein, zwei

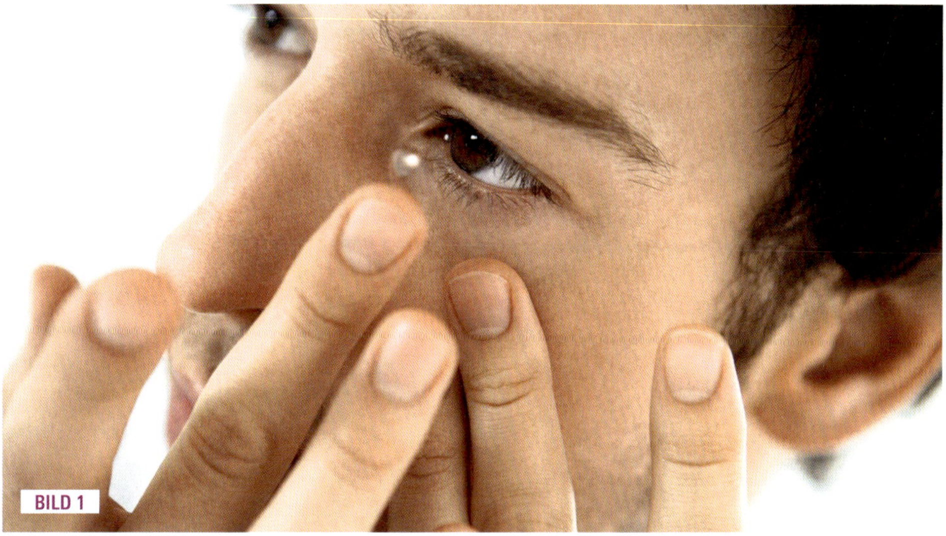
BILD 1

Wochen getragen haben. Nachkontrollen nach längerer Zeit klären dann, ob Sie, Ihre Augen und die gewählten Kontaktlinsen auch auf lange Sicht miteinander harmonieren.

Für den ersten Besuch beim Kontaktlinsenanpasser sollten Sie sich mindestens zwei Stunden Zeit nehmen. In kürzerer Zeit sind ein qualifiziertes Beratungsgespräch, eine kompetente Untersuchung, eine versierte Anpassung und das anschließende Probetragen kaum zu schaffen.

Erstanpassung von Kontaktlinsen

Mit diesen Fragen sollte eine Kontaktlinsenanpassung beginnen:

- Haben Sie Augenbeschwerden oder Augenkrankheiten?
- Haben Sie sonstige Krankheiten oder Beschwerden?
- Nach den Bedingungen, bei denen keine Kontaktlinsen getragen werden dürfen, sollte gezielt gefragt werden. Was dazugehört, lesen Sie auf Seite 50 „Unter diesen Umständen keine Kontaktlinsen".
- Haben Sie eine Allergie?
- Was erwarten Sie vom Kontaktlinsentragen?
- Wie oft wollen Sie die Linsen tragen? Wie lange? Bei welchen Gelegenheiten?
- Rauchen Sie?
- Wie ist Ihre berufliche Umgebung, während Sie Kontaktlinsen tragen? Gegebenenfalls bei welchen Sportarten wollen Sie die Linsen tragen?

Schritt für Schritt richtig angepasst

- Die vorderen Augenabschnitte werden mit dem Spaltlampenmikroskop untersucht.
- Menge und Qualität der Tränenflüssigkeit werden bestimmt.
- Es wird geprüft, ob der Tränenfilm die gesamte Hornhaut lückenlos bedeckt. Dazu wird ein Tropfen des gelben Farbstoffs Fluoreszein in die Augen getropft und die Augen anschließend unter dem Mikroskop betrachtet.
- Mit dem Ophthalmometer wird an beiden Augen die Hornhaut vermessen.
- Es werden Probelinsen eingesetzt, ihr Sitz wird überprüft und es wird die Sehschärfe mit den Probelinsen bestimmt.
- Sind die definitiven Linsen gefunden, müssen Sie sie manchmal im Wartezimmer, manchmal auch auf der Straße eine Zeit lang tragen. Bei formstabilen Linsen

BILD 1: Bewahren Sie Ihre Linsen stets in entsprechenden Behältern mit passendem Pflegemittel auf.
BILD 2: Die Kosten für Linsen und Pflegemittel müssen Sie im Allgemeinen selbst übernehmen.

dauert dieses Probetragen etwa eine halbe Stunde, bei weichen Kontaktlinsen eine bis zwei Stunden. So lange braucht es, bis sich zwischen der Tränenflüssigkeit und dem Wassergehalt der weichen Kontaktlinsen ein stabiles Gleichgewicht eingestellt hat. Danach werden Ihr subjektives Tragegefühl erfragt, erneut der Sitz der Linsen und die Reaktion der Hornhaut überprüft und die Sehschärfe bestimmt.

- Ist der passende Linsentyp gefunden, müssen die Kontaktlinsen, die dann Ihre eigenen werden, zunächst beim Hersteller bestellt werden. Erst beim folgenden Termin händigt Ihnen der Anpasser dann Ihre Linsen aus. Dabei sollte noch Folgendes stattfinden:
- Der Sitz der definitiven Linsen wird noch einmal kontrolliert, Ihre Sehfähigkeit mit den Linsen wird noch einmal überprüft.
- Sie üben unter Anleitung, wie Sie die Linsen einsetzen und herausnehmen.
- Sie bekommen die notwendigen Pflegemittel und einen Kontaktlinsenbehälter ausgehändigt.
- Sie erhalten einen Kontaktlinsenpass mit allen relevanten Linsendaten: Material, Stärke, Geometrie.
- Sie werden auf die Kontrolluntersuchungen hingewiesen. Nach einer Neuanpassung sollte die erste Kontrolle nach acht bis zehn Tagen erfolgen, die zweite nach drei Wochen, die dritte nach drei Monaten. Weichlinsen sollten danach alle vier bis sechs Monate überprüft werden, Stabillinsen mindestens einmal im Jahr.
- Sie werden über die Probleme unterrichtet, die beim Kontaktlinsentragen möglicherweise auftreten, und was Sie dabei tun können.
- Sie bekommen Informationsmaterial, in dem Sie zu Hause all das nachlesen können, was Sie über den Gebrauch, die Handhabung und die Eigenschaften Ihrer Kontaktlinsen erfahren haben.

Bei manchen Menschen, die Kontaktlinsen tragen wollen, liegen schwierige Bedingungen vor. Ihnen Linsen anzupassen, ist kompliziert. Möglich, dass der eine oder andere Kontaktlinsenanpasser damit überfordert ist. Wer nach einem besonders qualifizierten Anpasser sucht, sollte sich erkundigen, wer viele Menschen mit Keratokonus versorgt. Beim Keratokonus wölbt sich die Hornhaut nach vorne und ist besonders dünn. Die hohe Kunst der Kontaktlinsenanpassung besteht darin, die Hornhaut etwas zurückzudrücken, ohne jedoch ihre Sauerstoffversorgung über Gebühr zu beeinträchtigen. Anpasser, denen das gelingt, sollten wohl auch mit anderen Problemen fertig werden.

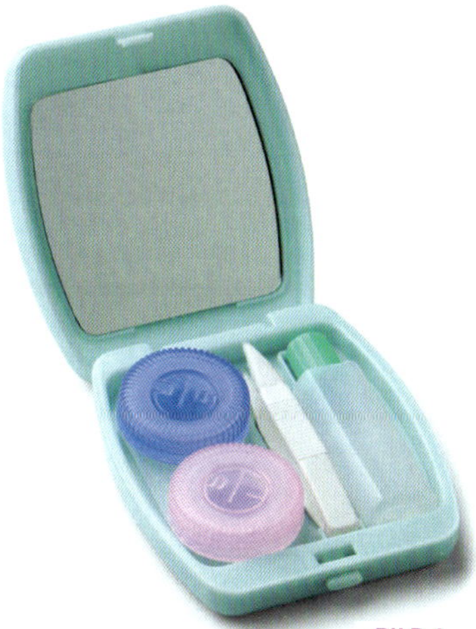

BILD 1

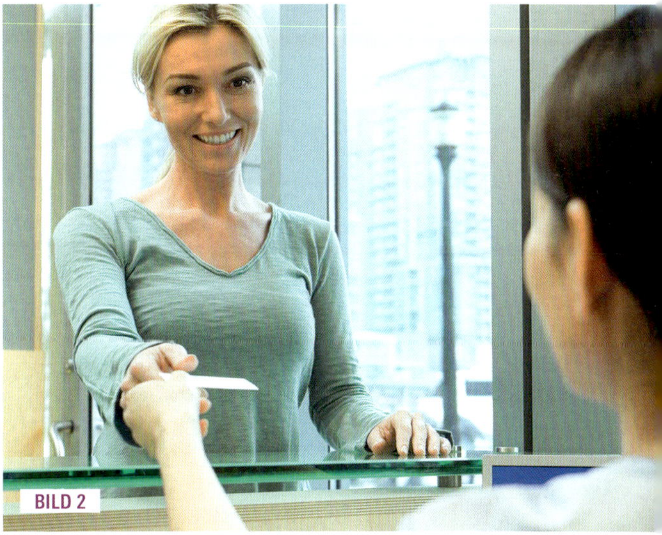

BILD 2

BEZUGSQUELLEN

Bei der Anschaffung von Kontaktlinsen müssen Sie zwischen „Hardware“ und „Software“ unterscheiden. Die „Hardware“, also die Linsen selbst, können Sie nahezu überall kaufen. Da es bislang keine gesetzliche Regelung für den Vertrieb von Kontaktlinsen gibt, können Sie sie im Kontaktlinsenfachinstitut, Kontaktlinsenstudio, beim Augenoptiker, Augenarzt, im Drogeriemarkt, Versandhandel und per Internet bei verschiedenen Anbietern kaufen. Wer allerdings den Weg der unpersönlichen Bestellung geht, geht mit der Gesundheit seiner Augen fahrlässig um.

Ohne „Software“ sollte sich niemand Kontaktlinsen in die Augen setzen. Und das bedeutet, dass Sie für die Dienstleistung der Augenuntersuchung, des Anmessens und der regulären Anpassung, unbedingt Menschen brauchen. Diese müssen mit Ihnen sprechen und sich austauschen sowie Ihnen Rede und Antwort stehen, Sie betrachten, Ihnen etwas zeigen.

Kontaktlinsen anzupassen erfordert Wissen, Können und handwerkliches Geschick. Das können Sie nur von Personen erwarten, die für diese Tätigkeit ausgebildet wurden und sich dafür nachweislich qualifiziert haben. Und das sind nur zwei Berufsgruppen: Augenärzte und Kontaktlinsenoptiker. Deren Kompetenzschwerpunkte liegen auf unterschiedlichen Feldern. Während die Augenärzte die Fachleute für die medizinischen Belange des Kontaktlinsentragens sind, liegen die Fähigkeiten der Kontaktlinsenoptiker eher im technischen Bereich.

Erst wenn ein kompetenter Kontaktlinsenanpasser Ihre Linsenwerte korrekt ermittelt hat und Sie die Linsen längere Zeit problemlos getragen haben, ist ein Nachkauf von Linsen über den Versand- oder Internethandel denkbar. Dabei müssen Sie berücksichtigen, dass dort nur einige Linsentypen angeboten werden. Damit Ihre Linsen optimal sitzen, müssen sie aber exakt die Werte haben, die der Anpasser ermittelt hat. Sind Linsen mit diesen Werten übers Internet nicht zu bekommen, bleibt Ihnen nur, sie weiterhin beim Fachhandel zu bestellen. Von Gedanken wie „irgendwie passt das schon“ oder „ein Bruchteil von einem Millimeter kann doch

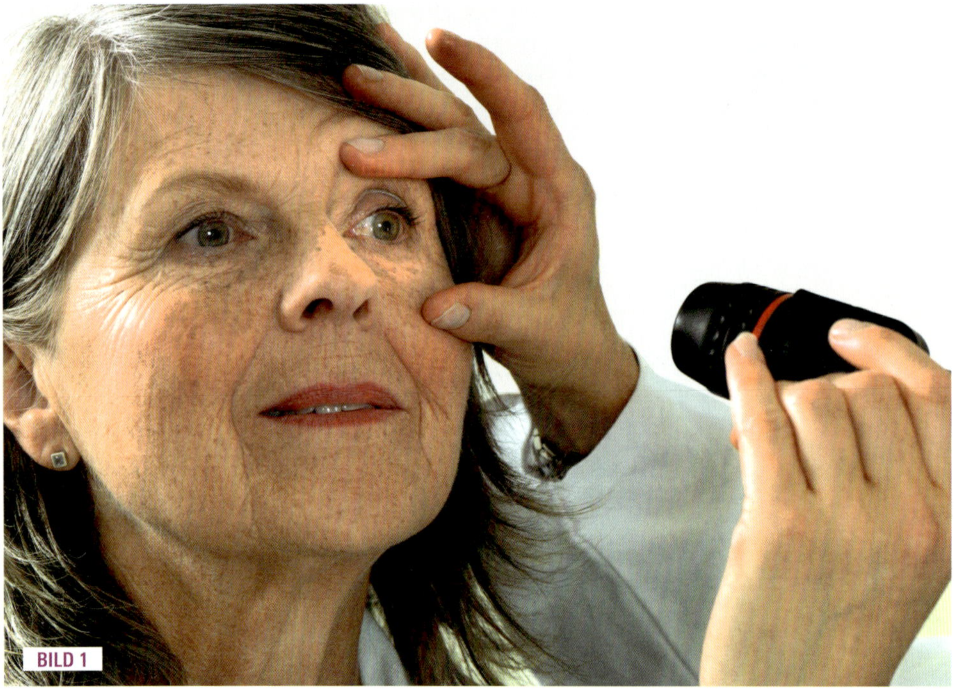

BILD 1

nicht so viel ausmachen" sollten Sie sich nicht zum Kauf verleiten lassen.

Abgesehen davon können Sie auf einen Kontaktlinsenfachmann ohnehin nicht gänzlich verzichten. Die regelmäßigen Kontrollen, die beim Kontaktlinsentragen unabdingbar notwendig sind, kann nur er durchführen.

Kosten

Kontaktlinsen müssen Sie grundsätzlich selbst bezahlen. Die gesetzlichen Krankenkassen beteiligen sich nicht an den Kosten – von seltenen, genau definierten Ausnahmen abgesehen (schwere Sehbeeinträchtigungen, Augenverletzungen und Augenerkrankungen).

Der Preis für ein Paar formstabile Linsen liegt beim Augenoptiker oder Augenarzt zwischen 200 und 300 Euro. Weichlinsen kosten in etwa zwischen 80 und 200 Euro. Bei individuellen Anfertigungen kann der Preis bis zu 500 Euro pro Linsenpaar ansteigen. Hinzu kommt das Honorar für die Erstanpassung, das bei formstabilen Linsen bei 100 bis 200 Euro liegt, bei Weichlinsen bei 50 bis 130 Euro. Auch die Kosten für die Nachkontrollen müssen einkalkuliert werden.

Manche Augenoptiker bieten auch einen Kontaktlinsenkauf im Leasingverfahren an. Sie zahlen einen monatlichen Fixbetrag und erhalten dafür in regelmäßigen Abständen ein Paar Kontaktlinsen. Die Kosten für Versicherung, Pflegemittel und Nachkontrollen sind in der Leasingrate enthalten.

Versicherungsunternehmen bieten für gesetzlich Versicherte Zusatzversicherungen an. Damit können sie die Kosten für Gesundheitsleistungen absichern, die die gesetzlichen Krankenkassen nicht übernehmen. Hierzu gehören auch Kontaktlinsen. Wie immer bei Versicherungen, unterscheiden sich die Leistungen nach dem gewählten Tarif. Manche Zusatzversicherungen erstatten den gesamten Kaufpreis, solange er einen festgelegten Höchstbe-

BILD 1: Neben der Selbstkontrolle der Augen sind regelmäßige Überprüfungen durch den Kontaktlinsenanpasser unabdingbar.

trag nicht überschreitet. Andere begrenzen die Erstattung auf 80 Prozent. Meist zahlen die Versicherungen höchstens alle zwei Jahre eine Neuanschaffung. Die Kosten für die Versicherung richten sich nach den jeweils vereinbarten Leistungen. Unabhängige Kalkulationen zeigen, dass sich eine Zusatzversicherung allenfalls dann lohnt, wenn über die Sehhilfe hinaus noch andere Gesundheitskosten abgedeckt werden sollen. Für Kontaktlinsen allein übersteigen auf Dauer gerechnet die Beiträge die maximal mögliche Leistung.

Manche Kontaktlinsenoptiker vermitteln sogenannte Kontaktlinsenversicherungen. Sie erstatten die Kosten für Reparatur oder Ersatz, wenn die Kontaktlinsen beschädigt wurden, zu Bruch gegangen sind oder anderweitig zerstört wurden oder gestohlen wurden. Ob sich der Abschluss für Sie lohnt, sollten Sie mit spitzer Feder kalkulieren. Wie oft tritt das versicherte Ereignis bei Ihnen erfahrungsgemäß ein? Wie viel zahlt die Versicherung? Denken Sie bei dieser Berechnung auch an den Selbstbehalt. Wie viel haben Sie in der Zwischenzeit an Beiträgen gezahlt? Und wie wäre Ihr Kontostand, wenn Sie die Versicherungsbeiträge auf Ihr eigenes Konto eingezahlt und die Zinsen gutgeschrieben bekommen hätten?

Die Kosten für die Anschaffung von Kontaktlinsen lassen sich zwischen Kontaktlinsenoptikern und Augenärzten vor Ort nur schwer vergleichen. Beim Linsenkauf im Internet ist das hingegen viel einfacher. Doch wenn die Preise zunächst auch verlockend niedrig scheinen – meist fällt die Preisersparnis gering aus. Sie kommt auch erst dann zum Tragen, wenn größere Gebinde gekauft werden, bei Tageslinsen beispielsweise der Bedarf für drei Monate. Dafür bietet unter Umständen aber auch der Augenoptiker Sonderkonditionen an.

Ferner kommen bei Internetbestellungen gegebenenfalls noch Versandkosten hinzu. Auch Lieferzeiten, die schon mal bei bis zu zwei Wochen liegen können, sind zu bedenken.

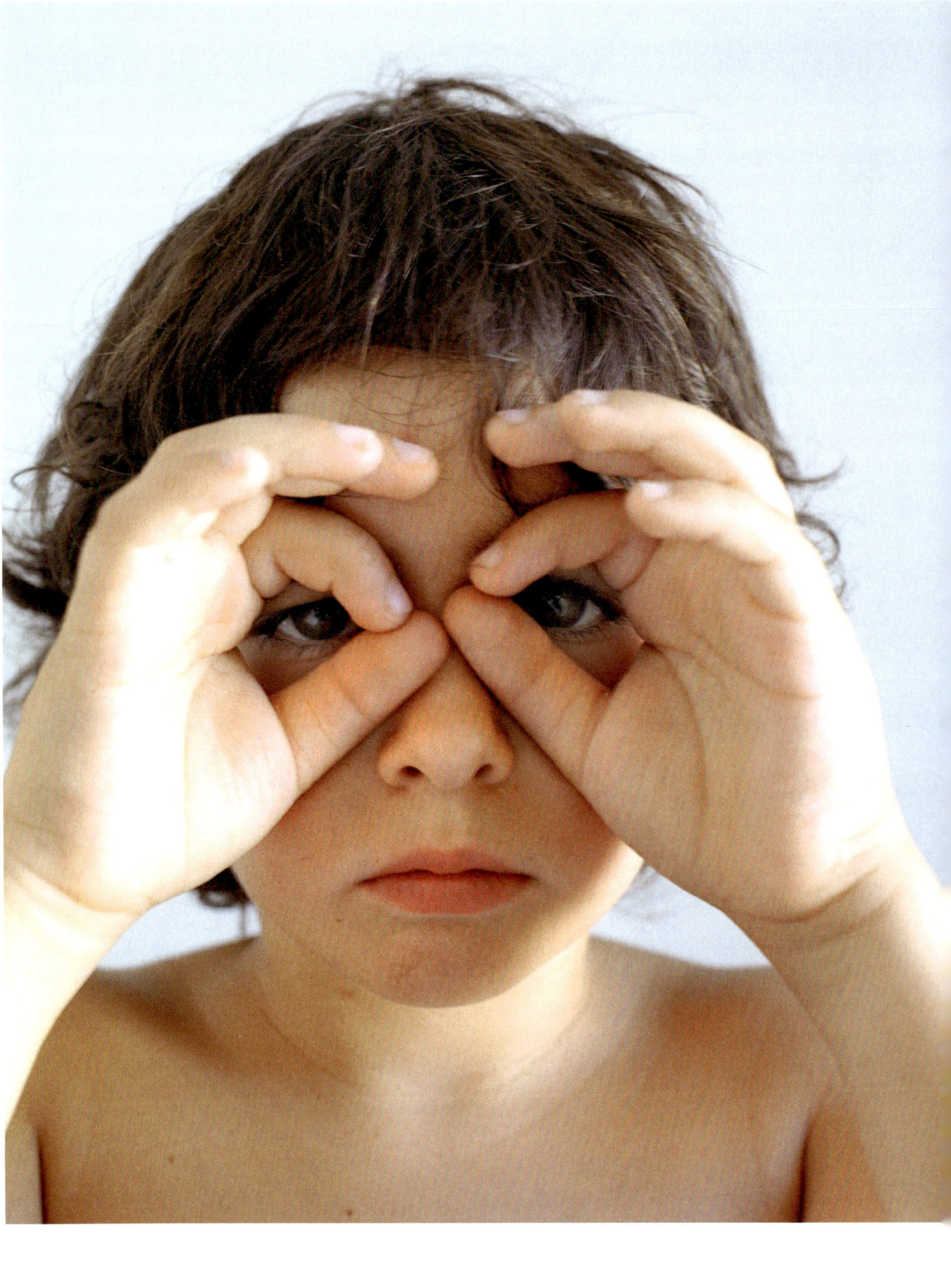

SEHHILFEN SPEZIAL

Welche Sehhilfen taugen etwas beim Sport? Was sollten Sie beachten, damit Ihr Sprössling die beste Kinderbrille trägt? Und für den, der sehr schlecht sehen kann: Welche vergrößernden oder sprechenden Lesehilfen bietet der Markt? Die folgenden Abschnitte bieten Ihnen Entscheidungshilfen.

BEIM SPORT

Von einer Fehlsichtigkeit braucht sich heute niemand mehr bei der Wahl der Sportart einschränken zu lassen. Für Brillenträger gibt es Brillenvarianten, die den Bedürfnissen der verschiedenen Sportarten Rechnung tragen.

Brille

Wer die Brille beim Sport lästig findet, kann während der Trainingszeit zu Kontaktlinsen greifen. Für ein paar Stunden können wohl die meisten Menschen Kontaktlinsen problemlos tragen. Je nach Sportart muss eine Brille, die beim Sport getragen wird, verschiedene Ansprüche erfüllen.

- Bei Aktivitäten im Freien soll sie die Augen vor Licht und UV-Strahlung schützen. Diese Eigenschaften hat auch eine Sonnenbrille. Die Hersteller von Sportbrillen tragen jedoch den speziellen Bedingungen beim Sport Rechnung. So gibt es Sportbrillen mit einem Set verschieden getönter Wechselscheiben: klares Glas für bedeckten Himmel und Nachtfahrten, eine helle Tönung für Nebel und diffuses Licht sowie dunkle Gläser für sonnige Tage. Andere Hersteller trennen den Sonnenschutz vom Brillenglas und verbinden beides mit einem Scharnier. Dann kann man den Sonnenschutz runter- und wieder hochklappen, wenn sich Licht und Schatten abwechseln.
- Sie soll Wind, Staub und Insekten von den Augen fernhalten. Für diesen Zweck brauchen Sportbrillen große, am besten gebogene Gläser. Dann reichen sie weit

BILD 1: Beim Skifahren ist eine Sonnenbrille sinnvoll – besser aber eine Skibrille mit Doppelscheiben.

an der Seite des Kopfes herum und liegen dicht am Kopf an. Solche Gläser schirmen die Augen zudem vor von der Seite einfallender UV-Strahlung ab.

- Das Sichtfeld soll groß sein. Um es nicht einzuschränken, müssen die Nasenaufsätze klein und die Brillenränder schmal sein.
- Bei Mannschaftssportarten, beim Tennis, Squash, Skifahren und Wandern soll eine Brille die Augen vor Verletzungen schützen. Dazu eignen sich Gläser aus dem Kunststoff Polycarbonat. Labortests bestätigen diesen Gläsern eine enorme Schlagfestigkeit. Sie widerstehen auch einem Ast, der mit Wucht dagegenschlägt.
- Skibrillen sind eine Spezialversion von Sportbrillen. Sie haben Doppelscheiben. Wie Tests zeigen, gehen bei einem Unfall höchstens die Außenscheiben zu Bruch; die Innenscheiben bleiben intakt.
- Die Brille darf bei geneigtem Kopf und abrupten, heftigen Bewegungen nicht vom Kopf fallen. Dafür sorgen flexible Bügel, die weit hinters Ohr reichen, oder ein elastisches Kopfband. Starre Bügel sind ungünstig.
- Die Bügelenden dürfen auch dann nicht verrutschen, wenn der Schweiß am Kopf entlangrinnt. Eine Beschichtung aus weichem Gummi oder einem anderen rutschhemmenden Material ist meist sehr hilfreich.
- Bei hoher Luftfeuchtigkeit und starkem Schwitzen darf die Brille nicht beschlagen. Eine Anti-Fog-Beschichtung auf der Innenseite der Gläser soll das sicherstellen. Ihre Wirksamkeit hält sich allerdings in Grenzen. Außerdem ist die Beschichtung recht empfindlich. Falsche Behandlung macht ihre Wirkung rasch zunichte.

Sie haben die Wahl, mit welcher Lösung Sie diesen Ansprüche gerecht werden wollen: Sie können sich eine entsprechende Sportbrille mit geschliffenen Gläsern anfertigen lassen oder Ihre gewöhnliche Korrekturbrille und zusätzlich eine spezielle Sportbrille tragen, die dann mit der Korrekturbrille verbunden werden muss.

Die erste Lösung ist möglich, seit alle namhaften Hersteller von Brillengläsern auch Gläser für Sportbrillen anbieten. Für jede Art von Fehlsichtigkeit fertigen sie gebogene Kunststoffgläser, die ziemlich groß sind und in der Brille dicht am Kopf anliegen. Diese Gläser sind so berechnet, dass sie die Fehlsichtigkeit auch dann exakt ausgleichen, wenn man durch das stark gewölbte Glas blickt.

Sogar Brille tragende Taucher brauchen auf ihren Sport nicht zu verzichten. Einige Hersteller liefern Tauchmasken, deren Scheiben gegen speziell gehärtete Kunststoffgläser mit Korrektionswirkung ausgetauscht werden können. Ähnlich den Fertigbrillen, stehen diese Gläser allerdings meist nur mit relativ grober Dioptrienabstufung und ohne Astigmatismuskorrektur zur Verfügung. Mit den individuellen Gegebenheiten des Trägers können derartige Tauchmasken nur zufällig übereinstimmen. Diese Tauchmasken werden in der

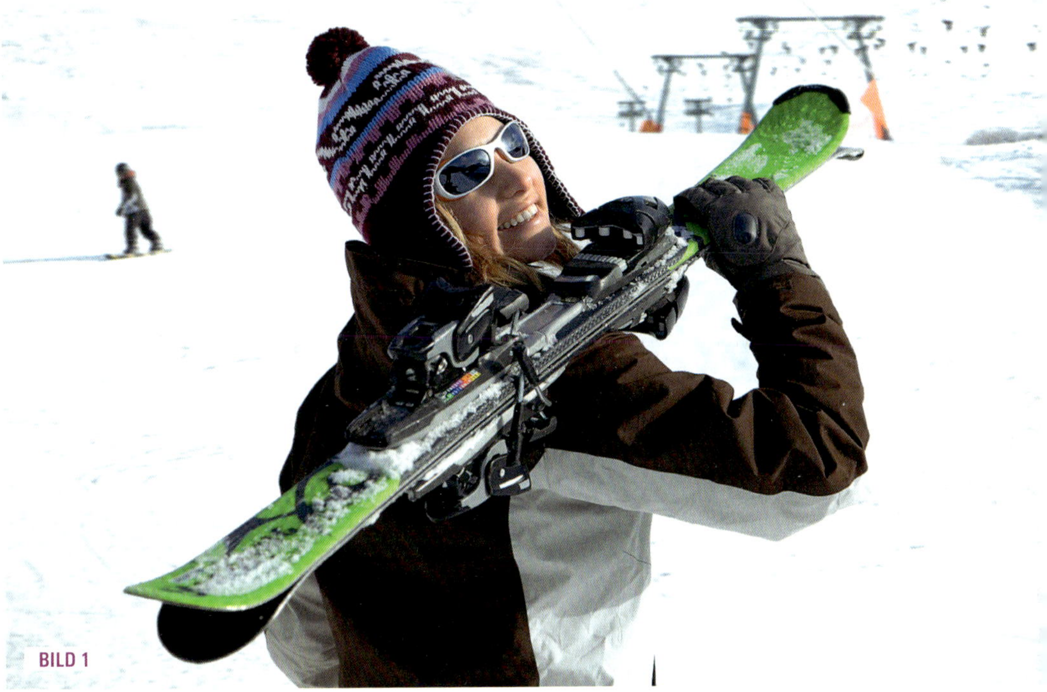
BILD 1

Regel über Tauchsportfachgeschäfte vertrieben.

Eine andere Möglichkeit bieten Augenoptiker an, die sich auf die Bedürfnisse fehlsichtiger Sportler spezialisiert haben. Sie kleben mit einem glasklaren Spezialkleber speziell angefertigte Brillengläser mit absolut planer Oberfläche auf die Innenseite normaler Tauchmasken. Diese Gläser schleift der Augenoptiker selbst in die für die Tauchmaske passende Form. Sie sind exakt zentriert, sodass ihr Träger genau durch die optische Mitte des Glases schaut. Auf diese Art können auch Mehrstärken-Tauchbrillen gefertigt werden, durch deren Nahteil sich die Instrumente ablesen lassen. So können auch alterssichtige Taucher ihrem Sport noch lange nachgehen, ohne sich aufgrund von Sehproblemen in Gefahr zu begeben.

Entscheiden Sie sich dafür, Ihre übliche Brille mit geschliffenen Gläsern auch beim Sport zu tragen und zusätzlich eine Sportbrille aufzusetzen, muss diese mit der Korrekturbrille verbunden werden. Bei einigen Modellen lässt sich die Korrekturbrille mit Clips hinter den Gläsern der Sportbrille befestigen. Eine andere Möglichkeit sind spezielle Sportbrillen mit einer Vorrichtung, an der sich Korrekturgläser anbringen lassen. Diese Gläser mit individueller Korrektur müssen der speziellen Form der Sportbrille und ihrem Befestigungsmechanismus entsprechend angefertigt werden. Dann trägt man praktisch zwei Paar Brillengläser: dicht am Auge die mit der individuell notwendigen Korrektur und davor die Schutzgläser für den Sport.

Kosten

Für eine Sportbrille können Sie ein paar Zehner, aber auch einige Hunderter ausgeben, ohne dass große Qualitätsunterschiede diese Preisdifferenz rechtfertigen. Die Stiftung Warentest hat im April 2008 Sportbrillen geprüft. Testsieger waren zwei Brillen für knapp 162 Euro und 285 Euro. Allerdings wurde ein 70-Euro-Mo-

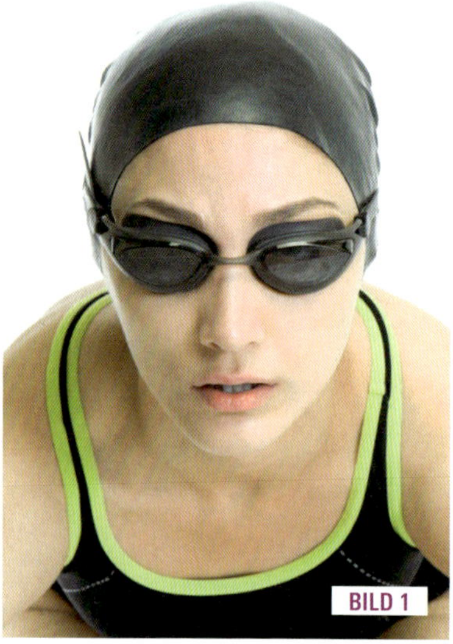
BILD 1

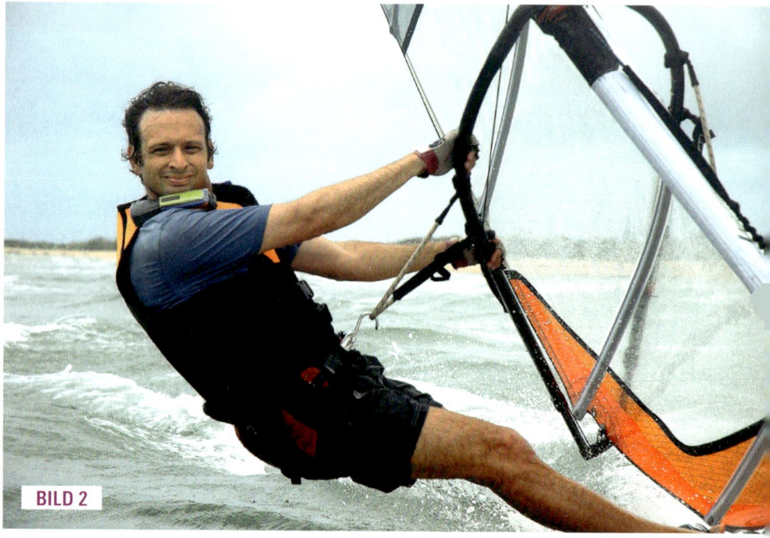
BILD 2

dell nur wenig schlechter bewertet (Einzelheiten unter www.test.de).

Das Basismodell einer Spezial-Sportbrille, an der sich Brillengläser mit individuellem Schliff anbringen lassen, kostet etwa 100 Euro. 120 Euro für die Korrekturgläser kommen noch hinzu.

Kontaktlinsen

Tageslinsen, die nach dem Tragen weggeworfen werden (siehe Seite 70), sind die Lösung für Fehlsichtige, die eigentlich Brille tragen, beim Sport aber davon frei sein wollen. Als Weichlinsen sind sie sofort verträglich. Eine aufwendige Anpassung kann entfallen, da sie nur kurze Zeit getragen werden. Und da sie nicht aufbewahrt werden, brauchen auch keine Pflegemittel angeschafft zu werden. Dennoch sollte vor der Entscheidung zu diesen Linsen eine Beratung durch einen Kontaktlinsenspezialisten stehen. Nur so ist sichergestellt, dass eventuelle Gründe erkannt werden, die gegen das Tragen von Kontaktlinsen sprechen.

Von Vorteil können Tageslinsen auch bei Wassersportarten und beim Aufenthalt in sprudelnden Warmwasserbecken sein. Dabei kann Wasser, das immer Bakterien enthält, in die Augen spritzen. Diese Mikroorganismen können sich in Weichlinsen einlagern und zu einer Augeninfektion führen. Bei Tageslinsen, die nach dem Tragen weggeworfen werden, ist dieses Risiko geringer als bei Linsen, die länger getragen werden.

Tageslinsen als einfache Version von Kontaktlinsen sind jedoch nicht bei jeder Art von Training und allen Sportarten empfehlenswert.

- Sehr intensives Training für längere Zeit Dabei steigt die Aktivität des Stoffwechsels stark an, weil die Gewebe viel Sauerstoff benötigen. Das gilt auch für die Hornhaut der Augen. Diesen hohen Sauerstoffbedarf können gewöhnliche Tageslinsen unter Umständen nicht decken. Hier sollte ein Kontaktlinsenanpasser entscheiden, ob hochsauerstoffdurchlässige Weichlinsen und eine individuelle Anpassung notwendig sind.
- Sportarten mit erhöhtem Risiko für einen Verlust der Linsen.

Beim Schwimmen, Surfen, Schnorcheln und Tauchen kann das Wasser die Linsen aus den Augen spülen. Beim Bo-

BILD 1: Treiben Sie Sport? Für viele Sportarten gibt es Spezialanfertigungen mit Korrekturgläsern.
BILD 2: Oft sind Kontaktlinsen eine vorteilhafte Lösung.
BILD 3: Bei jeder Sportart müssen die besonderen Belastungen bedacht werden.

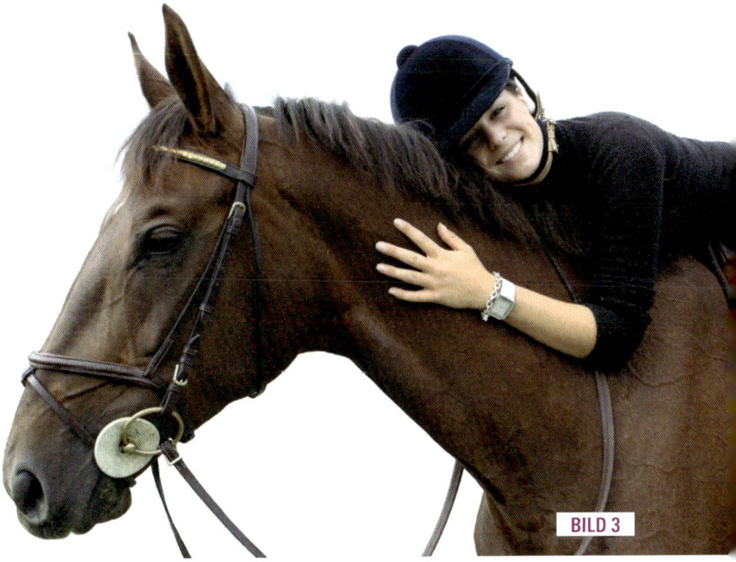
BILD 3

xen können heftige Bewegungen, beim Reiten und Fallschirmspringen starke Erschütterungen zum Verlust der Linsen führen. Dem lässt sich geschickt vorbeugen, indem Linsen mit möglichst großem Durchmesser ausgewählt werden. Sie fallen nicht so schnell aus dem Auge. Diese Linsen sollten allerdings individuell angepasst werden. Außerdem dürfen solche Kontaktlinsen nur begrenzte Zeit getragen werden, um die Hornhaut nicht zu sehr zu belasten.

Unabhängig von der Auswahl des Linsentyps kann für Kontaktlinsenträger zusätzlich eine Sportbrille nützlich sein. Sie wird nach den gleichen Kriterien ausgewählt wie für Brillenträger. Die Sportbrille schützt die Augen vor Licht und UV-Strahlung und zum Beispiel beim Radfahren vor Wind. Staubige Luft kann Kontaktlinsenträger plagen, weil sich die feinen Partikel unter oder an den Linsen sammeln und dann auf der Hornhaut scheuern. Auch dem beugt eine Sportbrille vor.

SEHHILFEN FÜR KINDER

Sehen zu können, ist bei allen gesund geborenen Kindern angelegt. Allerdings muss jeder Mensch erst lernen, die zwei Bilder, die die beiden Augen an das Gehirn senden, als ein Ganzes wahrzunehmen und dabei die Tiefe des Raumes zu erfassen. Diese Fähigkeit des Gehirns trainieren Babys mit jedem Augen-Blick in den ersten Lebensjahren. Das beidäugige Sehen kann sich jedoch nur entwickeln, wenn beide Augen dem Gehirn ein scharfes Bild liefern.

Eine Weitsichtigkeit können Kinder in den ersten Lebensjahren bis zu einem gewissen Grad abfangen, weil sich ihre Augenlinsen stark zusammenziehen können. Allerdings zwingt diese Art des Sehens die Augen in eine Fehlstellung. Wenn die Kinder etwas genau sehen wollen, beginnen sie zu schielen. Dadurch können sie einen Teil ihrer Sehfähigkeit einbüßen. Das lässt sich vermeiden, indem Fehlsichtigkeiten bereits bei Kleinkindern akkurat ausgeglichen werden. Bei dem geringsten

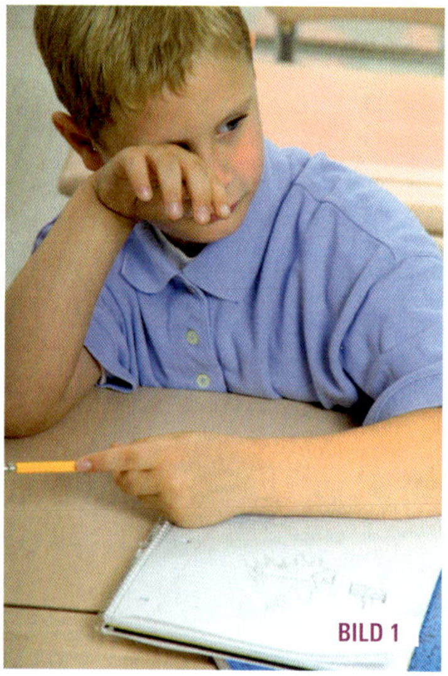

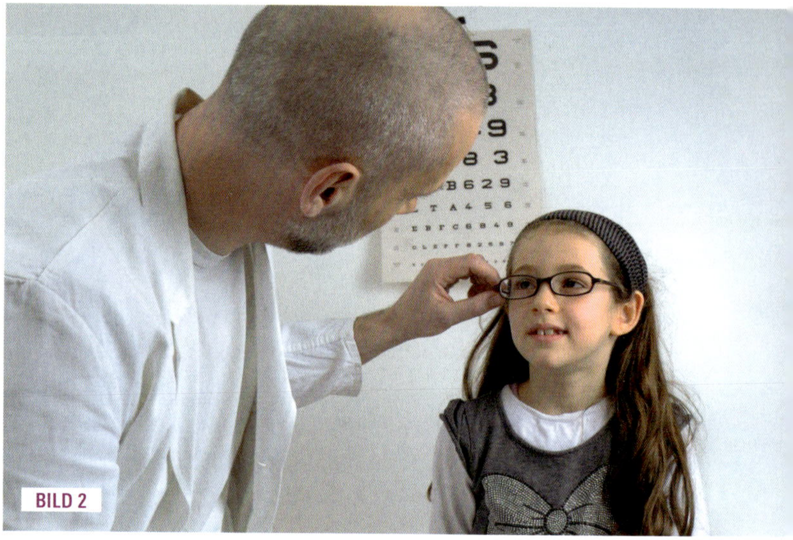

BILD 1: Kopfschmerzen, Konzentrationsprobleme – manchmal steckt ein Sehfehler dahinter.
BILD 2: Bei dem geringsten Verdacht, dass Ihr Kind nicht gut sehen kann, sollten Sie mit ihm zum Augenarzt gehen.

Verdacht, dass Ihr Kind nicht gut sehen kann, sollten Sie mit ihm zum Augenarzt gehen.

Eine Fehlsichtigkeit wird schon bei den Kleinsten ausgeglichen. Je stärker sie ist, umso dringender ist die Korrektur. Üblicherweise dienen dazu Brillen. Doch wenn die Bedingungen es nahelegen, können auch Säuglingen sowie Kleinkindern bereits Kontaktlinsen angepasst werden. Für Kinderbrillen gelten mindestens die gleichen Kriterien wie für Erwachsenenbrillen. Die Brille muss bequem sein, darf nicht stören und keinesfalls rutschen. Wenn die Mitte des Brillenglases nicht mehr exakt vor der Pupillenmitte sitzt, also die Zentrierung nicht mehr stimmt, stört das das Sehen. Die Folge können Augenreizungen, Kopfschmerzen und Nervosität sein.

Für Kinder ist besonders wichtig, dass die Brille leicht ist. Das Gewicht wird in erster Linie von der Größe der Gläser bestimmt. Das Material der Gläser und die Fassung sind demgegenüber nachrangig. In der Regel reicht bei Kinderbrillen ein Glasdurchmesser von 3 Zentimetern aus. Dann können die Gläser weniger als 10 Gramm wiegen – vorausgesetzt, der Augenoptiker verwendet Rohgläser mit einem entsprechend geringen Durchmesser.

Ein Grund, sich dennoch für Gläser aus Kunststoff zu entscheiden, kann sein, dass sie nicht so leicht brechen wie Mineralgläser. Außerdem entstehen beim Bruch von Kunststoffgläsern keine scharfkantigen Splitter.

Die Brillenfassung sollte nicht breiter sein als das Gesicht, in dem sie sitzt. Außerdem muss sie natürlich stabil sein. Für Säuglinge gibt es Fassungen, die komplett aus Kunststoff gefertigt sind. Ihre Bügel sind ohne Scharniere befestigt. Ein Gummiband, das um den Hinterkopf geführt wird, gibt zusätzlichen Halt.

Ein breiter Nasensteg verteilt das Gewicht der Brille auf einer relativ großen Auflagefläche. Dann drückt die Brille nicht und sitzt fest.

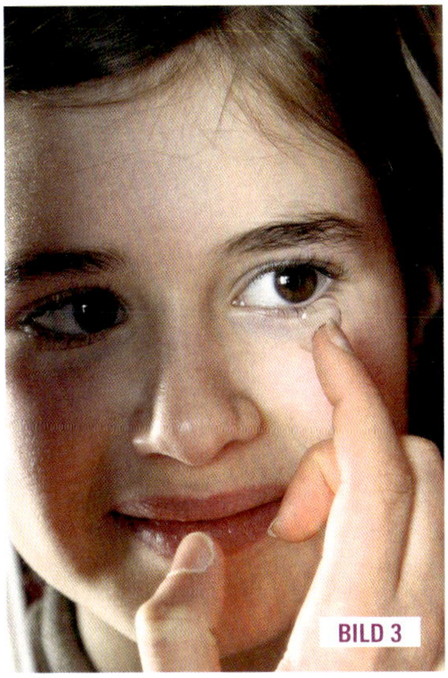

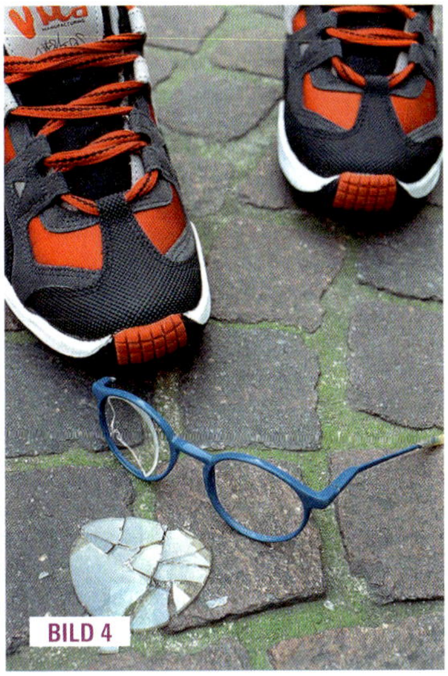

BILD 3: Wenn es notwendig ist, können Säuglinge sowie Kleinkinder bereits mit Kontaktlinsen versorgt werden.
BILD 4: Glas und Fassung sind bei Kinderbrillen extremen Belastungen ausgesetzt.

Elastische Ohrbügel, die hinter dem Ohr bis fast zum Ohrläppchen herumführen, verhindern ein Herunterfallen der Brille.

Kinder, die im Freien toben, am Wasser spielen und sich im Schnee tummeln, brauchen eine Sonnenbrille, die die Augen vor grellem Licht und UV-Strahlung schützt. Für Kinder, die ohnehin eine Brille tragen, ist dann eine Sonnenbrille mit geschliffenen Gläsern notwendig.

Kosten

Für Kinder und Jugendliche bis zum 18. Lebensjahr bezahlen die gesetzlichen Krankenversicherungen Sehhilfen.
Nach dem 14. Lebensjahr bekommen Jugendliche aber nur dann ein neue Brille auf Kosten der Krankenkassen, wenn sich die Sehfähigkeit eines Auges um mindestens 0,5 dpt geändert hat oder ein Auge um 0,25 dpt schwächer, das andere um den gleichen Betrag stärker korrigiert werden muss. Voraussetzung ist in jedem Fall eine Verordnung durch die Augenärztin oder den Augenarzt.

Geht die Brille innerhalb von drei Monaten nach der Verordnung verloren oder zerbricht sie, müssen die Eltern für den Ersatz selbst aufkommen.

Benötigt das Kind sowohl eine Korrektur für die Ferne als auch für die Nähe, bezahlen die Krankenkassen auch Mehrstärkengläser.

In der Regel haben Brillen für Kinder mineralische Gläser. Die Kosten für Kunststoffgläser übernehmen die Krankenkassen, wenn das Kind jünger ist als 14 Jahre, des Weiteren bis zur Vollendung der allgemeinen Schulpflicht für den Schulsport. Auch Gläser mit mehr als +6 dpt oder –8 dpt dürfen aus Kunststoff gefertigt sein. Das Gleiche gilt, wenn sich die Sehfähigkeit der beiden Augen um mehr als 3 dpt unterscheidet oder wenn aus medizinischen Gründen eine befriedigende Versorgung mit mineralischen Gläsern nicht möglich ist.

Hochbrechende mineralische oder Kunststoffgläser bezahlen die Kassen bei einer Fehlsichtigkeit von mehr als 10 dpt.

BILD 1: Auch Kinderaugen brauchen Sonnenschutz.

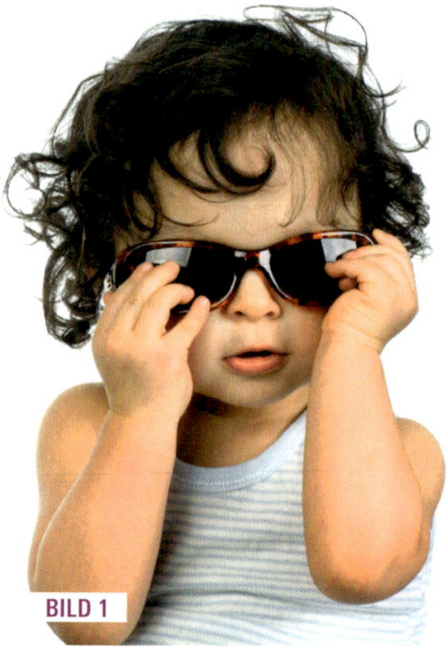
BILD 1

TIPP Kontaktlinsen und Brille für Kinder von der Kasse?

Kontaktlinsen – und zwar in der Regel formstabile Linsen – können Kindern nur bei folgenden Bedingungen zu Lasten der gesetzlichen Krankenkassen verordnet werden:

- Kurz- oder Weitsichtigkeit von mindestens 8 dpt.
- Irregulärer Astigmatismus, wenn sich die Sehstärke mit Kontaktlinsen um mindestens 20 Prozent gegenüber Brillengläsern verbessert.
- Bestimmte andere Formen von Astigmatismus.
- Vorwölbung der Hornhaut (Keratokonus)
- Linsenlosigkeit (Aphakie).
- Unterschiedliche Größe der Bilder auf der Netzhaut beim linken und rechten Auge (Aniseikonie) von mehr als 7 Prozent.
- Mindestens 2 dpt Unterschied in der Brechkraft zwischen linkem und rechtem Auge (Anisometropie).

Bei folgenden speziellen Bedingungen können Kindern auch Sonnenbrillen, die weniger als 75 Prozent des Lichtes durchlassen, verordnet werden:

- In den an sich vollkommen transparenten Geweben des Auges, die an der Lichtbrechung beteiligt sind – also Hornhaut, Linse und Glaskörper –, gibt es undurchlässige Bereiche, durch die das Licht streut.
- Chronische, immer wiederkehrende Augenentzündungen lassen sich medikamentös nicht behandeln. Dazu gehören Entzündungen von Hornhaut, Bindehaut und Iris.
- Im Bereich der Lider und ihrer Umgebung gibt es entstellende Veränderungen und der Tränenfluss ist behindert.
- Infolge von Erkrankungen von Netzhaut, Aderhaut und/oder Sehnerv kommt es zu Blendungen.
- Es besteht totale Farbenblindheit.
- Es gibt eine unerträgliche Blendung bei praktischer Blindheit.
- Es liegen Erkrankungen innerhalb des Schädels (Verletzungen, Tumoren) vor, bei denen sich eine starke Lichtempfindlichkeit einstellt.

VERGRÖSSERNDE SEHHILFEN

Bei manchen Menschen lässt sich das Sehvermögen selbst mit starken Brillengläsern nur unzureichend verbessern. Für sie können optisch und/oder elektronisch vergrößernde Sehhilfen eine wesentliche Erleichterung sein. Diese verbessern zwar nicht das Sehen an sich, aber sie können die Betroffenen bei bestimmten Alltagstätigkeiten so unterstützen, dass sie länger selbstständig bleiben können.

Sehbehinderte Menschen brauchen vor allem Vergrößerung, individuell abgestimmte Beleuchtung und starke Kontraste. Das liefern optisch vergrößernde Sehhilfen wie Lupenbrillen, beleuchtete Aufsetzlupen und kleine Handfernrohre (Monokulare). Für Menschen mit sehr stark eingeschränktem Sehvermögen gibt es elektronisch vergrößernde Sehhilfen wie Bildschirmlesegeräte, Großschriftsoftware und elektronische Handlupen. Auch Computer mit Sprachausgabe können eine effektive Hilfe sein.

Vor der Anschaffung einer solchen Sehhilfe ist zu überlegen, bei welchen Tätigkeiten am dringendsten Unterstützung benötigt wird. Sollen

- Lesen in der Nähe und Schreiben möglich werden?
- Fernsehsendungen verfolgt werden?
- Straßenschilder erkennbar werden?
- PC-Anwendungen (zum Beispiel Online-Banking) ausgeführt werden?

Aber: Die jeweiligen Hilfsmittel dazu decken nur einen bestimmten Bedarf ab. Gegebenenfalls können also verschiedene Sehhilfen nötig sein.

Lupen

Lupen erzeugen auf der Netzhaut ein vergrößertes Bild. So lassen sich Details der betrachteten Objekte erkennen. Sehbehinderte Menschen nutzen eine Lupe, um einen Bildausschnitt zu vergrößern. Allerdings wird der Bereich, der genau zu sehen ist, kleiner, je mehr er vergrößert wird. Die Umgebung bleibt weiterhin unscharf. Hinzu kommt, dass man bei zunehmender Vergrößerung mit den Augen immer dichter an die Lupe herangehen muss. Das begrenzt die Möglichkeiten von Lupen. Ab einer bestimmten Vergrößerung ist eine Steigerung nicht mehr sinnvoll.

Beim üblichen Arbeitsabstand sind mit Lupen Vergrößerungen bis zum Doppelten und Vierfachen möglich. Kann man sich mit einem kleinen Sichtbereich zufriedengeben, sind Vergrößerungen bis zum Fünfzehnfachen möglich.

Bei einer solchen Vergrößerung muss der Arbeitsabstand ziemlich genau eingehalten werden. Andernfalls verschwimmt das Bild. Aufsetzlupen halten den Arbeitsabstand automatisch richtig ein; ein Zittern der Hände stört bei ihnen kaum. Meist ist in Aufsetzlupen auch eine Beleuchtung eingebaut. All dies erleichtert die Nutzung ganz beträchtlich.

Eine Variante der gewöhnlichen Lupe ist die batteriebetriebene digitale Leselupe

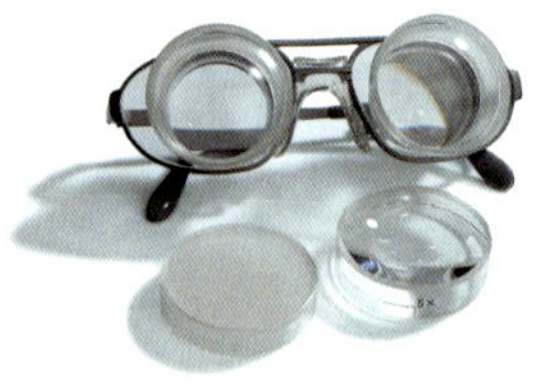

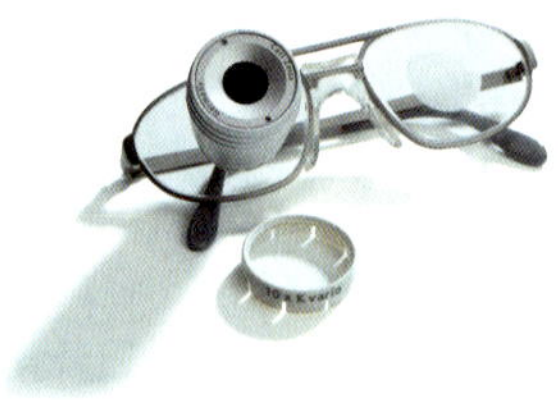

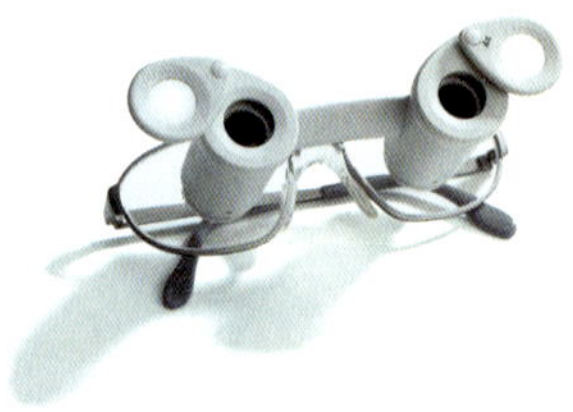

mit integrierter Kamera und einem Bildschirm von beispielsweise 5 x 10 Zentimetern. Sie ermöglicht eine 3- bis 18-fache Vergrößerung. Zusätzlich lassen sich die Farben von Schrift und Hintergrund verändern. Ein Text kann dann zum Beispiel mit grüner Schrift auf schwarzem Hintergrund oder gelber Schrift auf blauem Grund erscheinen. Auf diese Weise ergeben sich unterschiedliche Farbkontraste, die sich bei bestimmten Erkrankungen als günstig erweisen können.

Auch mit diesem Gerät ist jeweils nur ein kleiner Ausschnitt der Texte zu erkennen.

Spezialbrillen

Bei einer Lupenbrille ist auf dem Brillenglas eine Lupe mit der gewählten Vergrößerung befestigt. Vergrößerungen sind bis etwa zum 15-Fachen möglich. Bei den großen Vergrößerungen beträgt der Arbeitsabstand jedoch nur noch wenige Zentimeter.

Abhilfe schafft in diesen Fällen eine Fernrohrlupenbrille, bei der ein auf die Nähe eingestelltes Fernrohr in eine Brillenfassung montiert ist und somit ruhig vor dem Auge sitzt. Bei einigen Fernrohrlupenbrillen lässt sich der Leseabstand je nach Situation einstellen. Auf diese Art wird die Ausübung mancher Hobbys, beispielsweise das Notenlesen zum Musizieren, wieder möglich. Mit Fernrohrbrillen lassen sich zwar hohe Vergrößerungen erreichen, allerdings muss dann der Kopf beim Sehen mit diesem Hilfsmittel sehr ruhig gehalten werden. Andernfalls verwackelt das Bild.

Mit vergrößernden Fernsehbrillen kann man die Größe des Fernsehbilds verdoppeln oder sich das Geschehen auf einer Theaterbühne erschließen. Allerdings erscheinen die Randbereiche des Bildes meist verzerrt.

Bildschirmlesegeräte

Diese Geräte nehmen eine Textvorlage mit einer Kamera auf und geben sie auf einem Bildschirm wieder. Wie weit der Text vergrößert werden soll, ist einstellbar. Bei manchen Geräten lässt sich die Farbe von Text und Hintergrund frei wählen. Auch Kontrast und Helligkeit sind veränderbar. Bildschirmlesegeräte können für Menschen mit einer Sehschärfe von unter 0,1dpt eine Option sein.

Für die Arbeit am PC gibt es Großschriftsoftware, mit der Vergrößerung, Kontrast, Maus- und Cursordarstellung den individuellen Bedürfnissen angepasst werden können.

Elektronische Textlesesysteme verarbeiten Texte mit einem Schrifterkennungsprogramm und geben sie entweder über den PC-Lautsprecher als gesprochenen Text aus oder über eine an den PC angeschlossene Braille-Zeile in Blindenpunktschrift, die der Nutzer ertasten kann. Bei Büchern gelingt das bereits recht gut. Bei mehrspaltigen Zeitungstexten mit verschiedenen Schriftgrößen im selben Text haben die Systeme allerdings noch oft Schwierigkeiten.

BILD 1: Fernrohr-Brillen sind ideale „Mini-Fernrohre“ für besseres Sehen in die Weite.

Produkte mit Sprachansage

Vor allem im Gesundheitsbereich gibt es eine Reihe von Geräten mit Sprachansage. Personenwaagen, Blutdruckmessgeräte und Thermometer machen die Ergebnisse auf Knopfdruck hörbar.

Bezugsquellen

Die hier beschriebenen vergrößernden Sehhilfen gibt es in vielen Ausführungsformen in Augenoptikergeschäften. Spezialisierte Fachgeschäfte mit „Anerkannten Fachberatern für Sehbehinderte“ bieten eine gezielte Analyse der Sehverhältnisse und beraten die Betroffenen bezüglich der infrage kommenden Sehhilfen. Sanitätshäuser bieten vor allem Alltagshilfen wie Großschrifttelefone, sprechende Waagen und dergleichen an. Einige Sehbehinderten- und Blindenvereine unterstützen bei der Auswahl und gewähren unter Umständen auch die Möglichkeit, verschiedene Sehhilfen auszuprobieren.

Das ist wichtig, weil der Gebrauch dieser Geräte oft mühsam und umständlich ist. Wer mit welchem Gerät am besten zurechtkommt, ist nicht vorhersehbar. Vor dem Kauf ist es daher immer notwendig, verschiedene Systeme zu testen.

Zahlreiche Kliniken, vor allem solche, die sich auf Netzhauterkrankungen spezialisiert haben, bieten mittlerweile Spezialsprechstunden an, bei denen diese Sehhilfen individuell angepasst werden.

Kosten

Die gesetzlichen Krankenversicherungen übernehmen die Kosten für vergrößernde Sehhilfen, wenn beide Augen eine schwere Sehbeeinträchtigung aufweisen. Das ist unter anderem der Fall, wenn das bessere Auge eine Sehschärfe von höchstens 0,3dpt hat. Eine weitere Voraussetzung ist, dass die Sehhilfe effektiv genutzt werden kann, indem sie beispielsweise das Lesen wieder ermöglicht.

Lassen Sie sich weiterhelfen

- Berufsverband der Augenärzte Deutschlands e. V. (BVA)
  Tersteegenstraße 12, 40474 Düsseldorf
  Tel.: 02 11/4 30 37-00
  Fax: 02 11/4 30 37-20
  www.augeninfo.de
  E-Mail: bva@augeninfo.de
- Deutscher Hilfsmittelvertrieb gem. GmbH
  Bleekstraße 26, 30559 Hannover
  Tel.: 05 11/9 54 65-0
  Fax: 05 11/9 54 65-85
  www.deutscherhilfsmittelvertrieb.de
  E-Mail: info@deutscherhilfsmittelvertrieb.de
- Wissenschaftliche Vereinigung für Augenoptik und Optometrie (WVAO)
  Mainzer Straße 176, 55124 Mainz
  Tel.: 0 61 31/61 30 61
  Fax: 0 61 31/61 48 72
  www.wvao.org
  E-Mail: info@wvao.org

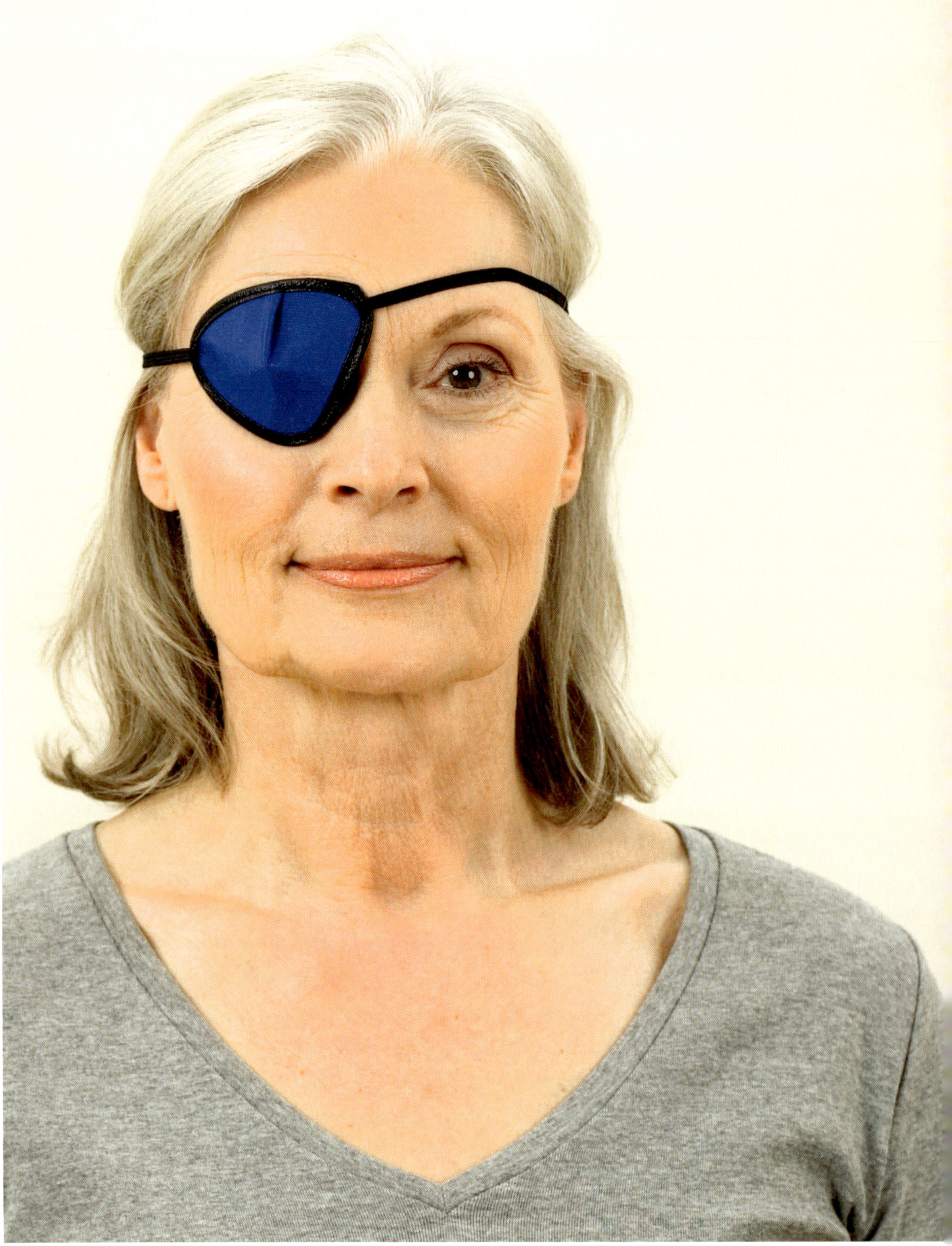

UNWIDERRUFLICH: DIE OPERATION

Mit verschiedenen Techniken lässt sich die Brechkraft der Augen dauerhaft verändern. Im Idealfall werden fehlsichtige Augen dadurch zu normalsichtigen und Sehhilfen eine Zeit lang überflüssig. Diese Techniken zur Korrektur von Fehlsichtigkeiten werden unter dem Begriff refraktive Chirurgie zusammengefasst. Zu ihnen gehören auch Verfahren, die mit Lasertechnik arbeiten. Sie sind gemeint, wenn jemand sagt, er habe sich „die Brille weglasern" lassen.

CHIRURGISCHE UND LASERVERFAHREN

Einer Reihe von Menschen helfen diese Eingriffe bei Sehproblemen, die auf andere Weise nicht zufriedenstellend gelöst werden können. Die meisten der etwa 165 000 Menschen, die sich im Jahr 2004 in Deutschland mit refraktiver Chirurgie behandeln ließen, haben sich aber wohl aus anderen Gründen dazu entschlossen. Sie erhofften sich von einem solchen Eingriff ein Leben ohne Brille oder Kontaktlinsen.

Hinter operativen Verfahren steht die Idee, die Brechkraft jener Augengewebe zu verändern, die einen wesentlichen Anteil an der Sehschärfe haben: der Hornhaut und der Linse. Von ihrer Dicke und ihrer Krümmung hängt es ab, wie und vor allem wie stark das Licht gebrochen wird, bevor es die Netzhaut erreicht. Das erste Verfahren, das sich ab Anfang der 1970er-Jahre weltweit verbreitete, war die radiäre Keratotomie. Hierbei wird die Hornhaut um die Mitte herum mit einem Skalpell sternförmig eingeschnitten. Dadurch flacht sie sich ab und ihre Brechkraft verändert sich. In den Ländern der westlichen Welt spielt dieses Verfahren heute keine Rolle mehr. Hier sind Einschnitte in die Hornhaut nur noch zur Korrektur eines Astigmatismus gebräuchlich (Astigmatische Keratotomie, siehe Seite 152).

Für die Korrektur anderer Fehlsichtigkeiten dominieren seit den 1990er-Jahren Verfahren, die mit Lasertechnik arbeiten. Mit dem Laser wird die Schicht unterhalb der Deckschicht der Hornhaut so bearbeitet, dass sich ihre Dicke oder ihre Form ändert. Die Korrekturen finden in einem

BILD 1: Bei Augenoperationen ist aufgrund der notwendigen Genauigkeit ein Operationsmikroskop unerlässlich.

Hornhautbereich von etwa 7 Millimetern Durchmesser statt. Die zu modellierende Zellschicht ist etwa 0,5 Millimeter dick.

Um eine Kurzsichtigkeit auszugleichen, wird mit dem Laser vornehmlich das Innere des Hornhautzentrums verdünnt. Bei Weitsichtigen wird demgegenüber in den Randbereichen des Zentrums Gewebe abgetragen, sodass sich das Zentrum der Hornhaut im Vergleich zum Randbereich stärker wölbt. Die Augenärzte nennen das „Aufsteilen". Bei einer Hornhautverkrümmung wird das Gewebe so abgetragen, dass sich die verschiedenen Krümmungen aneinander angleichen. Auf diese Weise modelliert der Laser die Hornhaut.

Die derzeit gebräuchlichsten Verfahren verwenden die Lasertechnik. Es sind:

- PRK (Photorefraktive Keratektomie, siehe Seite 137),
- Lasek (Laser-assistierte subepitheliale Keratektomie) und Epi-Lasik (siehe Seite 143),
- Lasik (Laser in situ Keratomileusis) und Femto-Lasik (siehe Seite 146).

Ihr wesentliches Unterscheidungsmerkmal ist die Technik, mit der der Operateur die Zellschicht freilegt, welche die Brechkraft der Augenhornhaut bestimmt und die umgestaltet werden soll. Diese liegt unterhalb der Deckschicht der Hornhaut. Die Deckschicht kann entfernt werden und muss sich dann nach dem Eingriff wieder neu bilden. Es kann aber auch ein Teil der Deckschicht zunächst abgehoben, dann zur Seite geklappt und später wieder zurückgeklappt werden. Auch für dieses Abheben eines Teiles der Deckschicht sind verschiedene Techniken entwickelt worden.

Zurzeit am häufigsten eingesetzt wird die Lasik (siehe Seite 146). Im Jahr 2005 haben sich etwa 96 000 Personen in Deutschland auf diese Weise ihre Augen behandeln lassen.

Ohne Laser arbeitet die CK (Konduktive Keratoplastik, siehe Seite 154). Bei diesem Verfahren wird die Brechkraft durch den Einsatz von elektromagnetischen Wellen verändert.

Eine weitere Methode, um die Brechkraft der Hornhaut zu verändern, trägt die Bezeichnung Intacs (siehe Seite 156). Es ist die Abkürzung für intracorneale Ringsegmente. Dabei werden zwei halbkreisförmige Kunststoffelemente in die Hornhaut eingesetzt. Dadurch verändert sich die Brechkraft der Hornhaut. Dieses Verfahren ist vornehmlich für spezielle Störungen der Hornhaut gedacht.

Bei der anderen Gruppe von Verfahren ändert man nicht die Brechkraft der Hornhaut, sondern ersetzt die Augenlinse. Bei diesem sogenannten refraktiven Linsenaustausch (siehe Seite 162) werden die Augenlinsen entfernt und an ihrer Stelle Kunstlinsen implantiert. Mit dieser Operation verhilft man schon seit Jahrzehnten Menschen, deren Augenlinsen durch einen grauen Star (Katarakt) getrübt sind, wieder zu einer klaren Sicht. In der refraktiven Chirurgie ist der Grund für den Lin-

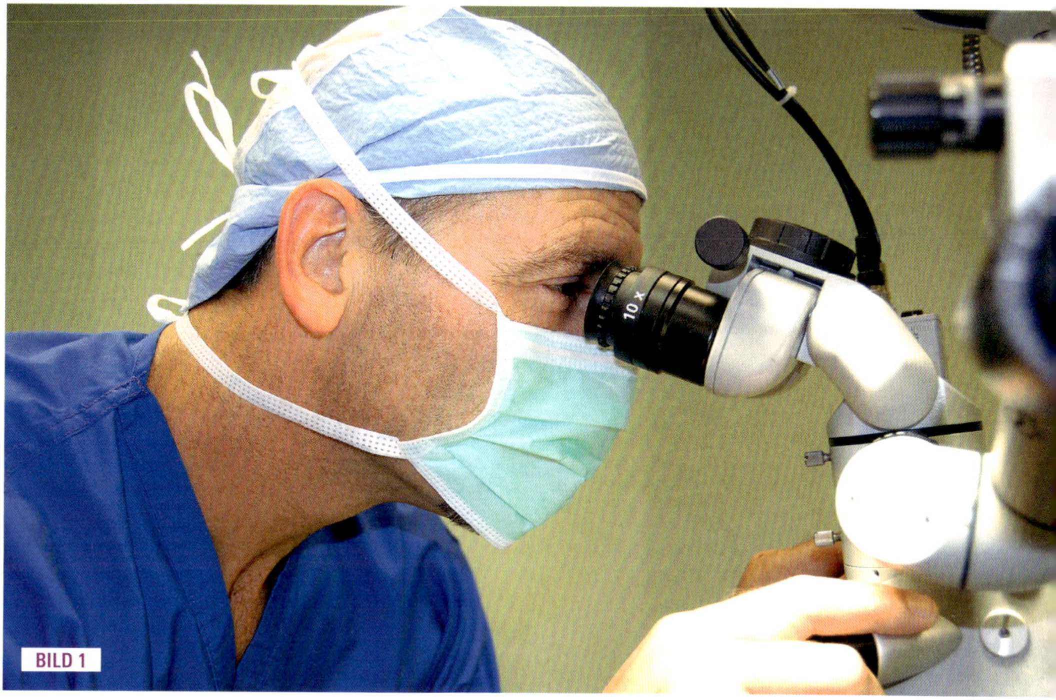
BILD 1

senaustausch jedoch nicht eine Linsentrübung, sondern die Fehlsichtigkeit. Diese Methode gewinnt zunehmend an Bedeutung.

Ebenfalls auf eine Veränderung der Brechkraft der Augenlinse setzt man, wenn zusätzlich zu der vorhandenen Augenlinse eine Kunstlinse ins Auge eingesetzt wird (pIOL = phake intraokulare Linse, siehe Seite 159). Eine Version dieser Technik, bei der die eingesetzte Linse direkt vor der eigenen Augenlinse platziert wird, ist auch als „implantierte Kontaktlinse" bekannt.

Vor allem zu den Verfahren, die mit einem Laser arbeiten, wurde inzwischen eine Vielzahl an wissenschaftlichen Arbeiten veröffentlicht. So wurde es möglich, die Ergebnisse dieser Eingriffe bei vielen tausend Menschen vergleichend auszuwerten: unter welchen Voraussetzungen sie besonders erfolgreich sind und welche Risiken und Komplikationen sie mit sich bringen können. Dennoch beurteilt die Kommission für refraktive Chirurgie sie noch nicht als allgemein anerkannte Heilverfahren zur Behandlung von Fehlsichtigkeiten.

Besonders wichtig wären Langzeitergebnisse, also Antworten auf die Frage, welchen Zustand Augen, die im Alter von 25, 30 Jahren operiert wurden, 30 oder 40 Jahre später aufweisen. Dieses Wissen ist umso bedeutsamer, als es sich hier schließlich um Eingriffe handelt, bei denen gesundes Körpergewebe ohne zwingenden medizinischen Grund verletzt wird. Derartige Langzeitergebnisse können über die am häufigsten eingesetzten Techniken, die Laserverfahren, jedoch noch nicht vorliegen. Sie wurden erst ab Beginn der 1990er-Jahre im größerem Umfang eingesetzt.

Fachleute haben eine Reihe von Bedingungen definiert, bei denen der Einsatz von Verfahren der refraktiven Chirurgie befürwortet wird:

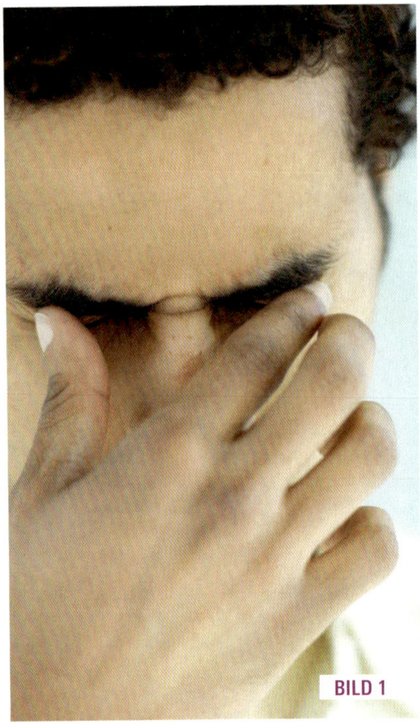
BILD 1

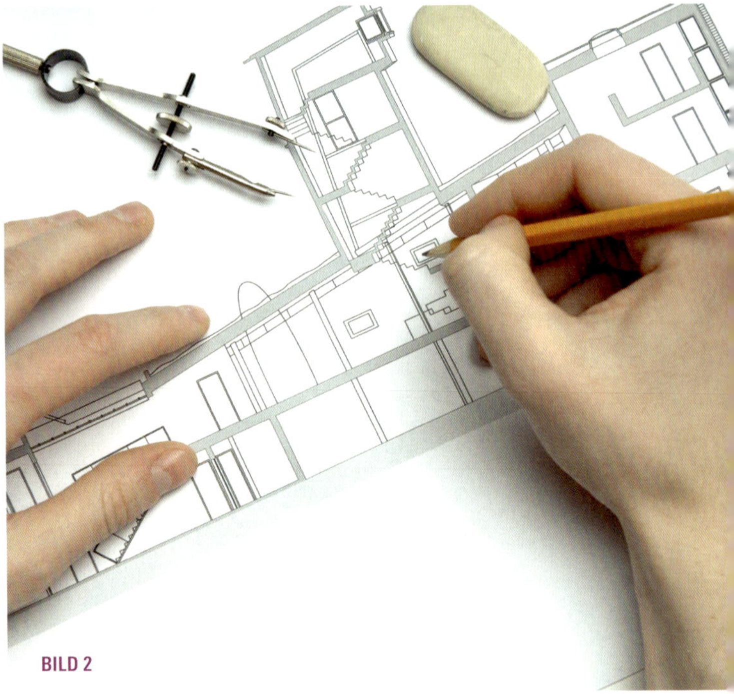
BILD 2

- Mit einer Brille lässt sich keine zufriedenstellende Sehfähigkeit erreichen.
- Die Brechkraft des linken und rechten Auges ist sehr unterschiedlich (Anisometropie) und lässt sich mit einer Brille nicht genügend ausgleichen.
- Auf der Netzhaut der beiden Augen entstehen unterschiedlich große Bilder (Aniseikonie) und das lässt sich mit einer Brille nicht genügend ausgleichen.
- Ein sehr starker Astigmatismus lässt sich weder mit Brille noch Kontaktlinsen korrigieren.
- Aufgrund des Krankheitsbilds „trockenes Auge" (sogenanntes Sicca-Syndrom) ist das Tragen von Kontaktlinsen nicht möglich.
- Nach der Entfernung einer Augenlinse und dem Einsetzen einer Kunstlinse hat sich zwischen linkem und rechtem Auge eine sehr unterschiedliche Sehfähigkeit ergeben. Um das zu beheben, müsste die Implantatlinse ausgetauscht werden. Ein refraktiv-chirurgischer Eingriff soll dann helfen, diese erneute Operation zu vermeiden.
- Ein Berufswunsch ist nur umzusetzen, wenn ohne Sehhilfe ein brauchbares Sehvermögen besteht. Das trifft beispielsweise für Piloten und Polizisten zu.
- Das Ergebnis nach einem refraktiv-chirurgischen Eingriff ist nicht zufriedenstellend und es besteht die berechtigte Hoffnung, dass ein erneuter Eingriff das verbessern kann.

Verfahren der refraktiven Chirurgie sollen grundsätzlich nicht eingesetzt werden, wenn:

- der Interessent noch keine 18 Jahre alt ist. Zum einen geht man davon aus, dass erst Erwachsene die Bedingungen eines solchen freiwilligen Eingriffs so absehen können, wie es für eine informierte Entscheidung notwendig ist. Zum anderen können sich bis etwa zu diesem Alter die Bedingungen im Auge durch Wachstumsprozesse noch verändern.

BILD 1: Die Neigung zu trockenen Augen kann die OP-Entscheidung beeinflussen.
BILD 2: Bei vielen Berufen ist ein gutes Sehvermögen unverzichtbar.

- der Interessent überhöhte Erwartungen an die Operation hat.
- sich die Fehlsichtigkeit in den vergangenen Jahren deutlich geändert hat oder schwankt.
- es entzündliche Erkrankungen am äußeren Auge gibt.
- sich die Pupille im Dunkeln so stark weitet, dass sie größer ist als die Hornhautzone, die bei dem Eingriff verändert wird. Dann würde der Betreffende nach der Operation auch durch unkorrigierte Bereiche der Hornhaut sehen und es treten Streulicht sowie Blendung auf, die sehr störend sein können. Das gilt besonders für Menschen mit höherer Kurzsichtigkeit.

Zusätzlich gelten für chirurgische und Laserverfahren gesonderte Gegenanzeigen. Sie sind in diesem Ratgeber bei den jeweiligen Verfahren aufgeführt.

ABLAUF DER OPERATION

Alle Operationen laufen nach einem bestimmten Muster ab, da machen die Augenoperationen keine Ausnahmen.

Vor der Operation: Untersuchungen

Bevor der Arzt die Möglichkeiten, Ihre Fehlsichtigkeit operativ zu beheben, mit Ihnen ernsthaft erörtern kann, ist eine komplette augenärztliche Untersuchung notwendig. Nur so kann der Augenarzt erkennen, ob Bedingungen vorliegen, die einen solchen Eingriff von vornherein verbieten. Dafür müssen auch die Netzhaut und der Augenhintergrund bei medikamentös erweiterter Pupille angeschaut werden.

An speziellen Untersuchungen gehören dazu:

- Sehschärfenprüfung ohne und mit Sehhilfe, mit normalen und medikamentös erweiterten Pupillen, objektiv durch Messwerte und subjektiv durch das Erkennen von Zeichen.
- Bestimmung der Brechkraft der Hornhaut.
- Vermessung der Hornhautoberfläche (Topografie).
- Messung der Hornhautdicke (Pachymetrie).
- Beurteilung des Tränenfilms.
- Messung des Augeninnendrucks (Tonometrie).

Diese Untersuchungen sollen vor allem klären, ob es Gründe gibt, von einem solchen Eingriff generell Abstand zu nehmen, und ob bestimmte Verfahren nicht infrage kommen. Ist das geklärt, errechnet ein Computerprogramm aus den diversen Untersuchungsergebnissen, wie die Hornhaut modelliert werden muss.

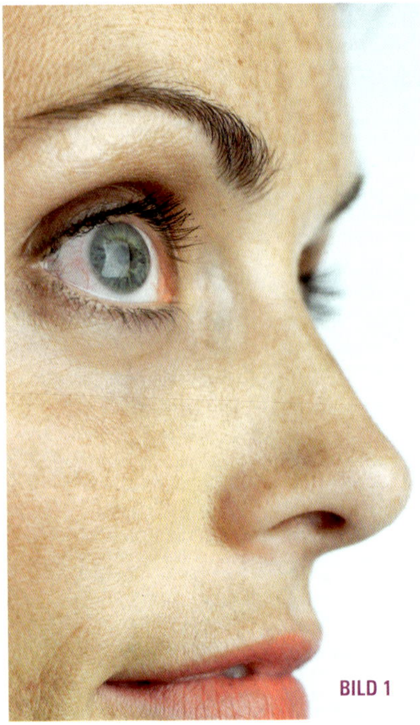

BILD 1

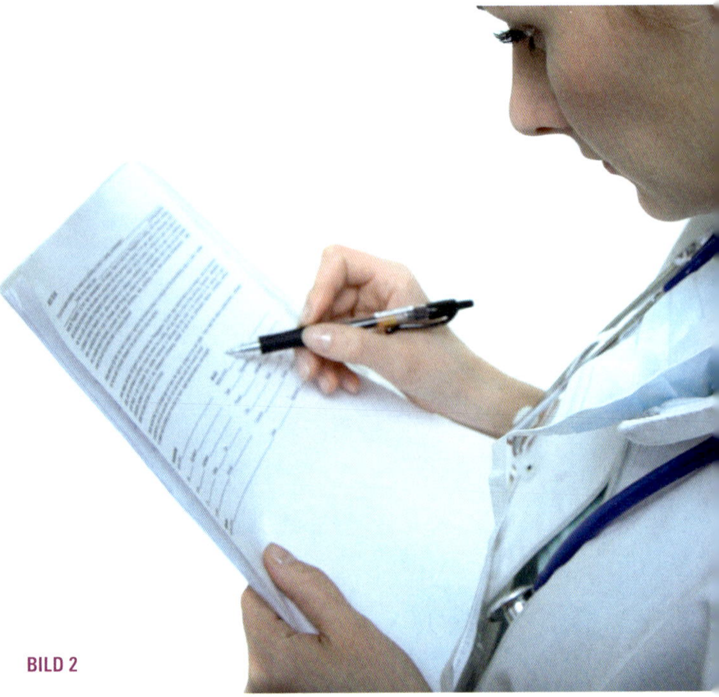

BILD 2

Der Brechungsfehler und die Dicke der Hornhaut sind wichtige Kenngrößen, ob eine Korrektur mit dem Laser möglich ist und gegebenenfalls welche. Nicht alle Verfahren sind bei jeder beliebig starken Kurz- oder Weitsichtigkeit einsetzbar. Je ausgeprägter die Fehlsichtigkeit ist, desto mehr Hornhautgewebe muss entfernt werden. Das findet dort seine Grenze, wo die Hornhaut so dünn wird, dass sie ihre Stabilität verlieren kann. Kurzsichtigkeiten über –8 dpt und Weitsichtigkeiten über +4 dpt erfordern daher in der Regel andere Techniken als die mit dem Laser.

Auch die Größe der Pupille fließt in die Entscheidung über das vorgeschlagene Verfahren mit ein. Wie weit sie sich bei Helligkeit schließt und bei Dunkelheit öffnet, ist von Mensch zu Mensch verschieden. Der mit dem Laser bearbeitete Bereich muss mindestens so groß sein wie der Durchmesser der Pupille bei Tageslicht, damit das Licht immer durch korrigierte Hornhautteile fällt. Andernfalls gibt es Streulicht und Blendung, die sehr störend sein können. Wenn sich die Pupille in der Dunkelheit weitet und ihre Öffnung größer ist als die Zone, die verändert wurde, treten diese Effekte immer auf. Wie ausgeprägt sie sind, bestimmt oft über die Zufriedenheit mit dem Operationsergebnis.

Eine Voraussetzung, um den Brechungsfehler exakt ermitteln zu können, ist, dass die Augen frei sind von dem Einfluss von Kontaktlinsen. Weiche Kontaktlinsen verformen die Hornhaut geringfügig, formstabile Kontaktlinsen verformen sie dagegen etwas mehr. Das kann die Messungen verfälschen. Auch den Zustand der Hornhaut beeinflussen Kontaktlinsen. Daher dürfen weiche Linsen zwei Wochen vor der entscheidenden Untersuchung, formstabile Linsen vier Wochen vorher nicht getragen werden. Auch vor der Operation selbst müssen die Augen eine entsprechende Zeit ohne Kontaktlinsen gewesen sein.

BILD 1: Die Größe der Pupille fließt in die Entscheidung über das Verfahren mit ein.
BILD 2: Vor dem Eingriff werden Sie gebeten, eine Einverständniserklärung zu unterschreiben.

Vor der Operation: Informationen

Bei den meisten Menschen, die sich wegen einer Fehlsichtigkeit operieren lassen wollen, gibt es dafür aus medizinischer Sicht keinen Grund. Wenn Ärzte diesem Wunsch dennoch nachkommen wollen, wird von ihnen erwartet, dass sie jeden Interessenten ganz besonders ausführlich über den geplanten Eingriff aufklären. Folgende Informationen können Sie erwarten:

- Welche Art von Eingriff ist geplant?
- Welche nichtoperativen Möglichkeiten gibt es, diesen Sehfehler zu korrigieren? Es sollten also noch einmal die Möglichkeiten einer Korrektur mit Brille oder Kontaktlinsen angesprochen werden.
- Welche Vorteile hat der geplante Eingriff gegenüber den anderen Optionen?
- Welche Nachteile gibt es?
- Welche Risiken und Komplikationen kann es geben?
- Wie häufig sind sie und wie wahrscheinlich ist es, dass Sie davon betroffen sind?
- Welches Ergebnis ist der Einschätzung des Arztes zufolge zu erzielen?

Vor allem über den letzten Punkt ist ein intensiver Austausch mit dem Arzt notwendig. Hierfür sollten Sie sich im Vorfeld klargemacht haben, was Sie von dem Eingriff erwarten. Während des Gesprächs sind dann offene Ohren und ein kritisches Bewusstsein gefragt. Sie müssen das voraussichtliche Operationsergebnis realistisch sehen. Selbst wenn der Eingriff problemlos verläuft und das Ergebnis hervorragend ist, muss das nicht unbedingt bedeuten, dass Sie ohne Brille oder Kontaktlinsen optimal sehen können. Eine geringfügige Fehlsichtigkeit kann durchaus weiter bestehen und gehört zur normalen Schwankungsbreite von Operationsergebnissen.

Hinzu kommt etwas, was diejenigen besonders leicht übergehen, die sich als 20-, 30- oder 40-Jährige operieren lassen: Irgendwann setzt unvermeidlich die Alterssichtigkeit ein. Ab etwa 50 Jahren werden dann wahrscheinlich auch sie eine Brille brauchen. Anders kann das bei denjenigen sein, die ihre Augenlinsen austauschen lassen und sich dabei für Multifokallinsen entscheiden. Diese Linsen sind darauf ausgelegt, sowohl in der Ferne als auch der Nähe gut sehen zu können (siehe Seite 164).

Vor dem Eingriff werden Sie gebeten, ein Papier zu unterschreiben. Damit erklären Sie, dass der Arzt Sie in jeder Hinsicht umfassend und ausreichend informiert hat, Sie sämtliche Risiken verstanden haben und Sie die Operation wünschen. Die von Ihnen unterschriebene Erklärung bekommt vor allem dann eine besondere Bedeutung, wenn Sie mit dem Operationsergebnis nicht zufrieden sind und sich darüber mit dem Arzt auseinandersetzen. Es ist also ratsam, den Entschluss zu einer solchen Operation gut abzuwägen. Hilfreich kann dabei eine Vertrauensperson

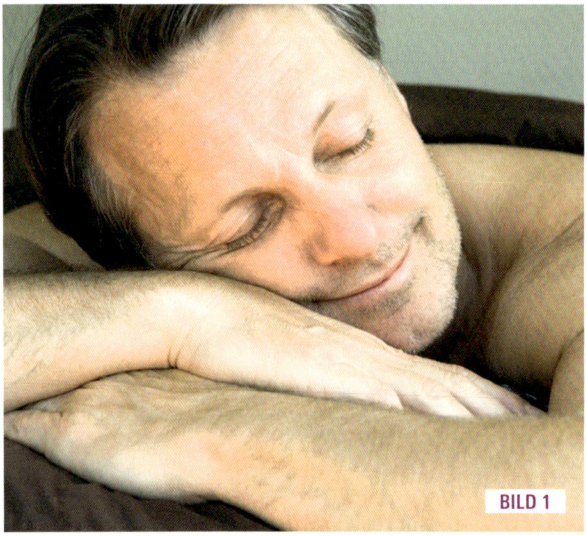

BILD 1

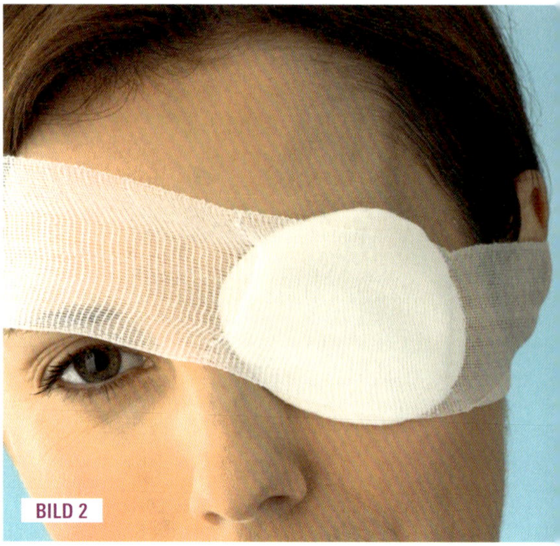

BILD 2

sein, die Sie zu dem Informationsgespräch mit dem Arzt begleitet und mit der Sie das Gehörte vor der definitiven Entscheidung noch einmal durchgehen können. Auch einige Tage Wartezeit zwischen Aufklärungsgespräch und Eingriff sind empfehlenswert.

Für den Eingriff und die Zeit danach, bis Sie wieder gut sehen und sich entsprechend belasten können, sollten Sie Urlaub einplanen. Eine Arbeitsunfähigkeitsbescheinigung darf Ihnen der Arzt dafür nicht ausstellen.

Am Tag der Operation

Die Operation wird ambulant durchgeführt. Sie begeben sich also am Morgen in die Praxis oder Klinik und verlassen sie bald nach dem Eingriff wieder. Richten Sie sich darauf ein, dass Sie die Rückfahrt keinesfalls mit dem eigenen Auto antreten können. Das verbundene Auge und die eventuell verabreichten Medikamente machen Sie mindestens für den Rest des Tages verkehrsuntüchtig.

Für den Eingriff wird das Auge örtlich betäubt. Das geschieht mit Augentropfen mit einem Mittel, das Hornhaut und Bindehaut schmerzunempfindlich macht. Genügt diese Art der Anästhesie nicht – was manchmal sein kann, wenn die Augenlinse ausgetauscht wird –, wird ein Betäubungsmittel neben den Augapfel gespritzt. Wer sehr aufgeregt ist, kann vor dem Eingriff ein Beruhigungsmittel bekommen.

Das unbehandelte Auge wird vor dem Eingriff abgedeckt. Bei dem anderen, betäubten Auge halten zwei Metallbügel Ober- und Unterlid vom Operationsgebiet weg, sodass es frei zugänglich ist. Dann beginnt der jeweilige Eingriff zur Korrektur der Fehlsichtigkeit.

Bei den am häufigsten eingesetzten Verfahren, PRK und Lasik, dauert er pro Auge insgesamt etwa fünf bis zehn Minuten. Die Operation selbst ist nach drei bis vier Minuten vorbei.

Nach einer Linsenoperation wird das operierte Auge mit einem Verband abgedeckt. Nach laserchirurgischen Eingriffen wird dagegen kein Verband angelegt. Stattdessen wird eine hochsauerstoffdurchlässige Kontaktlinse, eine sogenannte Verbandlinse, eingesetzt, die für einige Tage auf dem Auge bleibt und auch nachts nicht entfernt wird. Wann dieser Augenschutz entfernt werden kann, ent-

BILD 1: Nach der Operation ist Ausruhen Pflicht, aber das Auge darf dabei nicht gedrückt werden.
BILD 2: Nach einer Linsenoperation wird das operierte Auge mit einem Verband abgedeckt.

scheidet der Operateur anhand der Kontrolluntersuchungen.

Bei laserchirurgischen Eingriffen können beide Augen in derselben Sitzung nacheinander behandelt werden. Bei Verfahren, bei denen in das Innere des Auges eingegriffen wird, wie beispielsweise beim Einsatz von Zusatzlinsen und beim Linsentausch, werden die Augen üblicherweise in getrennten Sitzungen operiert. Die Operation am zweiten Auge erfolgt erst, wenn die Sehkraft des bereits behandelten Auges wieder ausreichend ist. Das ist nach einem Zeitraum von etwa vier bis sechs Wochen der Fall. So lange dauert es, bis man sicher sein kann, dass alles gut verheilt.

Dieses zeitlich getrennte Vorgehen dient der Sicherheit. Denn sollte das operierte Auge aus irgendeinem Grund an Sehkraft einbüßen oder sie gar verlieren, bleibt zumindest das zweite Auge unversehrt. Nur auf besonderen Wunsch des Patienten werden beide Augen am selben Tag operiert.

In der Zeit zwischen den beiden Operationen können Brillenträger ihre alte Brille tragen, bei der das eine Glas abgedeckt oder herausgenommen wird. Kontaktlinsenträger können auf dem unversehrten Auge eigentlich weiterhin ihre Linse tragen. Das ist aber nur dann möglich, wenn es bis zur Operation dieses Auges länger dauert. Schließlich muss auch das zweite Auge vor dem Eingriff zwei bis vier Wochen lang ohne Kontaktlinse gewesen sein.

Nach der Operation

Nachdem Sie wieder zu Hause sind, sollten Sie sich den Rest des Tages ausruhen.

Ob Schmerzen auftreten, wie stark sie sind und welche anderen Probleme auftreten können, hängt von der Art der Operation ab. Beispielsweise sind Schmerzen nach einer Lasik – wenn sie überhaupt auftreten – meist binnen Kurzem vorüber.

Nach einer PRK können die Schmerzen hingegen mehrere Tage anhalten. Der Grund dafür ist, dass bei einer Lasik die Deckschicht der Hornhaut kaum verletzt wird, bei einer PRK wird diese Schicht hingegen entfernt. Die Schmerzen halten so lange an, bis sich die Deckschicht erneuert hat.

Gegen die Schmerzen nach einer PRK werden in aller Regel entzündungshemmende Augentropfen und ein Medikament zum Einnehmen verordnet. Das kann den gleichen Wirkstoff enthalten wie die Augentropfen, zum Beispiel Diclofenac.

Ein, zwei Tage lang kann ein Fremdkörpergefühl bestehen. Die Sehschärfe kann verringert und die Empfindlichkeit gegenüber Blendung erhöht sein. Das sind übliche Reaktionen nach der Operation.

Selbst wenn das Auge nicht verbunden ist – es ist verletzt, und die Wunde muss sorgsam gepflegt werden, damit sie schnell und gut verheilt. Dabei helfen die Augenmedikamente, die Sie genau nach ärztlicher Anweisung anwenden müssen.

Nach jedem Eingriff müssen Sie mindestens fünf Tage lang Augentropfen mit

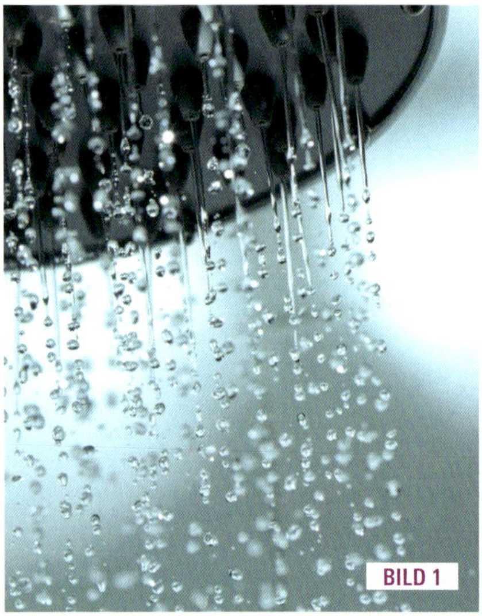

BILD 1

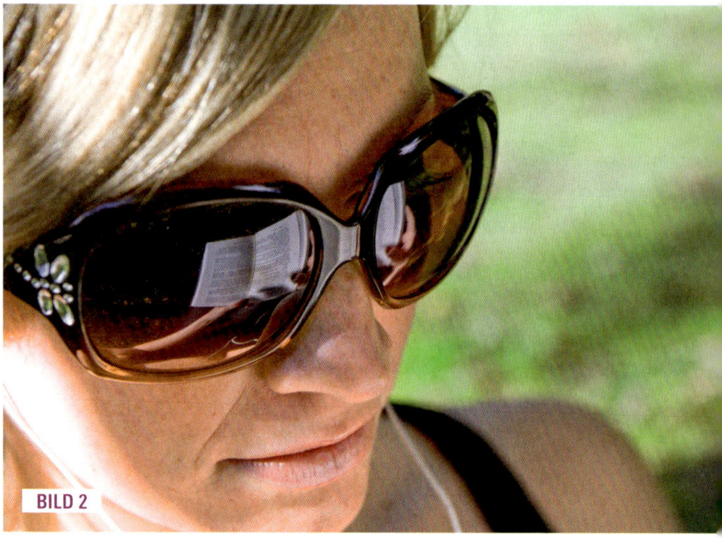

BILD 2

Antibiotika eintropfen. Sie sollen eine mögliche Infektion verhindern.

Bis zu vier Wochen kann die regelmäßige Anwendung von kortisonhaltigen Augenmitteln dauern. Sie sollen die operationsbedingten entzündlichen Reaktionen zurückdrängen und eine stärkere Narbenbildung verringern. Dieser Wirkstoff kann bei Menschen, die dafür empfänglich sind, zu einem grünen Star (Glaukom) führen. Wenn die Augentropfen nur kurze Zeit angewendet werden, kommt das selten vor. Bei längerer Anwendungszeit wird es wahrscheinlicher. Überschreitet die Anwendungszeit zwei Wochen, sollte der Augenarzt bei den Kontrolluntersuchungen den Augeninnendruck messen. Steigt er an, weist das auf einen grünen Star hin. Nach einer mehr als vierwöchigen Behandlung mit kortisonhaltigen Augenmitteln muss auch die Möglichkeit einer Linsentrübung bedacht werden.

Die Dosierung von kortisonhaltigen Augenmitteln wird zum Ende der Zeit nach und nach verringert. Das ist notwendig, damit das Auge seine Abwehrkraft gegen Infektionen langsam wieder aufbaut. Diese ist durch die Medikation erheblich beeinträchtigt worden.

Am Tag nach der Operation wird das Auge zum ersten Mal untersucht. Bestätigt Ihnen der Arzt danach eine ausreichende Sehfähigkeit, können Sie wieder Auto fahren. Darüber hinaus sollten Sie aber selbst kritisch beurteilen, inwieweit Sie sich beeinträchtigt fühlen, etwa durch Blendung, verschwommenes Sehen oder andere Sehstörungen.

Weitere Untersuchungen sind nach einer Woche, einem Monat, drei, sechs und zwölf Monaten vorgesehen. Sie sind äußerst wichtig. Nur so kann der Augenarzt Störungen frühzeitig entdecken, die zunächst keinerlei Beschwerden bereiten, letztlich aber doch zu erheblichen Problemen führen können, wenn sie nicht gleich behandelt werden. Außerdem wird kontrolliert, wie gut das Auge heilt, wie erfolgreich der Eingriff war und inwieweit Sie den Belastungen des Alltags wieder gewachsen sind.

Je nach Beruf kann Ihre Einsatzfähigkeit für zwei bis drei Tage zumindest eingeschränkt sein. In staubhaltiger Luft sollten Sie mindestens zwei Wochen lang nicht arbeiten. Da in aller Regel beide Augen fehlsichtig sind, bei manchen Verfahren aber zunächst nur ein Auge ope-

BILD 1: Eine Woche lang heißt es nach der Operation „Augen zu" beim Waschen.
BILD 2: Schützen Sie die Augen noch eine Zeit lang mit einer Sonnenbrille.

riert wird, kann es in der Zeit bis zur zweiten Operation erhebliche Sehprobleme geben. Das sollten Sie berücksichtigen, wenn Sie Ihre operationsbedingte Abwesenheit vom Arbeitsplatz planen.

In der ersten Woche nach der Operation sollten Sie den Kontakt der Augen mit Wasser vermeiden. Am besten schließen Sie beim Duschen oder Baden die Augen. Schwimmen in Bädern, Seen, Flüssen und im Meer sollten Sie solange unterlassen. Beim Sport darf kein Schweiß in die Augen laufen. Auf Augen-Make-up sollten Sie ebenfalls eine Woche lang verzichten.

Etwa einen Monat lang dürfen Sie die Augen nicht fest reiben. Auch schwere körperliche Anstrengungen, Kraftsport und Sportarten mit erheblichem Verletzungsrisiko sollten Sie solange unterlassen.

Schützen Sie die Augen noch eine Zeit lang mit einer Sonnenbrille. UV-Strahlung scheint die Heilung zu beeinträchtigen.

PROBLEME UND RISIKEN

Ein gewisses Grundrisiko besteht immer, wenn in den unversehrten Körper eingegriffen wird. Sie können auf das Mittel zur örtlichen Betäubung unerwartet reagieren, zum Beispiel mit einer Allergie. Dem Operateur kann etwas misslingen, beispielsweise kann ein Schnitt versehentlich zu tief geraten. Das Auge kann auf den Eingriff mit Fehlfunktionen reagieren, beispielsweise kann der Augeninnendruck akut ansteigen. Diese Probleme werden in aller Regel sofort erkannt und man setzt alles daran, sie sofort zu beheben. Meist gelingt das auch, dennoch bleibt ein sehr geringes Risiko für anhaltende Schäden.

Manche medizinischen Probleme, die nach der Operation auftreten können, gelten für jede Art von Eingriff, beispielsweise kann an der Hornhaut eine verstärkte Entzündungsreaktion auftreten. Andere hingegen sind spezifisch für das jeweilige Verfahren und dort aufgeführt. Nicht immer machen sich derartige Störungen durch Symptome bemerkbar. Um diese frühen Komplikationen dennoch erkennen und beheben zu können, ist es so wichtig, die anberaumten Kontrolluntersuchungen wirklich wahrzunehmen.

Eine nicht zu behebende Folge der Eingriffe können trockene Augen sein. Das macht die lebenslange Anwendung von konservierungsmittelfreien Augentropfen mit künstlicher Tränenflüssigkeit notwendig.

Eine Reihe von möglichen Operationsfolgen wird hingegen erst in einer Zeit relevant, in der der Eingriff schon längst vergessen ist. Vor allem stark kurzsichtige Menschen haben ein erhöhtes Risiko für eine Netzhautablösung als Spätfolge von

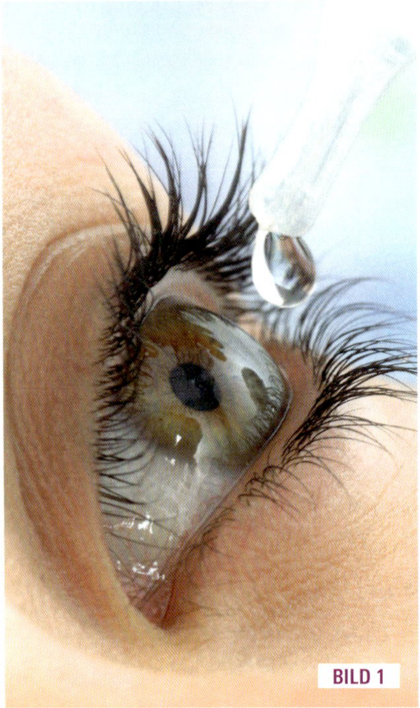

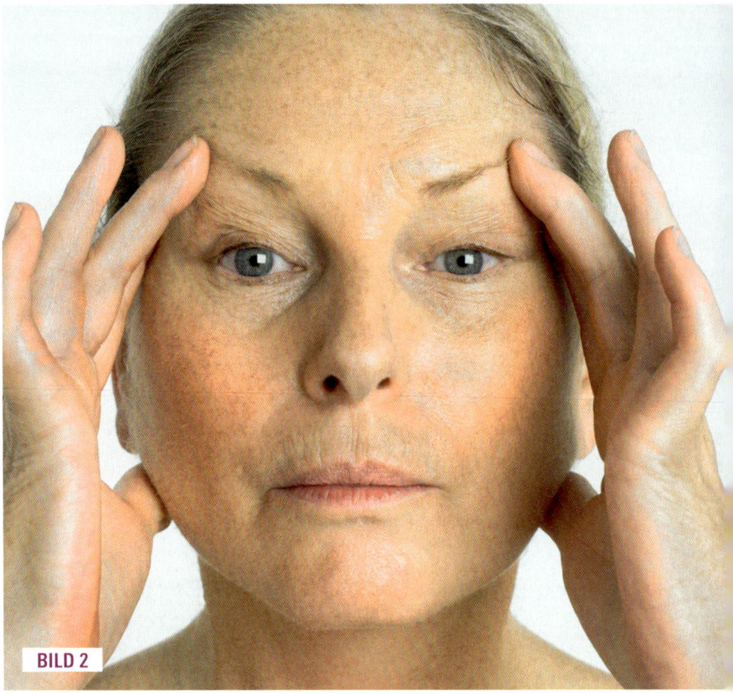

BILD 1: Es brennt und juckt – nach einem Eingriff bleiben die Augen manchmal trocken.
BILD 2: Bunte Ringe, verschwommene Sicht – nicht jede Operation geht ohne Sehstörungen über die Bühne.

Operationen, bei denen ins Augeninnere eingegriffen wird.

Nach einer Lasik ist der Teil der Deckschicht der Hornhaut, der angehoben und wieder zurückgeklappt wurde, eine Schwachstelle. Bei starkem Reiben der Augen, bei Verletzungen, zum Beispiel wenn ein Ball das Auge trifft, ein Ast ins Auge schlägt oder bei einem Unfall der Airbag ins Gesicht knallt, kann sich dieser Hornhautteil lösen oder sogar abreißen. Bis er wieder festgewachsen ist, dauert es sehr lange. Meist bleiben danach Sehstörungen zurück.

Muss die altersbedingt getrübte Linse eines Auges, dessen Hornhaut vor vielen Jahren gelasert wurde, ausgetauscht werden, ist die Berechnung der Stärke der einzusetzenden Kunstlinse relativ schwierig. Misslingt das, ist für mehrere Sehabstände eine Brillenkorrektur erforderlich.

Während diese medizinischen Folgen in aller Regel objektiv zu bestimmen und zu behandeln sind, kann das mit funktionellen Störungen anders sein. Nach refraktiv-chirurgischen Eingriffen kann es zu diversen Sehstörungen kommen: verstärkte Blendung, verschwommene Sicht, das Sehen von bunten Ringen um Lichtquellen, Probleme beim Sehen in der Dämmerung sowie in der Nacht, verringerte Kontrastschärfe. Diese Einbuße an Sehqualität kann unabhängig davon eintreten, wie gut der Eingriff gelungen ist.

Es ist also möglich, dass die vorausberechnete Sehschärfe exakt erreicht wurde und die Person keine Brille mehr braucht, sie mit der Qualität des Sehens aber dennoch unzufrieden ist. Wie stark sich jemand beeinträchtigt fühlt, ist individuell meist sehr verschieden.

Besonders häufig werden solche Folgen nach dem Einsetzen von multifokalen Intraokularlinsen registriert, die eine Brille sowohl für die Ferne als auch für die Nähe überflüssig machen sollen. Die ersten Ergebnisse mit Linsentypen, die seit etwa 2008 auf dem Markt sind, berechtigen zu der Hoffnung, dass diese unangenehmen Erscheinungen seltener werden.

Die teilweise recht unangenehmen Folgen des Eingriffs können sich im Laufe der Zeit bessern. Manche Menschen arrangieren sich auch mit den veränderten Sehbedingungen. Allerdings gelingt das nicht jedem.

Doch auch mit ärztlicher Hilfe lassen sich nicht alle diese Probleme so behandeln, wie es wünschenswert wäre. Manchem bleibt nichts anderes übrig, als in einer erneuten Operation die Linse entfernen und durch eine andere ersetzen zu lassen.

INFO Künstliche Tränenflüssigkeit

Nach einem operativen Eingriff fühlen sich die Augen bei vielen Menschen trocken an. Das kann bald wieder vergehen, manchmal aber auch monatelang anhalten. Mit künstlicher Tränenflüssigkeit lassen sich diese Beschwerden lindern. Die Tropfen können so oft wie nötig ins Auge getropft werden, sie sollten aber unkonserviert sein.

Üblicherweise enthalten Augentropfen, die in kleinen Flaschen abgefüllt sind, ein Konservierungsmittel, um die Vermehrung von Keimen in der Flüssigkeit zu beschränken. Dessen Konzentration ist so bemessen, dass die keimtötende Wirkung etwa vier Wochen lang gewährleistet ist. Danach sollen angebrochene Augenmittel weggeworfen werden. Konservierungsmittel können aber die Augen schädigen. Dieses gilt ganz besonders, wenn sie lange Zeit und an erkrankten oder verletzten Augen angewendet werden.

Unkonservierte Augenmittel können in speziellen Flaschen abgefüllt sein, aus denen man zwar Tropfen herausdrücken, in die aber nichts hineingelangen kann. Sie sind sparsam und umweltschonend, weil ihre Verpackung keinen zusätzlichen Abfall darstellt. Ihre Handhabung ist allerdings nicht ganz einfach und erfordert etwas Kraft. Wer mit diesen Produkten nicht zurechtkommt, kann zu unkonservierten Augentropfen in Ein-Tages-Portionen greifen, die in kleinen Pipetten abgefüllt sind. Diese sollen 24 Stunden nach Anbruch weggeworfen werden.

BILD 1: Operieren oder nicht, das ist zuallererst eine Frage der medizinischen und optischen Voraussetzungen.

VERFAHREN IM VERGLEICH

Über das Verfahren zur Korrektur einer Fehlsichtigkeit entscheiden zunächst die individuellen medizinischen und optischen Bedingungen. Möglicherweise stehen danach aber immer noch mehrere Optionen zur Wahl. Das Folgende gibt einen Überblick, wie einzelne Verfahren in der Gegenüberstellung abschneiden. Diese Vor- und Nachteile haben sich durch die Auswertung mehrerer in der Fachliteratur veröffentlichter Studien zu dieser Thematik ergeben.

Laserbehandlung – Intraokularlinsen

Beim Vergleich der Korrekturergebnisse bei stark fehlsichtigen Menschen durch Intraokularlinsen und denen, die mit Laserbehandlung (Lasik oder PRK) erzielt wurden, schnitten die Intraokularlinsen eindeutig besser ab. Das betrifft sowohl die Effektivität der Korrektur als auch die Risiken und Komplikationen durch den jeweiligen Eingriff.

Lasik – PRK

Die Lasik bietet gegenüber der PRK einige überzeugende Vorteile: Nach dem Eingriff gibt es kaum Schmerzen. Schon kurz danach kann man wieder gut sehen. Da die Deckschicht im Hornhautzentrum intakt ist, gibt es keinen langdauernden Heilungsprozess. Dadurch ist das Ergebnis vor allem bei Kurzsichtigkeit über –6 dpt stabiler als nach einer PRK. Das zunächst erreichte Ergebnis verschlechtert sich also nur selten nach einiger Zeit wieder. Auch eine verschwommene Sicht durch Trübungen in der Hornhaut tritt seltener auf.

Für geringe bis mittlere Fehlsichtigkeit ist die PRK allerdings immer noch eine Option, vor allem wenn die Hornhaut nicht die Dicke hat, die für eine Lasik erforderlich ist.

2006 wurde eine zusammenfassende Auswertung von sechs hochwertigen Studien veröffentlicht, in der Wirksamkeit und Sicherheit einer Lasik zur Korrektur von Kurzsichtigkeit mit der durch eine PRK verglichen wurden. Die Wirksamkeit der beiden Verfahren war vergleichbar. Doch es gibt Hinweise für eine größere Sicherheit bei Lasik gegenüber PRK. Nach einer PRK ist es eher zu befürchten als nach einer Lasik, dass die beste Sehschärfe, die mit Brille zu erreichen war, nach dem Eingriff nicht mehr besteht.

Dieselbe Frage wurde im Jahr 2009 auch für die Korrektur von Weitsichtigkeit untersucht. Dafür ließen sich allerdings keine solchen hochwertigen Studien finden, sodass über die Genauigkeit und Stabilität der Ergebnisse und die Sicherheit der Verfahren keine sicheren Aussagen gemacht werden können. Die ausgewerteten Studien deuten aber eine vergleichbare Wirksamkeit an.

Wie zufrieden die Operierten mit dem Ergebnis des Eingriffs sind, hängt allerdings nicht nur von der messbaren Sehschärfe ab. Lichteffekte, verschwomme-

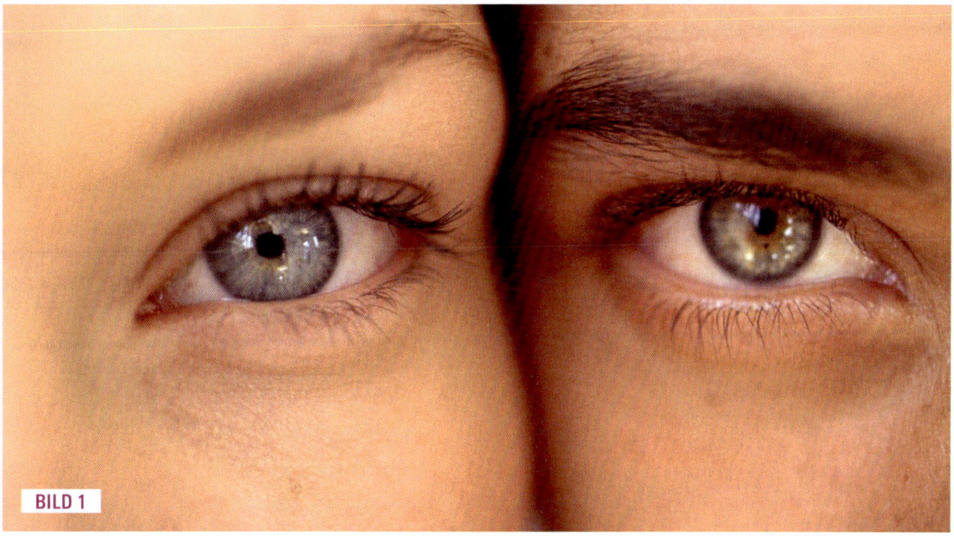

BILD 1

nes Sehen, verminderte Kontrastempfindlichkeit und schlechte Sicht im Dunkeln können trotz guter Sehschärfe zu Beeinträchtigungen führen. Eine Auswertung von 30 Studien, die zwischen 1995 und 2004 im englisch-amerikanischen Sprachraum veröffentlicht wurden, ergab, dass sich fast ein Viertel der Menschen nach einer Lasik einer erneuten Behandlung unterzogen. Vergleicht man die Komplikationsrate der beiden Verfahren, schneidet die Lasik schlechter ab als die PRK. Schwere Komplikationen gibt es am häufigsten nach einer Lasik.

PRK – Lasek

Beim Vergleich von PRK und Lasek scheinen die Vorteile aufseiten der Lasek zu liegen. Nach einer Lasek ist insbesondere die Fähigkeit, Kontraste zu unterscheiden, besser als nach einer PRK. Auch die Haze-Problematik, also getrübtes, verschwommenes Sehen, tritt nach Lasek seltener auf. Die erreichte Sehverbesserung ist bei mehr Menschen stabil als nach einer PRK.

Lasik – Lasek

Die Lasik punktet im Vergleich zur Lasek damit, dass es nach dem Eingriff kaum Schmerzen gibt und man schon kurz danach wieder gut sehen kann. Demgegenüber besteht nach einer Lasek bis zu drei Tage lang ein unangenehmes Gefühl im Auge und es dauert länger, bis sich die Sehschärfe stabilisiert hat.

Die Stärke der Lasek beruht auf der geringeren Verletzung der Hornhaut. Dadurch kann sie sich schneller erholen und das Risiko für Komplikationen ist viel geringer. Da die Hornhaut bei einer Lasek viel weniger an Dicke einbüßt als bei einer Lasik, ist sie später weniger gefährdet, wenn das Auge einmal verletzt wird. Das ist für diejenigen besonders wichtig, die ihre Brille vor allem wegen ihres Berufs loswerden wollen, aber einem größeren Verletzungsrisiko ausgesetzt sind, also beispielsweise Polizisten und Soldaten.

Möglicherweise lässt sich eine stärkere Kurzsichtigkeit mit Lasek besser korrigieren als mit Lasik. Selten kann es bei höheren Fehlsichtigkeiten jedoch nach Lasek zu einer überschießenden Heilungsreaktion des Körpers kommen. Dann trübt sich die Hornhautoberfläche ein. Das beeinträchtigt das Sehvermögen.

Auf den folgenden Seiten finden Sie alle Verfahren im tabellarischen Vergleich:

EINIGE VERFAHREN IM VERGLEICH

	PRK (siehe Seite 137)	Lasek (siehe Seite 143)
Für welchen Anwendungsbereich ist das Verfahren akzeptiert?	▪ Kurzsichtigkeit bis –6 dpt (Grenze –8 dpt). ▪ Astigmatismus bis 5 dpt (Grenze 6 dpt). ▪ Bei Kurzsichtigkeit + Astigmatismus bestimmt die Summe aus beiden Werten die Eignung. ▪ Nur bedingt: Weitsichtigkeit bis +4 dpt. ▪ Option für Personen, deren Hornhaut für Lasik zu dünn ist.	▪ Kurzsichtigkeit bis –6 dpt (Grenze –8 dpt). ▪ Astigmatismus bis 5 dpt (Grenze bis 6 dpt). ▪ Nur bedingt: Weitsichtigkeit bis +4 dpt.
Gibt es Schmerzen nach dem Eingriff?	▪ Ja. Mäßig bis erheblich für etwa eine Woche mit abnehmender Intensität.	▪ Ja. Mäßig für etwa 2 bis 3 Tage mit abnehmender Intensität.
Wann ist die Sehfähigkeit wiederhergestellt?	▪ Nach 2-4 Wochen.	▪ Nach 1 Woche.
Wann ist die Sehfähigkeit wieder stabil?	▪ Nach 1-3 Monaten; manchmal dauert es bis zu 1 Jahr.	▪ Nach 1 Woche bis 1 Monat; manchmal dauert es bis zu 9 Monaten.
Was geschieht mit der Deckschicht der Hornhaut?	▪ Sie wird entfernt. Es entsteht eine offene Wunde. Die Neubildung dauert bis zu 5 Tage.	▪ Sie wird vom Untergrund abgelöst, aber zurückgelegt. Die Wunde heilt in wenigen Tagen.
Muss mit Narbenbildung gerechnet werden?	▪ Ja. Mit zunehmender Kurzsichtigkeit stärker und häufiger. Bei Weitsichtigkeit auch häufig.	▪ Wie bei PRK, aber weniger häufig.
Welche häufigen anhaltenden Probleme gibt es?	▪ Getrübter Blick, verschwommenes Sehen (Haze), Blendung, Sehen von Lichtringen (Halo), schlechte Sicht in der Dämmerung und bei Nacht.	▪ Getrübter Blick, verschwommenes Sehen (Haze), Blendung, Sehen von Lichtringen (Halo), schlechte Sicht in der Dämmerung und bei Nacht.
Wie ist die Erfolgsrate?	▪ Bei Kurzsichtigkeit bis –6 dpt: 80 % mit bestem Ergebnis. Höhere Kurzsichtigkeit schlechtere Ergebnisse. ▪ Bei Weitsichtigkeit bis +4 dpt: 85 % mit bestem Ergebnis.	▪ Bei Kurzsichtigkeit bis –5 dpt: 57 bis 91 % mit bestem Ergebnis. Bei bis zu –8 dpt deutlich schlechteres Ergebnis.

Lasik (siehe Seite 146)	Zusatzlinsen (siehe Seite 159)	Intraokularlinsen (siehe Seite 162)
■ Kurzsichtigkeit bis –8 dpt (Grenze –10 dpt). ■ Weitsichtigkeit bis +3 dpt (Grenze +4 dpt). ■ Astigmatismus bis 5 dpt (Grenze bis 6 dpt).	■ Kurzsichtigkeit ab –8 dpt (Grenze ab –5 dpt). ■ Weitsichtigkeit ab +4 dpt (Grenze ab +3 dpt).	■ Kurz- und Weitsichtigkeit bei gleichzeitig bestehender Alterssichtigkeit. (Grenze: Alterssichtigkeit ohne weitere Fehlsichtigkeit.)
■ Kaum.	■ Kaum.	■ Kaum.
■ Nach 1-2 Tagen.	■ Nach 1 Tag.	■ Nach 1 Tag.
■ Nach 1 Woche bis 1 Monat; manchmal dauert es bis zu 9 Monaten.	■ Nach etwa 1 Monat.	■ Nach etwa 1 Monat.
■ Es wird ein Lappen geschnitten, weggeklappt und wieder zurückgelegt. Es gibt keine offene Wunde, nur Schnittränder. Keine Heilungszeit.	■ Sie wird durchdrungen. Arbeit im Inneren des Auges. Die Hornhaut schließt sich binnen Kurzem von selbst.	■ Sie wird durchdrungen. Arbeit im Inneren des Auges. Die Hornhaut schließt sich binnen Kurzem von selbst.
■ Deutlich geringer als bei PRK.	■ Nein.	■ Nein.
■ Trockene Augen, Blendung, Sehen von Lichtringen (Halo), schlechte Sicht in der Dämmerung und bei Nacht.	■ Sehen von Lichtringen (Halo), grüner Star (Glaukom), erhöhtes Risiko für Linsentrübung (grauer Star).	■ Schlechte Sicht in der Dämmerung und bei Nacht. ■ Sehen von Lichtringen (Halo); häufig bei Multifokallinsen. ■ Verringerte Kontrastschärfe; sehr häufig bei Multifokallinsen.
■ Bei Kurzsichtigkeit: 95 % bleiben unter 1 dpt Abweichung. 84 % mit bestem Ergebnis. ■ Bei Weitsichtigkeit: 91 % bleiben unter 1 dpt Abweichung. 61 % mit bestem Ergebnis.	■ Bei gut 80 % zufriedenstellendes Ergebnis. 78 % mit 0,5 dpt Abweichung.	■ Monofokallinsen: Fast alle bestes Ergebnis. Für andere Sehabstände Brillen erforderlich. ■ Multifokallinsen: Beste Ergebnisse für Fernsicht, gute für Nahsicht.

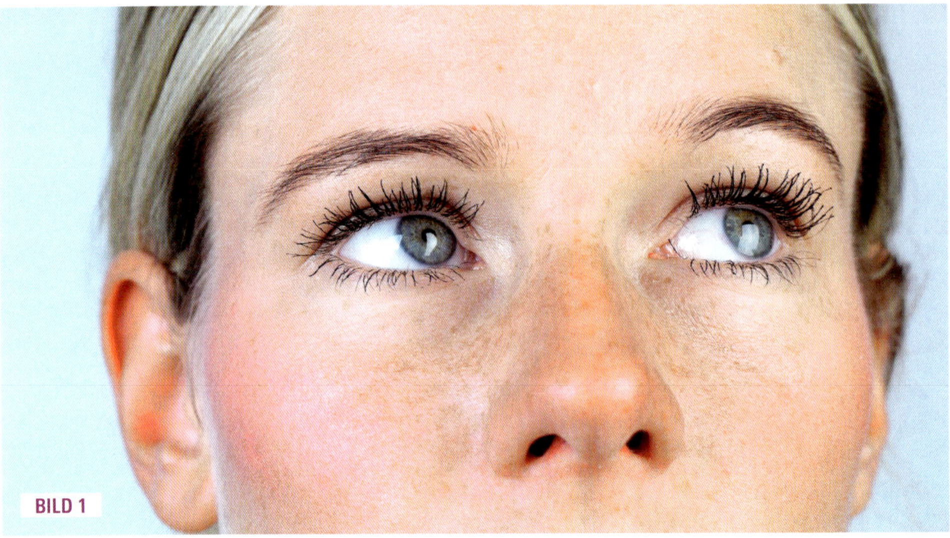

BILD 1

ERGEBNISSE

Wie genau sich mit dem jeweiligen Eingriff die vorausberechnete Sehschärfe erreichen lässt, ist ab Seite 137 bei den einzelnen Verfahren angegeben. Diese Aussagen fassen die Ergebnisse vieler unterschiedlicher Veröffentlichungen in internationalen Fachzeitschriften zusammen. Aus der Vielzahl von Einzelfällen ergibt sich dann ein Bild, wie genau sich mit diesem Eingriff die vorausberechnete Sehschärfe vermutlich erreichen lässt, vorausgesetzt er wird unter denselben Voraussetzungen und mit derselben Technik durchgeführt.

Dabei ist zu berücksichtigen, dass Abweichungen vom erhofften Ergebnis bis zu 1 dpt normal sind. Die messbare Sehschärfe kann damit durchaus im akzeptablen Bereich liegen und dennoch stellen Sie fest, dass Sie in bestimmten Abständen ein wenig undeutlich sehen. Manche Menschen geben sich damit klaglos zufrieden; insbesondere diejenigen, die vorher aufgrund ihres Sehfehlers eine starke Korrektur brauchten. Wer hingegen in allen Sehbereichen auf einer optimalen Sicht besteht, muss in diesen Situationen doch wieder auf Brille oder Kontaktlinsen zurückgreifen.

Kontaktlinsen anzupassen kann allerdings aufgrund der Veränderungen an der Hornhautoberfläche schwieriger werden. Häufig werden sie auch schlechter vertragen als vorher.

Sind Sie mit dem Ergebnis der Operation sehr unzufrieden, kann erwogen werden, ob ein weiterer Eingriff eine noch bestehende Fehlsichtigkeit ausgleichen kann. Welches Verfahren dafür infrage kommt, muss jeweils individuell abgeklärt werden.

Wenn Sie sich in jüngeren Jahren eine Fehlsichtigkeit operativ korrigieren lassen, müssen Sie bedenken, dass Sie in einigen Jahren wahrscheinlich trotzdem eine Brille brauchen werden. Schließlich verliert auch Ihre Augenlinse mit den Jahren an Elastizität und wird alterssichtig. Dann kann zwar das Sehen in der Ferne weiterhin ohne Sehbehelf möglich sein, doch für Arbeiten in der Nähe oder zum Lesen wird eine Zusatzkorrektur nötig.

BILD 1: Früh operiert ... kommt im Alter dennoch oft die Brille.

DIE WAHL DES OPERATEURS

Unter den refraktiv-chirurgischen Eingriffen sind die Laseroperationen weltweit am weitesten verbreitet. In Deutschland bieten rund 300 Augenärzte und Laserzentren den Eingriff an. Darüber hinaus erweitern auch Universitätskliniken und öffentliche Krankenhäuser mit diesen Eingriffen ihr Behandlungsspektrum. Einige private Zentren haben sich auf die Laserkorrektur von Fehlsichtigkeiten spezialisiert. Und sogar mancher niedergelassene Augenarzt hat diesen Eingriff an der Hornhaut zu seinem Spezialgebiet gemacht. Es kann also sein, dass Sie zum Augenarzt gehen, um Ihre Sehfähigkeit überprüfen zu lassen, und auf die Möglichkeit einer Operation angesprochen werden. Vielleicht machen auch im Wartezimmer entsprechende Broschüren auf das Angebot aufmerksam.

Hilfe für die Entscheidung, wem Sie Ihre Augen anvertrauen, können Sie sich bei der Kommission refraktive Chirurgie des Berufsverbands der Augenärzte Deutschlands und der Deutschen Ophthalmologischen Gesellschaft holen. Diese Kommission hat Maßnahmen festgeschrieben, die die Qualität der ärztlichen Tätigkeit sichern sollen. Hierzu gehören Anforderungen an die Aus- und Fortbildung der Ärzte und die apparativen und räumlichen Voraussetzungen für den Eingriff. Es sind die jeweils mindestens erforderlichen Vor- und Nachuntersuchungen definiert, die Mindestvoraussetzungen für den Eingriff und welche Medikationen durchgeführt werden müssen. Auch die Verpflichtung zur ausführlichen Information des Interessenten ist ausdrücklich festgeschrieben.

Ärzte, die diese Anforderungen erfüllen, können den Antrag stellen, in eine offizielle Anwenderliste des Berufsverbands der Augenärzte Deutschlands aufgenommen zu werden. Um in der Liste zu verbleiben, muss jedes Jahr erneut nachgewiesen werden, dass die Anforderungen weiterhin erfüllt sind. Dieses wird dann mit einem Zertifikat bescheinigt.

Die Anwenderliste kann im Internet unter www.augeninfo.de/krc/anwender.php eingesehen oder bei der Geschäftsstelle des Berufsverbands der Augenärzte Deutschlands (Tersteegenstraße 12; 40474 Düsseldorf; Tel.: 0211- 43037 -00) angefordert werden.

Speziell für die Einrichtungen, die Lasik anbieten, hat der TÜV Süd gemeinsam mit medizinischen Fachverbänden das Gütesiegel „LASIK-TÜV" entwickelt. Um das zu erhalten, sind unter anderem im vergangenen Jahr 250 Lasik-Eingriffe nachzuweisen, für die zurückliegenden fünf Jahre insgesamt mehr als 1000. Obwohl sich dieses Qualitätssiegel nur auf Lasik richtet, muss die Einrichtung das gesamte Spektrum der refraktiv-chirurgischen Verfahren anbieten, nicht nur Lasik. Hinsichtlich der Ergebnisse fordert das

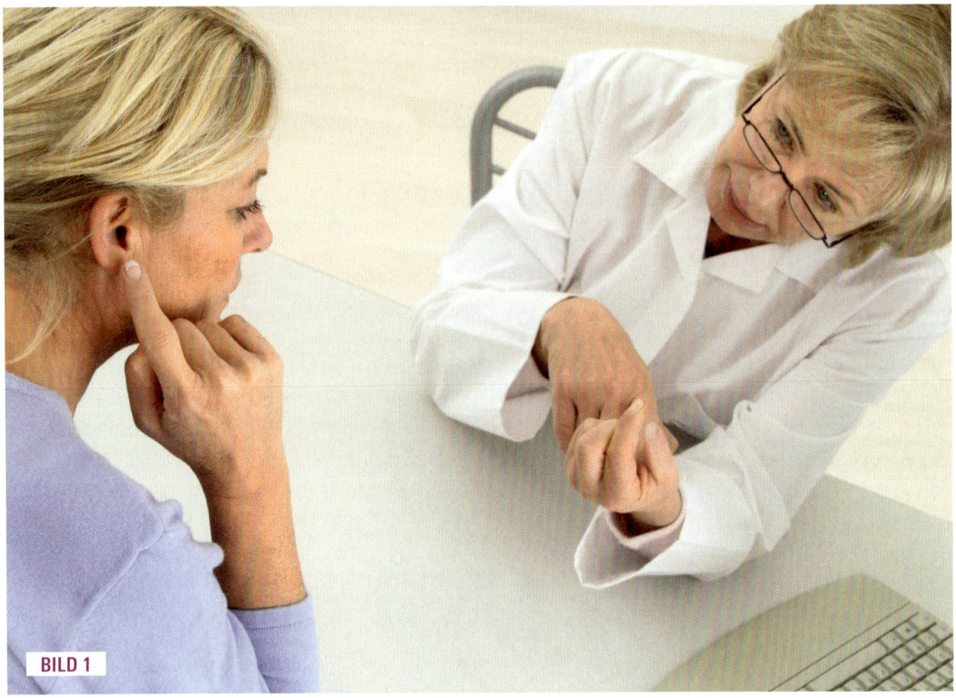

BILD 1

TÜV-Siegel, dass 90 von 100 der mittels Lasik Korrigierten keine Brille mehr brauchen oder ihre Korrektur allenfalls 0,5 dpt ausmacht. Im Jahr 2009 umfasste die Liste 19 Laserzentren, die nach dem Lasik-TÜV zertifiziert waren.

Die Liste können Sie im Internet unter http://www.tuev-sued.de/gesundheit_arbeitsplatz_urlaub/lasik einsehen.

Die Listen gewährleisten weder einen komplikationslosen Eingriff noch eine optimale Sehschärfe. Sie bedeuten auch nicht, dass nicht zertifizierte Einrichtungen keine gute Arbeit leisten können. Doch ist zu erwarten, dass Sie die größtmögliche Sicherheit dort erwarten können, wo viele dieser Operationen gemacht werden. Und dort, wo die gesamte Palette an refraktivchirurgischen Verfahren angeboten wird, ist eine umfassende Beratung, die sich an Ihren individuellen Bedingungen orientiert, wahrscheinlicher. Das kann anders sein, wenn nur ein bestimmtes, teures Gerät ausgelastet werden muss.

Kosten

Augenoperationen zur Korrektur einer Fehlsichtigkeit gehören zu den individuellen Gesundheitsleistungen (IGeL). Das Individuelle daran ist die Finanzierung. Die gesetzlichen Krankenkassen dürfen diese Eingriffe grundsätzlich nicht bezahlen. Auch die Kosten für Voruntersuchungen, begleitende Maßnahmen, Medikamente und Kontrolluntersuchungen gehen nicht zulasten der Krankenkassen. Vielmehr muss der Arzt seine Leistungen wie für Privatpatienten nach der Gebührenordnung für Ärzte (GOÄ) abrechnen und der Interessent muss sie aus eigener Tasche bezahlen.

Derzeit wird davon ausgegangen, dass die ärztlichen Tätigkeiten bei einem komplikationslos verlaufenen Eingriff nach drei Monaten abgeschlossen sind. Ergeben sich danach Komplikationen, kommen die

BILD 1: Mancher niedergelassene Augenarzt hat den Eingriff an der Hornhaut zu seinem Spezialgebiet gemacht.

gesetzlichen Krankenkassen für die Behandlung ebenso auf wie bei anderen Erkrankungen.

Ob Ihre private Krankenversicherung die Behandlungskosten übernimmt, klären Sie am besten vor der Operation ab. Die Rechtslage hierzu ist uneindeutig.

Manche Versicherte haben bei einer Klage den Eingriff als medizinisch notwendig darstellen können, sodass die Krankenversicherung nachträglich zur Übernahme der Kosten für den Eingriff verpflichtet wurde, anderen ist das nicht gelungen.

Als durchschnittliche Kosten ermittelte die Stiftung Warentest 2006 für die Operation beider Augen mittels Lasik inklusive drei Nachkontrollen zwischen 2 200 und 4 000 Euro. Die Voruntersuchung schlägt noch einmal mit 120 bis 440 Euro zu Buche, wird aber bei manchen Anbietern von der Gesamtrechnung abgezogen, nachdem die Operation schließlich durchgeführt wurde.

INFO Lasern im Ausland

Um sich die Augen lasern zu lassen, muss man ein paar Tage Urlaub opfern. Da liegt der Gedanke nahe: Wenn man sich dafür schon Urlaub nehmen muss, kann man den Eingriff doch gleich in einem Urlaubsland durchführen lassen. Preisvergleiche machen diesen Gedanken noch verlockender. So ist in Deutschland bereits ein reger Lasik-Tourismus zu verzeichnen.

Als die Stiftung Warentest im Jahr 2006 Augenlaserzentren überprüfte, wurden in diesen Test auch türkische Zentren einbezogen, die in Deutschland für ihre Dienste werben. Der Preisvorteil war bestechend. Doch dafür entfielen wesentliche Untersuchungen, die darüber Auskunft gegeben hätten, wann nicht operiert werden darf oder wann die Operation ein besonderes Risiko darstellt. Die Aufklärung über eventuelle Risiken war völlig unzureichend. Die sonst üblichen regelmäßigen Nachuntersuchungen entfielen. Damit steht dem finanziellen Vorteil ein deutlich höheres Risiko für die Augengesundheit gegenüber.

Diese Einschätzung bestätigten zwei Jahre später Klinikärzte in Deutschland, die von den Heimkehrenden bei Komplikationen um Hilfe gebeten wurden. Folgende wichtige Problembereiche machten sie bei refraktiv-chirurgischen Eingriffen im Ausland aus: Es werden Personen operiert, für die der Eingriff nicht geeignet ist. Komplikationen werden unzureichend oder sogar falsch behandelt. Die ersten Kontrolluntersuchungen nach dem Eingriff werden nicht durchgeführt.

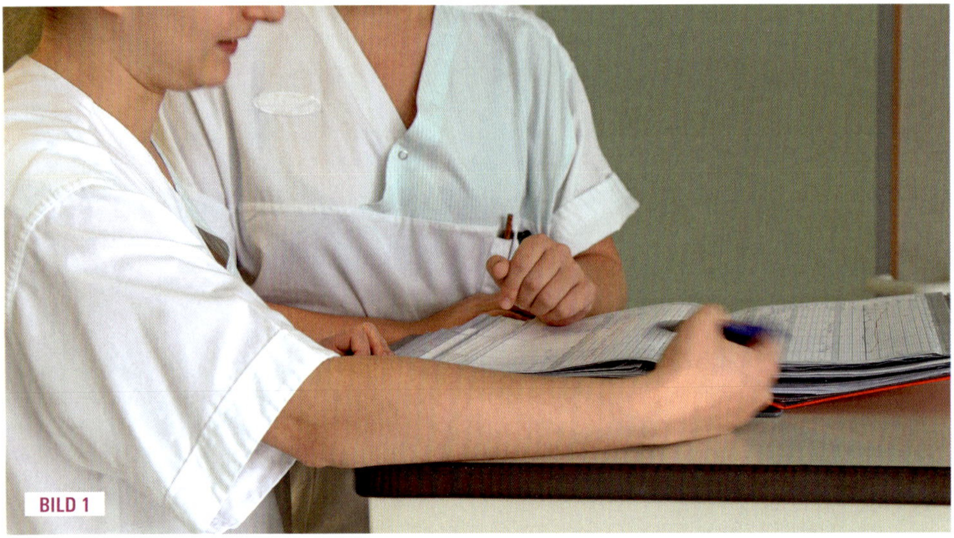
BILD 1

Im Zweifelsfall

Viele Interessenten der refraktiven Chirurgie stellen an das Ergebnis des Eingriffs enorm hohe Ansprüche. Eigentlich sehen sie mit Brille oder Kontaktlinsen gut. Und das soll nach dem Eingriff mindestens ebenso gut sein, wenn nicht noch besser – nur eben ohne Sehhilfe. Sie berücksichtigen dabei oft nicht, dass es sich um Eingriffe in lebendige, gesunde Gewebe handelt. Wie diese reagieren, ist nicht in allen Einzelheiten vorhersehbar. Man kann ein unbefriedigendes Ergebnis also nicht ohne Weiteres der Arbeit des Operateurs oder zum Beispiel der eingesetzten Linse anlasten. Die Zusammenhänge sind vielfältig und nicht alles lässt sich vorher planen.

Umso wichtiger ist es, dass Sie sich in dem Beratungsgespräch, das dem Eingriff vorausgeht, wirklich die Informationen holen, die Sie brauchen, um der Operation voll und ganz zuzustimmen. Vielleicht sollten Sie Ihre Entscheidung auch erst noch einmal überschlafen. Da Sie mit ihrer Unterschrift bestätigen, dass Ihre Fragen vollständig beantwortet wurden und dass Sie die Erläuterungen verstanden haben, wird es nicht einfach sein, den Operateur zu belangen, wenn Sie mit dem Ergebnis des Eingriffs später nicht zufrieden sind.

Meinen Sie dennoch, einen Grund zur Beschwerde zu haben, ist als Erstes ein Gespräch mit dem behandelnden Arzt angebracht. Führt das nicht zu einer Einigung und wollen Sie gegen ihn vorgehen, müssen Sie sich auf einen langen Weg einstellen.

Zunächst einmal müssen Sie sämtliche Unterlagen zusammenstellen, die es Außenstehenden erlauben, den Ablauf nachzuvollziehen.

- Fertigen Sie ein Gedächtnisprotokoll an, aus dem der gesamte Ablauf der Behandlung hervorgeht: Wer hat wann was und warum gemacht. Wichtig ist dabei auch die Frage, ob Sie vor der Behandlung ausreichend und verständlich informiert wurden.
- Der Zustand Ihrer Augen und Ihre Sehfähigkeit müssen dokumentiert werden.
- Lassen Sie sich sämtliche Unterlagen in der Arztpraxis kopieren: Befund vor der Operation, Aufzeichnungen zur Diagnose, Operationsbericht und so weiter.

Danach stehen Ihnen zwei Wege offen. Der eine führt zu den Gutachterkommis-

BILD 1: Bei Zweifeln: Lassen Sie sich sämtliche Unterlagen in der Arztpraxis kopieren: Befund vor der Operation, Aufzeichnungen zur Diagnose, Operationsbericht.

sionen und Schlichtungsstellen bei den Landesärztekammern. Sie wurden mit dem Ziel einer außergerichtlichen Einigung zwischen Arzt und Patient eingerichtet. Zu einer Schlichtung kann es allerdings nur kommen, wenn der Arzt dem Verfahren zustimmt. Der Gutachter wird von der Ärztekammer bestimmt. Das Verfahren ist für die Beteiligten kostenlos. Nach Einschätzung der Bundesärztekammer dauert es bis zum Abschluss derzeit etwa ein Jahr.

Die Gutachterkommissionen und ärztlichen Schlichtungsstellen erreichen Sie über die Ärztekammer des jeweiligen Bundeslands. Nähere Informationen finden Sie unter www.bundesaerztekammer.de.

Der zweite Weg ist der juristische. Sie reichen eine zivilrechtliche Klage ein. Hier bestimmen Sie den Gutachter Ihrer Wahl. Dessen Gutachten setzt die andere Seite in aller Regel ein eigenes Gutachten entgegen. Durch die gutachterliche Auseinandersetzung kann das Verfahren für beide Seiten enorm teuer werden und fast immer dauert es ziemlich lange.

Diesen ordentlichen Rechtsweg können alle Beteiligten auch noch nach einer Schlichtung beschreiten, wenn sie dem gefundenen Vergleich nicht zustimmen.

PHOTOREFRAKTIVE KERATEKTOMIE

Dieser Begriff bedeutet in etwa Entfernung (Ektomie) der Augenhornhaut (Keratos) und Änderung der Brechkraft (Refraktion) durch Licht (photo), abgekürzt PRK. Bei diesem Eingriff wird zunächst die Deckschicht der Augenhornhaut, das Epithel, entfernt. Das geschieht entweder mechanisch mit einem Instrument oder chemisch. Erst die darunterliegende Schicht wird dann in ihrem Zentrum mit dem Excimer-Laser bearbeitet.

Der Laser arbeitet computergesteuert gemäß vorher errechneter Daten. Etwa 30 Sekunden lang müssen Sie das blinkende Licht des Lasers fixieren, ohne das Auge zu bewegen. Kleinere Blickbewegungen gleicht das Computerprogramm selbstständig aus. Sollten Sie den Blick versehentlich stärker schweifen lassen, schaltet das System den Laser aus.

Die vom Laser ausgesandten Impulse sind als schwaches Knattern hörbar. Dass es leicht verschmort riecht, ist normal.

Nach dem Eingriff ist die Hornhaut ihrer Deckschicht beraubt und eine offene Wunde. Sie schließt sich innerhalb von vier bis fünf Tagen, in denen sich die oberste Hornhautschicht neu bildet.

Während dieser Zeit bleibt eine hochsauerstoffdurchlässige Kontaktlinse Tag und Nacht als Verband im Auge. Sie schützt die Hornhaut und kann wesentlich zur Schmerzlinderung beitragen, da sie verhindert, dass die Lider bei jedem Lid-

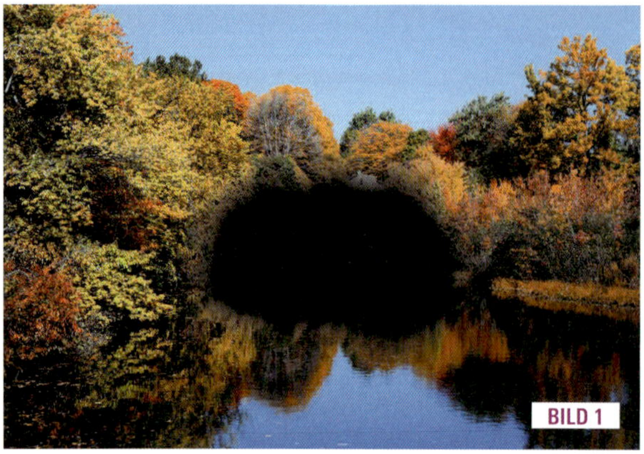

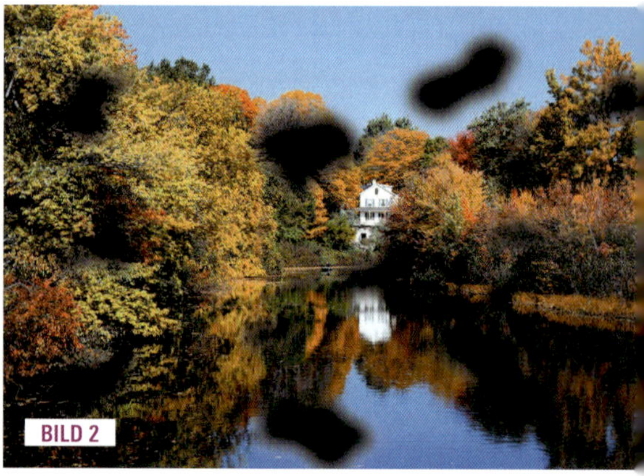

schlag über die Hornhautwunde gleiten. Statt der Kontaktlinse kann auch ein herkömmlicher Verband das operierte Auge abdecken.

Alles in allem dauert der Eingriff etwa fünf bis zehn Minuten.

Eignung

Die deutsche Kommission refraktive Chirurgie nannte für die PRK im Jahr 2007 folgende Anwendungsbereiche:

- Kurzsichtigkeit bis –6 dpt
- Astigmatismus bis 5 dpt
- Liegen Kurzsichtigkeit und Astigmatismus gleichzeitig vor, bestimmt die Summe aus beiden Werten die Eignung des Verfahrens. Als Grenzwert gilt 5,5. Dieser Zahlenwert ergibt sich zum Beispiel aus einer Kurzsichtigkeit von –2,5 dpt und einem Astigmatismus von 3 dpt.

Als Grenzbereiche sind angegeben:

- Kurzsichtigkeit bis –8 dpt
- Astigmatismus bis 6 dpt
- Weitsichtigkeit bis +4 dpt

Die PRK kann für Personen, deren Hornhaut für eine Lasik (siehe Seite 146) zu dünn ist, eine Möglichkeit sein, eine Fehlsichtigkeit dennoch operativ zu korrigieren.

Gegenanzeigen

Bei folgenden Bedingungen soll über die auf Seite 118 genannten hinaus keine PRK durchgeführt werden:

- Es liegt eine chronisch fortschreitende Hornhauterkrankung vor.
- Es besteht eine feuchte Makuladegeneration.
- Ein grauer Star (Katarakt) beeinträchtigt das Sehen.
- Ein grüner Star (Glaukom) hat zu Schäden im Gesichtsfeld geführt.
- Die Durchblutung der Augengewebe ist beeinträchtigt, zum Beispiel bei Diabetes.

Nachsorge

Die allgemeinen Hinweise zum Verhalten vor und nach der Operation, die für alle chirurgischen Verfahren zur Korrektur von Fehlsichtigkeiten gelten, finden Sie auf Seite 119 ff.

Nach einer PRK ist immer mit Schmerzen zu rechnen. Um sie schon im Ansatz abzufangen, kann etwa eine Stunde vor dem Eingriff ein Schmerzmittel wie Ibuprofen eingenommen werden.

Nach dem Eingriff werden Augentropfen mit einem Wirkstoff wie beispielsweise Diclofenac, ein nichtsteoridales Antirheumatikum (NSAR), eingetropft. Das Mittel wirkt entzündungshemmend und leicht schmerzstillend.

BILD 1: Bei einigen Erkrankungen verbietet sich eine PRK: z. B. bei Makuladegeneration.
BILD 2: Auch bei einem grünen Star (Glaukom) muss man von dieser OP Abstand nehmen.

Diclofenac oder ein ähnlicher Wirkstoff, zum Beispiel Ibuprofen, kann auch eingenommen werden. Vor allem am ersten Tag nach dem Eingriff kann es hilfreich sein, den Augenbereich zu kühlen.

Diese Schmerzlinderung mit Augentropfen und eventuell Tabletten kann ein bis zwei Tage lang erforderlich sein.

Um die Infektionsgefahr zu begrenzen, müssen darüber hinaus Augentropfen mit einem Antibiotikum angewendet werden. Das wird fortgesetzt, bis Kontrolluntersuchungen zeigen, dass sich die oberste Zellschicht neu gebildet und die Hornhaut wieder geschlossen hat. So lange bleibt die Kontaktlinse im Auge. In dieser Zeit werden alle Augentropfen in das Auge gegeben, in dem sich weiterhin die Kontaktlinse befindet.

Zusätzlich sind bis zu drei Monate lang kortisonhaltige Augentropfen erforderlich.

Probleme und Risiken

Die verletzte Hornhautoberfläche ist der Grund für die mäßigen bis teilweise erheblichen Schmerzen. Sie lassen im Verlauf von etwa drei bis fünf Tagen nach, wenn sich die Deckschicht der Hornhaut neu gebildet hat und sich die Wunde schließt.

Nach dem Eingriff kann ein Fremdkörpergefühl vorhanden sein. Die Augen können brennen, tränen und geschwollen sein. Diese Beschwerden werden in den folgenden zwei bis drei Tagen schwächer. Vorübergehende Störungen, aber auch anhaltende Probleme treten umso häufiger auf, je ausgeprägter der korrigierte Sehfehler ist.

- Mindestens eine bis zwei Wochen dauert es, bis sich eine gute Sehschärfe eingestellt hat. In dieser Zeit kann das Arbeiten im Nahbereich erschwert sein.
- Kurz nach dem Eingriff kann eine ungewöhnliche Blendempfindlichkeit bestehen. In dieser Zeit sollten Sie nicht mit dem Auto fahren. Gefährlich kann vor allem das Autofahren in der Dämmerung und bei Nacht sein. Bei manchen Menschen hält die verstärkte Blendempfindlichkeit monatelang an und bildet sich erst sehr langsam zurück.
- Das Sehvermögen in der Dämmerung und bei Nacht kann sich dauerhaft verschlechtern. Um Lichtquellen werden farbige Ringe (Halos) gesehen, Schattenbilder irritieren. Manche Menschen sehen verzerrt oder Doppelbilder. Diese Probleme treffen insbesondere Menschen, deren Pupillen sich in der Dunkelheit sehr stark weiten. Bei ihnen fällt das Licht sowohl durch den behandelten als auch den nicht behandelten Teil der Hornhaut ins Auge und wird unterschiedlich gebrochen. Diese Sehverschlechterung kann so weit gehen, dass die Betreffenden nicht mehr verkehrstüchtig sind.
- In der Hornhaut können sich Fasern anreichern, die aus der Tiefe an die Oberfläche wandern. Dadurch trübt sich der Blick und das Bild erscheint verschwommen (Haze). Das kann sich im Verlauf eines halben Jahres bessern. Kortisonhaltige Au-

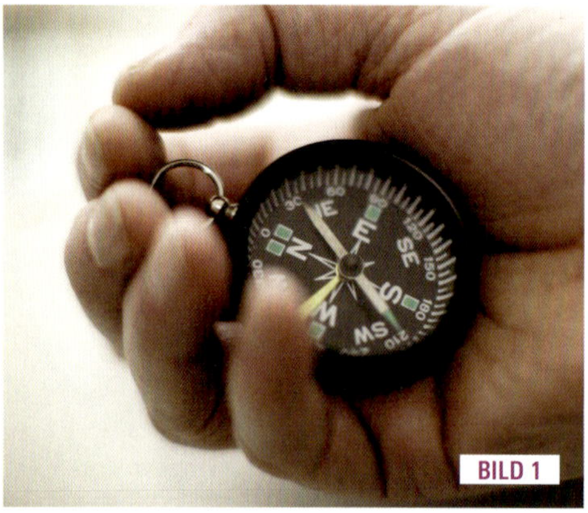

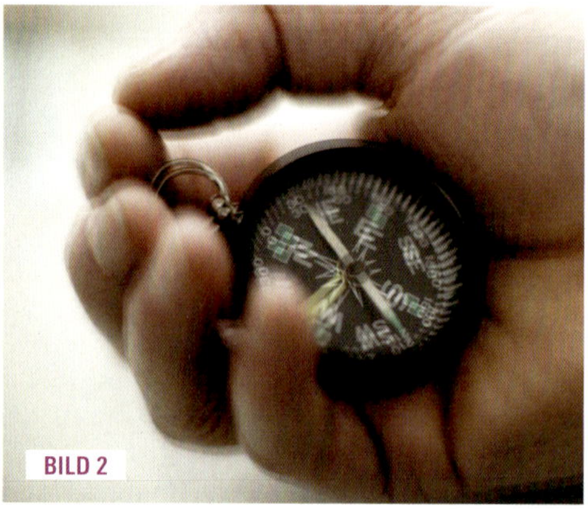

BILD 1: Ohne Probleme den richtigen Weg finden.
BILD 2: Doch wer unter Haze leidet, verliert die klare Sicht.

gentropfen sollen das Abklingen beschleunigen.
Haze tritt bei Kurzsichtigkeit von mehr als –6 dpt, bei der relativ viel Gewebe abgetragen werden muss, deutlich häufiger auf als bei geringerer Kurzsichtigkeit. Auch bei der Korrektur von Weitsichtigkeit ist die Haze-Bildung stärker ausgeprägt.
Ist diese Sehbeeinträchtigung nach einem Jahr immer noch sehr störend, kann eine erneute Operation infrage kommen. Gegebenenfalls kann sogar eine Hornhauttransplantation erforderlich werden.

- Kontraste können weniger scharf wahrgenommen werden. Auch das kann sich innerhalb eines halben Jahres bessern.
- Innerhalb der ersten Wochen und Monate kann sich der Operationserfolg teilweise wieder zurückbilden. Sie merken es daran, dass Sie zunehmend schlechter sehen.
- Häufig stellt sich ein Gefühl von Trockenheit am Auge ein. Das bessert sich innerhalb des nächsten halben Jahres. In dieser Zeit kann konservierungsmittelfreie künstliche Tränenflüssigkeit die Symptome lindern.
- Ganz selten kommt es zu einer Infektion der Hornhaut, die Narben zurücklässt, nachdem sie abgeheilt ist. Das kann das Sehen erheblich beeinträchtigen.
- Ebenfalls ganz selten bilden sich sehr starke Narben, die das Sehvermögen erheblich beeinträchtigen.

Derartige Vernarbungen kann man mit einer zweiten Operation versuchen zu beseitigen. Dieser Eingriff kann frühestens ein halbes Jahr nach dem ersten erfolgen.

Ergebnisse

Ob Sie nach dem Eingriff tatsächlich keine Sehhilfe mehr benötigen, hängt nicht nur vom Operationsergebnis ab, sondern auch von Ihren individuellen Sehansprüchen. Manche Menschen geben sich klaglos damit zufrieden, dass sie in bestimmten Abständen ein wenig undeutlich sehen, andere bestehen in allen Sehbereichen auf einer optimalen Sicht.

Als Vergleich für die Zahlenwerte, die die Operationsergebnisse beschreiben, sollen hier die gesetzlichen Anforderungen an das Sehvermögen für den Erwerb des Führerscheins herangezogen werden. Der Sehtest gilt als bestanden, wenn die Sehschärfe am Tage mindestens 0,7 beträgt. Eine sehr gute Sehschärfe ist durch den Wert 1 gekennzeichnet. Bei manchen Menschen geht die Sehschärfe allerdings

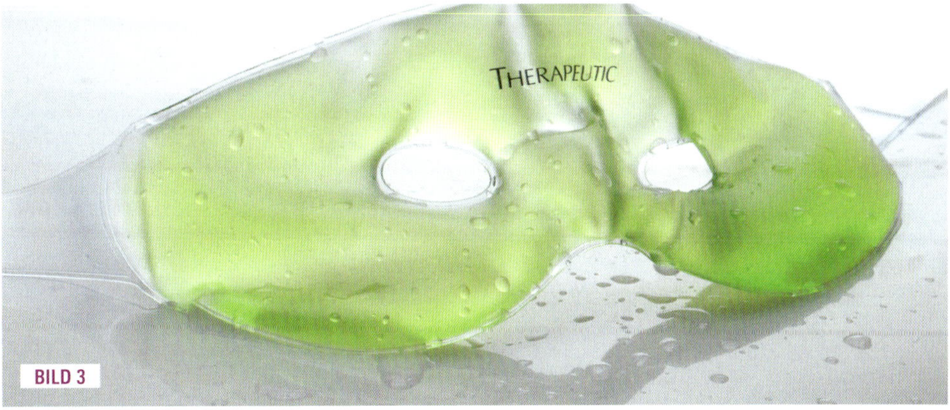

BILD 3: Vor allem am ersten Tag nach dem operativen Eingriff kann Kühlung gegen die Beschwerden angenehm sein.

deutlich darüber hinaus. Sie wird dann zum Beispiel mit 1,6 angegeben.
Etwa einen Monat nach dem Eingriff lässt sich sagen, wie gut das Operationsergebnis mindestens ausgefallen ist. Doch bei vielen Operierten verbessert sich die Sehschärfe in den Folgemonaten noch deutlich. Endgültig lässt sich das Ergebnis erst nach zwei Jahren beurteilen; so lange kann es dauern, bis die Hornhaut nach dem Eingriff wirklich zur Ruhe gekommen ist.

Studien zufolge erreichen etwa ein halbes Jahr nach dem Eingriff fast 800 von 1 000 Personen mit einer Kurzsichtigkeit bis –6 dpt, die sich einer PRK unterziehen, eine Sehschärfe von 1 oder besser. Diese Gruppe wird also tatsächlich ohne Brille oder Kontaktlinsen auskommen. Bei weiteren 155 Personen liegt die Sehschärfe zwischen 0,5 und 1. Sie benötigen also unter Umständen doch noch Brille oder Kontaktlinsen.

Je größer die Fehlsichtigkeit ist, desto weniger Menschen erreichen durch den Eingriff das Ziel, vorerst ohne Brille auszukommen. Von 1 000 Personen mit einer Kurzsichtigkeit zwischen –6 und –9 dpt erlangen 742 eine Sehschärfe von 0,5 oder besser. Liegt die Kurzsichtigkeit über –9 dpt, haben nur 22 von 1 000 eine Sehschärfe von 0,5 oder besser.

Inzwischen reichen die Korrekturergebnisse auch bei Weitsichtigkeit an die bei Kurzsichtigkeit heran. Bis zu einer Weitsichtigkeit von +4 dpt können 850 von 1000 Operierten mit einer Sehschärfe von 1 oder besser rechnen.

Die Ergebnisse nach der gemeinsamen Korrektur von Kurzsichtigkeit und Astigmatismus sind denen der Korrektur allein einer Kurzsichtigkeit vergleichbar, solange es sich um einen Astigmatismus mittlerer Größenordnung handelt.

Fast 700 Personen, die sich zwischen 1994 bis 1997 in den USA einer PRK unterzogen hatten, wurden bis zu fünf Jahre danach befragt, wie zufrieden sie mit dem Eingriff waren. Obwohl sich die meisten sehr positiv äußerten, gab doch mehr als ein Drittel an, dass sich ihre Nachtsicht verschlechtert hat und sie deshalb erhebliche Schwierigkeiten beim Autofahren in der Dunkelheit haben. In einer Studie, die 2004 veröffentlicht wurde, beklagte fast die Hälfte Probleme beim Sehen in der Dunkelheit. Bei einem Viertel der Operierten war die Nachtsicht schlechter als zuvor.

INFO Excimer-Laser

Laser ist die Abkürzung für „light amplification by stimulated emission of radiation", was übersetzt heißt: Lichtverstärkung durch angeregte Emission von Strahlung. Der Laser ist ein Licht bestimmter Wellenlänge mit sehr großer Energie, die von energetisch angeregten Elementen stammt. Sie geben dem jeweiligen Lasertyp seinen Namen, zum Beispiel Argon-Laser oder Neodym-YAG-Laser. Wellenlänge und Energie des Lasers bestimmen, wie er sich auf das Körpergewebe auswirkt und für welche Funktion er eingesetzt wird.

Eine Sorte Laser erwärmt Gewebe geringfügig, weil Farbstoffe im Gewebe das Laserlicht absorbieren. Dieser Effekt wird bei Muskelverspannungen genutzt.

Bei einem anderen Laser ist die Wärmeentwicklung so stark, dass die Eiweiße im Gewebe ihre Form ändern. Mit diesem Laser kann man Gewebe punktuell „verschweißen". Das wird zum Beispiel bei Netzhautschäden genutzt, um die Netzhaut um ein Loch herum am Untergrund anzuheften. So lässt sich ihre Ablösung verhindern.

Eine dritte Art von Laser kann dort, wo das Licht auftrifft, die Temperatur so stark erhöhen, dass die Flüssigkeit in den Zellen explosionsartig verdampft.

Zu dieser letzten Art von Laser gehört der in der refraktiven Chirurgie vor allem eingesetzte Excimer-Laser (engl.: excited dimer = angeregtes Molekül, das aus zwei miteinander verbundenen Elementen besteht). Die Energie des Excimer-Lasers liefern die angeregten Gase Argon und Fluorid. Das Laserlicht wird in Stößen abgegeben, die etwa 20 Nanosekunden lang dauern. Die derzeit gebräuchlichen Augenlaser wiederholen diese Stöße 100 bis 500 Mal pro Sekunde. Ihr Strahl ist zwischen 0,7 und 1 Millimeter groß.

Die Laserwirkung beruht darauf, dass die Bindungen zwischen Molekülen gelockert werden und zugleich Zellwasser verdampft. Dadurch werden an der Stelle, auf die der Laserstrahl gerichtet ist, winzig kleine Gewebepartikel abgesprengt. Im Gegensatz zu chirurgischen Messern oder ähnlichen Instrumenten trennt der Laser extrem dünne Gewebeschichten ab, ohne sie zu berühren. Durch Aneinanderreihen vieler Laserpulse wird eine Fläche verändert. Mehrfaches Einwirken an einer Stelle vertieft den Bereich. Durch die Kombination aus beidem wird die Hornhaut gemäß der vorher errechneten Brechkraft modelliert. Diese Umformung der Hornhaut läuft nahezu vollständig computergesteuert ab.

Da der Excimer-Laser so gut wie keine Wärme entwickelt, bleibt das umliegende Gewebe weitgehend unbeschädigt.

LASEK UND EPI-LASIK

Lasek (Laser-assistierte subepitheliale Keratektomie) bedeutet in etwa Entfernung (Ektomie) der Gewebeschicht unter (sub) der Oberfläche (Epithel) der Augenhornhaut (Keratos) durch Bearbeitung mit einem Laser.

Bei der Lasek wird die Deckschicht der Augenhornhaut zunächst am Randbereich angeritzt. Dann lässt man eine Alkohollösung auf diese Schicht einwirken. Dadurch ist sie leichter vom Untergrund abzulösen. Ein Teil dieser Deckschicht wird abgehoben und dann zur Seite geschoben. Nun ist die darunterliegende Zellschicht frei zugänglich und ihr Zentrum kann wie bei der PRK mit dem Excimer-Laser bearbeitet werden (siehe Seite 137).

Bei einer Epi-Lasik entfällt das Behandeln der Deckschicht der Hornhaut mit Alkohol. Stattdessen wird sie mit einem Instrument von der Unterlage abgehoben. Damit mit diesem Instrument sicher geschnitten werden kann, wird es von einem Saugring auf dem Auge in der richtigen Position gehalten. Dabei wird ein Unterdruck erzeugt, durch den sich das Auge versteift.

In dieser sehr kurzen Zeit wird Ihnen schwarz vor diesem Auge – Sie sehen nichts mehr. Das braucht Sie aber nicht zu beunruhigen, denn es ist eine normale, vorübergehende Reaktion auf den Unterdruck. Das Gleiche gilt für ein eventuell spürbares Druckgefühl.

Der Laser arbeitet computergesteuert gemäß den vorher errechneten Daten. Etwa 30 Sekunden lang müssen Sie das blinkende Licht des Lasers fixieren, ohne das Auge zu bewegen. Kleinere Blickbewegungen gleicht das Computerprogramm selbstständig aus. Sollten Sie den Blick versehentlich stärker schweifen lassen, schaltet das System den Laser automatisch aus.

Die vom Laser ausgesandten Impulse sind als schwaches Knattern hörbar. Dass es leicht verschmort riecht, ist normal.

Ist das Lasern abgeschlossen, wird die zur Seite gestreifte Zellschicht wieder an ihren Platz geschoben. Dort heilt sie in wenigen Tagen von selbst an.

Nach dem Eingriff wird eine hochsauerstoffdurchlässige Kontaktlinse als Verband ins Auge eingesetzt. Diese tragen Sie Tag und Nacht. Nach einer Lasek bleibt sie ein bis drei Tage, nach einer Epi-Lasik drei bis vier Tage im Auge. Sie schützt die Hornhaut und kann wesentlich zur Schmerzlinderung beitragen, da sie verhindert, dass die Lider bei jedem Lidschlag über die Hornhautwunde gleiten. Alles in allem dauert der Eingriff etwa fünf bis zehn Minuten.

Eignung

Die deutsche Kommission refraktive Chirurgie (KRC) nannte im Jahr 2007 für Lasek und Epi-Lasik folgende Anwendungsbereiche:

- Kurzsichtigkeit bis –6 dpt
- Astigmatismus bis 5 dpt
- Liegen Kurzsichtigkeit und Astigmatismus gleichzeitig vor, bestimmt die Summe aus beiden Werten die Eignung. Als Grenzwert gilt 5,5. Dieser Zahlenwert ergibt sich zum Beispiel aus einer Kurzsichtigkeit von –2,5 dpt und einem Astigmatismus von 3 dpt.

Als Grenzbereiche sind angegeben:
- Kurzsichtigkeit bis –8 dpt
- Astigmatismus bis 6 dpt
- Weitsichtigkeit bis +4 dpt

Die Lasek kann für Personen, deren Hornhaut für eine Lasik (siehe Seite 146) zu dünn ist, eine Möglichkeit sein, eine Fehlsichtigkeit dennoch operativ zu korrigieren.

Gegenanzeigen

Bei folgenden Bedingungen soll über die auf Seite 118 genannten hinaus keine Lasek oder Epi-Lasik durchgeführt werden:
- Es liegt eine chronisch fortschreitende Hornhauterkrankung vor.
- Es gibt krankhafte Veränderungen in tiefen Hornhautschichten.
- Die Benetzung der Hornhaut durch die Tränenflüssigkeit ist massiv gestört.
- In der Aderhaut haben sich neue Gefäße gebildet. Dann kann es zu Blutungen unter der Netzhaut kommen.
- Es besteht eine feuchte Makuladegeneration.
- Ein grauer Star (Katarakt) beeinträchtigt das Sehen.
- Ein grüner Star (Glaukom) hat zu Schäden im Gesichtsfeld geführt.
- Es besteht eine Erkrankung des Bindegewebes, die darauf beruht, dass sich das Immunsystem gegen körpereigenes Gewebe wendet (Kollagenosen). Hierzu gehören zum Beispiel Lupus erythematodes, Sjögren-Syndrom und Sklerodermie. Bei diesen Erkrankungen besteht die Gefahr, dass sich Geschwüre bilden, an denen keine Bakterien beteiligt sind.

Gegen den Einsatz von Epi-Lasik sprechen darüber hinaus Schäden an den Rändern der Netzhaut. Bei dieser Technik muss das Auge mit Unterdruck angesaugt werden. Dadurch kann die beschädigte Netzhaut ernsthafte Verletzungen davontragen.

Nachsorge

Die allgemeinen Hinweise zum Verhalten vor und nach der Operation, die für alle chirurgischen Verfahren zur Korrektur von Fehlsichtigkeiten gelten, finden Sie auf Seite 119 ff.

Schmerzmittel werden nach einer Lasek nur eingesetzt, wenn sie notwendig sind. Nach einer Epi-Lasik gibt man sie hingegen für ein bis drei Tage routinemäßig als Augentropfen, gegebenenfalls auch als Tabletten. Der Grund für diesen Unterschied und auch für die längeren Behandlungszeiten mit andern Arzneimitteln ist die andere Art der Entfernung der Hornhaut.

Um die Infektionsgefahr zu begrenzen, müssen darüber hinaus Augentropfen mit

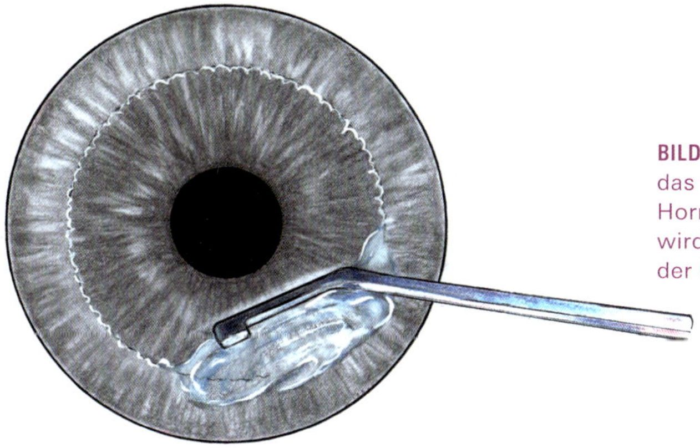

BILD 1: Bei einer Epi-Lasik entfällt das Behandeln der Deckschicht der Hornhaut mit Alkohol. Stattdessen wird sie mit einem Instrument von der Unterlage abgehoben.

einem Antibiotikum angewendet werden. Nach einer Lasek wird das eine Woche lang fortgesetzt, nach einer Epi-Lasik zwei Wochen.

Zusätzlich sind nach einer Lasek zwei bis vier Wochen lang kortisonhaltige Augentropfen erforderlich, nach einer Epi-Lasik drei Monate lang.

Probleme und Risiken

Da die Deckschicht der Hornhaut bei Lasek und Epi-Lasik verletzt wird, muss nach dem Eingriff mit Schmerzen gerechnet werden. Nach zwei bis drei Tagen sollten sie abgeklungen sein.

Nach etwa vier Tagen sollte sich die Hornhautoberfläche nach einer Lasek wieder geschlossen haben. Nach einer Epi-Lasik dauert es einen Tag länger.

Die weiteren Probleme und Risiken entsprechen der PRK (siehe Seite 139), doch sie treten in aller Regel weniger häufig auf.

Ergebnisse

Ob Sie nach dem operativen Eingriff tatsächlich keine Sehhilfe mehr benötigen, hängt nicht nur vom Operationsergebnis ab, sondern auch von Ihren ganz individuellen Sehansprüchen. Manche Menschen geben sich klaglos damit zufrieden, dass sie in bestimmten Abständen ein wenig undeutlich sehen, andere bestehen in allen Sehbereichen auf einer optimalen Sicht.

In einer Reihe von Studien sind im Jahr 2003 die Ergebnisse nach einer Lasek festgehalten worden. Im Durchschnitt hatten die Teilnehmer eine Kurzsichtigkeit von etwas mehr als –5 dpt. Ein halbes Jahr nach der Lasek wiesen zwischen 57 und 91 von 100 eine Sehschärfe auf, bei der sie vorerst ohne Brille oder Kontaktlinsen auskommen. In der Gruppe, deren Teilnehmer im Durchschnitt um fast –8 dpt kurzsichtig waren, war das Ergebnis auffallend schlechter. In dieser Gruppe klagten auch die meisten, nämlich 8 von 100, über verschwommenes Sehen (Haze). Bei 5 von 100 musste das Ergebnis nachgebessert werden. Aber auch in den anderen Studien gab es ernsthafte Unzufriedenheiten. Einmal mussten sich 5, einmal 10 von 100 einem erneuten Eingriff unterziehen.

Eine Veröffentlichung aus Deutschland aus dem darauffolgenden Jahr ergab für 80 von 100 Personen mit einer Kurzsichtigkeit bis –6 dpt ein Jahr nach einer Lasek eine Sehschärfe, die ihnen bis auf Weiteres ein Leben ohne Brille oder Kontaktlinsen ermöglicht.

LASIK UND FEMTO-LASIK

Lasik (Laser in situ Keratomileusis) bedeutet in etwa Modellierung (Mileusis) der Augenhornhaut (Keratos) in ihrer natürlichen Lage (in situ) mittels Laser. Femto-Lasik bezieht sich auf den Laser, mit dem ein Teil der Hornhaut abgetrennt wird, und der im Abstand von Femtosekunden (Femto = Billiardstel, 10^{-15}) Impulse aussendet.

Bei der Lasik wird zunächst die Deckschicht der Augenhornhaut mit einem Mikrokeratom geöffnet. Das ist eine Art automatisch gesteuerter Hobel, mit dem eine etwa haardicke Hornhautscheibe abgetrennt wird. Um mit diesem Instrument gezielt und sicher schneiden zu können, wird das Auge versteift. Dazu wird ein Saugring auf das betäubte Auge aufgesetzt und für einige Sekunden ein Unterdruck erzeugt. In dieser sehr kurzen Zeit wird Ihnen schwarz vor diesem Auge – Sie sehen nichts mehr. Das braucht Sie aber nicht zu beunruhigen, denn es ist eine normale, vorübergehende Reaktion auf den Unterdruck. Das Gleiche gilt für ein eventuell spürbares Druckgefühl.

Bei der Femto-Lasik schneidet nicht eine Klinge die Deckschicht der Hornhaut auf, sondern das Gewebe wird berührungsfrei mit dem Femtosekunden-Laser aufgetrennt. Dieser Laser arbeitet mit einer anderen Wellenlänge als der Excimer-Laser, mit dem die Hornhaut modelliert wird. Dadurch entfaltet der Femtosekunden-Laser seine Wirkung nicht an der Oberfläche, sondern in einer vorher exakt festgelegten Tiefe des Gewebes. Durch die andere Art der Gewebeauftrennung erhofft man sich eine schonendere Behandlung, die weniger Komplikationen nach sich zieht.

Egal, auf welche Weise die Scheibe von der Deckschicht der Augenhornhaut abgehoben wurde – sie wird nicht komplett abgetrennt. Es bleibt vielmehr ein schmaler Rand stehen, an dem die Hornhautscheibe weggeklappt werden kann. Danach ist der Hornhautbereich, der mit dem Excimer-Laser umgeformt werden soll, frei zugänglich.

Der Laser arbeitet computergesteuert gemäß den vorher errechneten Daten. Etwa 30 Sekunden lang müssen Sie das blinkende Licht des Lasers fixieren, ohne das Auge zu bewegen. Kleinere Blickbewegungen gleicht das Computerprogramm selbstständig aus. Sollten Sie den Blick versehentlich stärker schweifen lassen, schaltet das System den Laser aus.

Die vom Laser ausgesandten Impulse sind als schwaches Knattern hörbar. Dass es leicht verschmort riecht, ist normal.

Nach dem Lasern wird die Hornhautscheibe wieder zurückgeklappt und angedrückt. Nach ein bis zwei Minuten hat sie sich von selbst festgesaugt. Sie braucht also nicht angenäht zu werden.

Alles in allem dauert der Eingriff etwa fünf bis zehn Minuten. Danach bekommen Sie je einen Tropfen eines Antibioti-

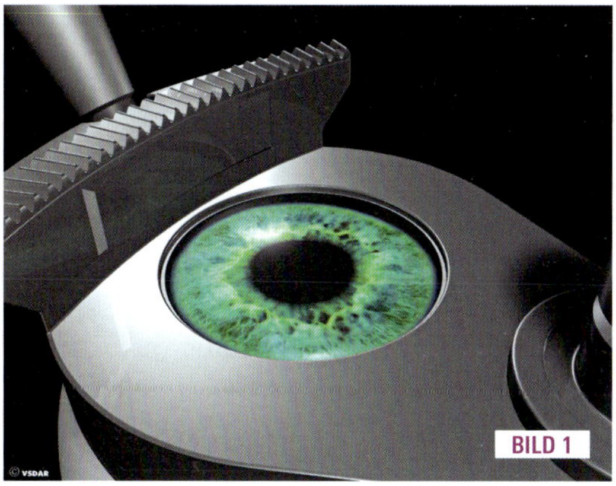

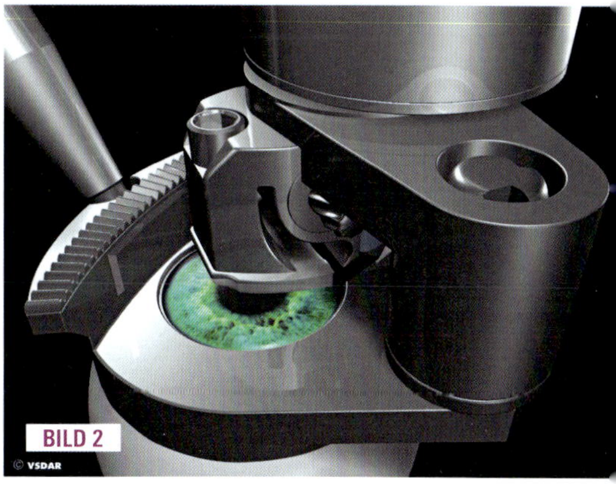

BILD 1: Um sicher schneiden zu können, wird das Auge versteift. Dazu wird ein Saugring auf das betäubte Auge aufgesetzt und für einige Sekunden ein Unterdruck erzeugt.
BILD 2: Bei der Lasik wird ein Teil der Hornhaut mit einem Hobel abgetrennt.

kums und Kortison eingetropft. Nach einer Stunde wird das Auge kontrolliert. Anschließend wird das operierte Auge durch eine feste, durchsichtige Verbandschale geschützt.

Sind beide Augen am selben Tag behandelt worden, bekommen Sie eine Schutzbrille aufgesetzt. Sie schützt die Augen, ermöglicht Ihnen aber zu sehen.

Eignung

Die deutsche Kommission refraktive Chirurgie nannte im Jahr 2007 für Lasik folgende Anwendungsbereiche:

- Kurzsichtigkeit bis –8 dpt
- Weitsichtigkeit bis +3 dpt
- Astigmatismus bis 5 dpt

Als Grenzbereiche sind angegeben:

- Kurzsichtigkeit bis –10 dpt
- Weitsichtigkeit bis +4 dpt
- Astigmatismus bis 6 dpt

Gegenanzeigen

Bei folgenden Bedingungen soll über die auf Seite 118 genannten hinaus keine Lasik durchgeführt werden:

- Es liegt eine chronisch fortschreitende Hornhauterkrankung vor.
- Es gibt krankhafte Veränderungen in tiefen Hornhautschichten.
- Die Benetzung der Hornhaut durch die Tränenflüssigkeit ist massiv gestört (trockenes Auge).
- In der Aderhaut haben sich neue Gefäße gebildet. Dann kann es zu Blutungen unter die Netzhaut kommen.
- Es finden sich Schäden an der Netzhaut. Menschen mit stärkerer Kurzsichtigkeit haben dafür ein erhöhtes Risiko. Durch den Unterdruck, mit dem das Auge angesaugt werden muss, kann die beschädigte Netzhaut einreißen oder sich stellenweise ablösen.
- Es besteht eine feuchte Makuladegeneration.
- Ein grauer Star (Katarakt) beeinträchtigt das Sehen.
- Ein grüner Star (Glaukom) hat zu Schäden im Gesichtsfeld geführt.
- Es besteht eine Erkrankung des Bindegewebes, die darauf beruht, dass sich das Immunsystem gegen körpereigenes Gewebe wendet (Kollagenosen). Hierzu gehören zum Beispiel die rheumatischen Erkrankungen Lupus erythematodes, Sjögren-Syndrom oder Sklerodermie. Bei diesen Erkrankungen besteht die Gefahr,

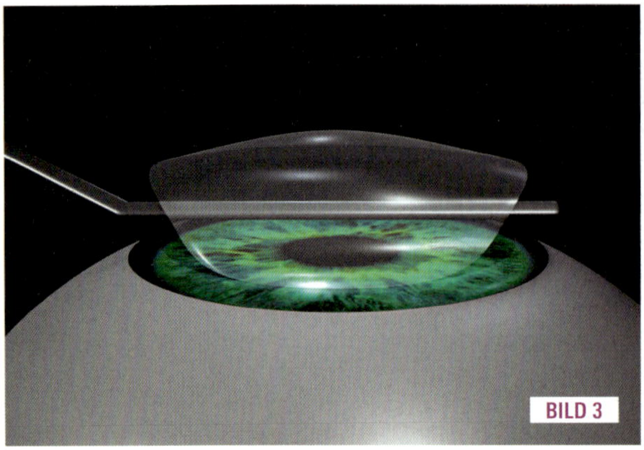

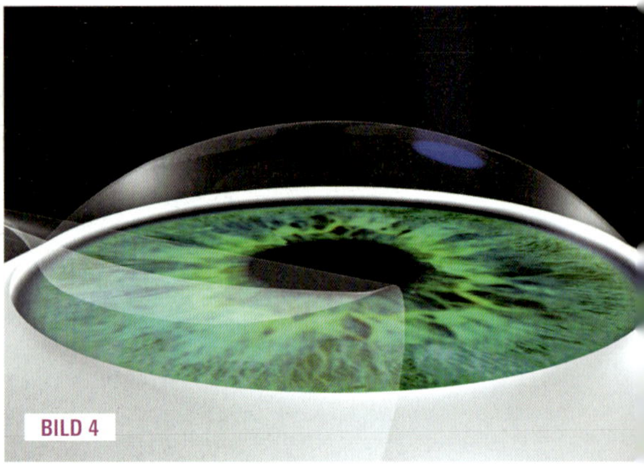

BILD 3: Mit einer Art automatisch gesteuertem Hobel wird eine etwa haardicke Hornhautscheibe abgetrennt.
BILD 4: Sie wird nicht komplett abgetrennt. Es bleibt vielmehr ein schmaler Rand stehen, an dem die Hornhautscheibe weggeklappt werden kann.

dass sich Geschwüre bilden, an denen keine Bakterien beteiligt sind.

Bei Kurzsichtigkeit von mehr als –8 dpt und Weitsichtigkeit über +4 dpt kann die Lasik an ihre Grenzen stoßen. Entscheidendes Kriterium ist die Dicke der Hornhaut. Da bei der Korrektur derart starker Fehlsichtigkeiten relativ viel Gewebe abtragen werden muss, kann es sein, dass die Hornhaut anschließend nicht mehr stabil ist.

Nachsorge

Die allgemeinen Hinweise zum Verhalten vor und nach der Operation, die für alle chirurgischen Verfahren zur Korrektur von Fehlsichtigkeiten gelten, finden Sie auf Seite 119 ff.

Den Augenschutz, den Sie nach der Lasik aufgesetzt bekommen haben, tragen Sie 24 Stunden lang. Dann können Sie sich tagsüber ohne bewegen, sollten ihn in den folgenden drei Tagen aber weiterhin beim Schlafen anlegen.

Eine Woche lang müssen Sie am operierten Auge Augentropfen mit einem Antibiotikum anwenden. Zusätzlich müssen Sie zwei bis vier Wochen lang jeden Tag kortisonhaltige Augentropfen eintropfen. Schmerzmittel sind selten notwendig.

Hingegen ist es fast immer erforderlich, die Hornhaut mit künstlicher konservierungsmittelfreier Tränenflüssigkeit zu befeuchten. Manche Menschen benötigen dieses Hilfsmittel etwa einen Monat lang, bei anderen normalisiert sich die Tränenproduktion erst nach einem halben Jahr wieder.

Probleme und Risiken

In den ersten Stunden nach der Operation tränt das Auge. Einige Stunden lang kann sich das Auge auch anfühlen, als sei Sand hineingeraten. Die Sicht ist meist noch verschwommen. Eventuell können leichte Schmerzen auftreten, die sich mit einem Schmerzmittel lindern lassen. Diese Beschwerden sind in aller Regel am nächsten Tag vorüber.

Die meisten Operierten können ein bis zwei Tage nach dem Eingriff wieder gut sehen. Etwa vier bis sechs Wochen dauert es, bis sich die Sehschärfe stabilisiert hat.

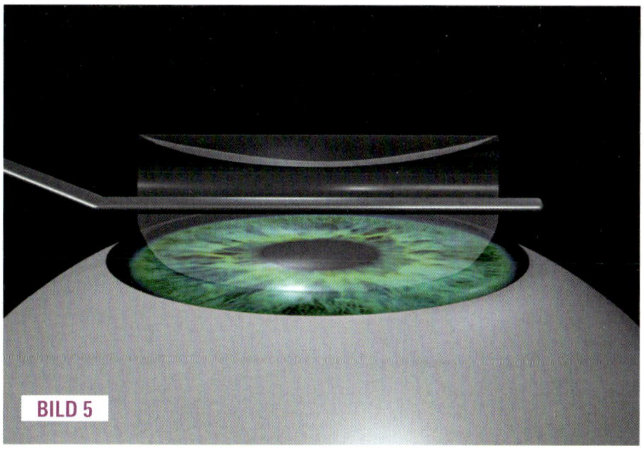

BILD 5: Nach dem Lasern wird die Hornhautscheibe wieder zurückgeklappt und angedrückt. Nach ein bis zwei Minuten hat sie sich von selbst festgesaugt. Sie braucht also nicht angenäht zu werden.

Die nachfolgenden Störungen oder Komplikationen treten umso häufiger auf, je ausgeprägter der korrigierte Sehfehler ist.

- Bei etwa einem Drittel der Operierten bilden sich in dem abgehobenen Hornhautdeckel oder an seiner Unterseite zarte Falten. Menschen, bei denen eine stärkere Kurzsichtigkeit korrigiert wurde, sind häufiger betroffen. Die meisten merken von dieser Veränderung nichts und sie braucht nicht behandelt zu werden. Das ist anders, wenn die Falten sehr ausgeprägt sind. Diese Störung wird bei bis zu 18 von 1 000 Operierten bei der Kontrolluntersuchung am Tag nach dem Eingriff entdeckt. Dann ist sofort ein zweiter Eingriff notwendig.
- Bei bis zu 10 von 100 Eingriffen wird die abgetrennte Deckschicht der Hornhaut während des Eingriffs beschädigt oder sie verschiebt sich. Das behebt der Operateur noch im Laufe der Operation.
- Bei bis zu 1 von 100 Operierten wachsen aus der abgehobenen Deckschicht der Hornhaut Zellen in die darunter liegende Schicht ein. Solange das keine Beschwerden bereitet, kann das Krankheitsbild unbehandelt bleiben. Verschlechtert sich das Sehen aber, kann das bedeuten, dass das Zellwachstum fortschreitet. Dem muss mit einer angemessenen Behandlung entgegengewirkt werden.
- Die Hornhaut kann sich im Laufe der ersten Tage entzünden. Ursache sind Partikel, die sich bei dem Eingriff in der Hornhaut abgelagert haben und sie nun reizen. Eine solche diffuse lamelläre Keratitis kommt bei 1 bis 2 von 100 Eingriffen vor. Zu Beginn macht diese Entzündung keine Beschwerden. Stunden später tritt leichtes Nebelsehen auf, das sich zur Sehverschlechterung steigert. Diese Hornhautentzündung muss so früh wie möglich erkannt und behandelt werden, um schwere Augenschäden zu vermeiden. Dazu dienen die Kontrolluntersuchungen nach dem Eingriff.
- Die gleiche Hornhautentzündung kann auch erst nach Monaten auftreten.
- Das Abtrennen der Deckschicht der Hornhaut kann misslingen. Beispielsweise kann die Hornhautscheibe zu dünn oder zu klein sein oder sie wird komplett abgetrennt statt an einem Rand mit der Hornhaut verbunden zu bleiben. Mit solchen Schnittfehlern muss bei modernen Instru-

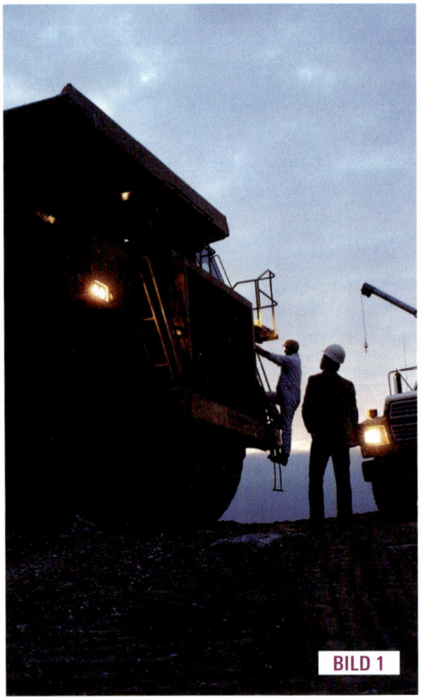

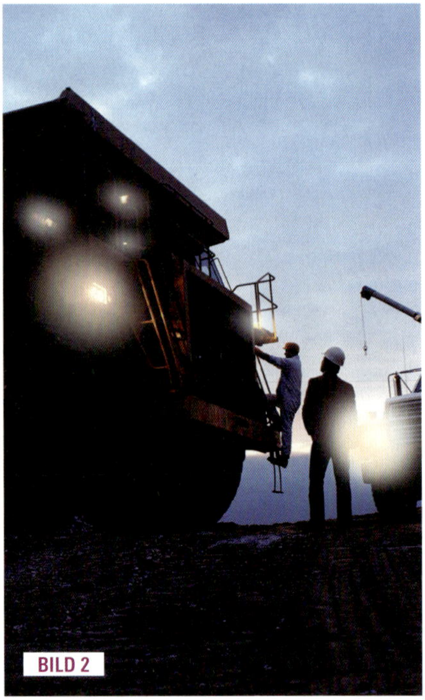

menten bei 5 von 1 000 Eingriffen gerechnet werden. Früher waren sie deutlich häufiger.

- Vornehmlich am ersten Tag nach der Operation kann sich der abgehobene Hornhautdeckel verschieben, sich umschlagen oder verloren gehen. Spürbar wird das an deutlichen Schmerzen. Dann muss sofort erneut operiert werden.
- Die Behandlungszone kann sich gegenüber der Pupillenmitte verschieben (Dezentrierung). Dann werden die Betroffenen sehr blendempfindlich. Viele sehen auch Doppelbilder.
- Die Hornhaut kann sich vorwölben und instabil werden. Das zieht eine erhebliche Sehverschlechterung nach sich. Je nach Ausprägungsgrad müssen dann formstabile Kontaktlinsen getragen werden oder es muss erneut operiert werden. Unter Umständen muss eine fremde Hornhaut transplantiert werden.
- Es kann ein regulärer Astigmatismus entstehen. Dieser muss durch Brille oder Kontaktlinsen ausgeglichen werden oder es muss erneut operiert werden.
- Nur ganz selten kommt zu einer bakteriellen Infektion der Hornhaut. Deren Symptome sind gerötete, tränende, lichtempfindliche Augen und Schmerzen. Eine Hornhautinfektion muss sofort im Krankenhaus mit Antibiotika behandelt werden. Möglicherweise muss das Auge auch erneut operiert werden.
- Im Verlauf von Wochen und Monaten kann der Operationserfolg wieder zurückgehen.

Die Behandelten selbst geben vor allem folgende Probleme als unangenehm und belastend an:

- Die Tränenproduktion ist ungenügend. Das macht sich vor allem durch schlechtes Sehen oder eine sich von Zeit zu Zeit ändernde Sehschärfe bemerkbar, weniger durch ein Gefühl von Trockenheit am Auge. Üblicherweise bessert sich das innerhalb eines halben Jahres. Während dieser

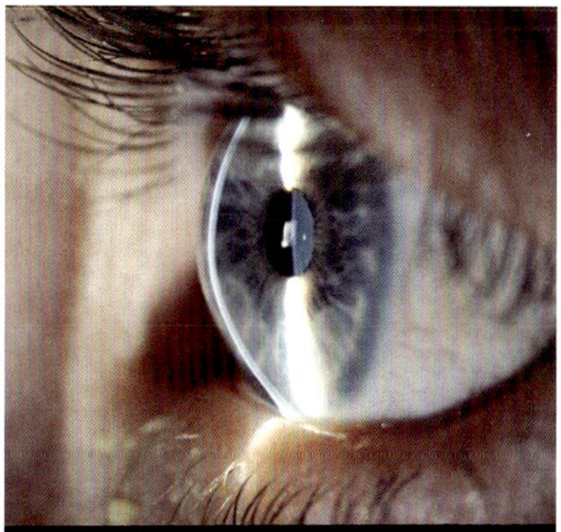

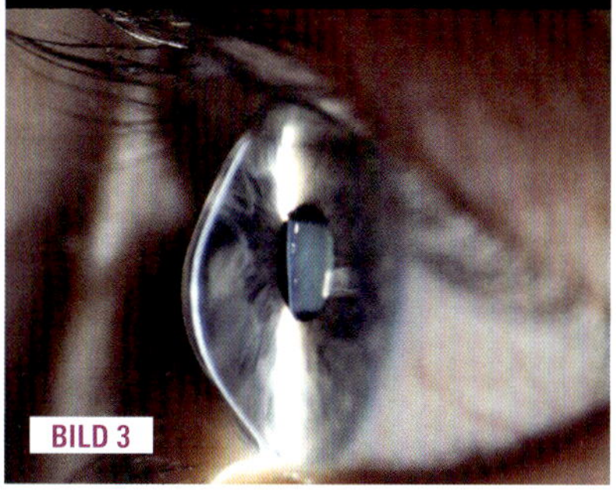

BILD 3

BILD 1 + 2: Jeder zweite Operierte hat nach dem Eingriff „Lichtsensationen", zum Beispiel Halos (Bild 2).
BILD 3: Im Vergleich: Die Hornhaut kann sich vorwölben und instabil werden. Das zieht eine erhebliche Sehverschlechterung nach sich

Zeit können die Symptome so oft wie nötig mit konservierungsmittelfreier künstlicher Tränenflüssigkeit gelindert werden.

- Nahezu die Hälfte der Operierten berichtet nach dem Eingriff von „Lichtsensationen": Sie sehen um Lichtquellen herum farbige Ringe (Halos), fühlen sich von Schattenbildern irritiert. Manche Menschen sehen verzerrt oder Doppelbilder. 14 von 100 erscheint die Sicht getrübt oder verschwommen.
- Vor allem in der Dämmerung und bei Nacht kann sich das Sehvermögen gegenüber der Zeit vor dem Eingriff verschlechtern. Diese Probleme treffen insbesondere Menschen, deren Pupillen sich in der Dunkelheit sehr stark weiten. Bei ihnen fällt das Licht sowohl durch den behandelten als auch den nicht behandelten Teil der Hornhaut ins Auge und wird unterschiedlich gebrochen. Diese Sehverschlechterung kann so weit gehen, dass die Betreffenden nicht mehr verkehrstüchtig sind.

Ergebnisse

Ob Sie nach dem Eingriff tatsächlich keine Sehhilfe mehr benötigen, hängt nicht nur vom Operationsergebnis ab, sondern auch von Ihren individuellen Sehansprüchen. Manche Menschen geben sich klaglos damit zufrieden, dass sie in bestimmten Abständen ein wenig undeutlich sehen, während andere in allen Sehbereichen auf einer optimalen Sicht bestehen.

Meistens kann man davon ausgehen, dass die Sehschärfe nach drei Monaten ihren definitiven Wert erreicht hat. Bei manchen Menschen dauert es aber auch ein volles Jahr, bevor sich die Verhältnisse im Auge stabilisiert haben. Bei der Korrektur starker Fehlsichtigkeit können es sogar zwei Jahre sein.

Studien zufolge weicht das Korrekturergebnis nach einer Lasik bei 84 von 100 Personen mit Kurzsichtigkeit nur 0,5 dpt von dem ab, was sie erreichen wollten. Akzeptiert man eine Abweichung von

BILD 1: Blendempfindlichkeit nach der Operation kann die Sicherheit im Auto stark beeinträchtigen.

1 dpt, bewegen sich 95 von 100 Personen innerhalb dieser Grenze. Je stärker die Kurzsichtigkeit ist, desto weniger Menschen erreichen jedoch das angestrebte Ergebnis. Bei ihnen ist auch der Anteil derjenigen größer, die trotz zusätzlicher Sehhilfe schlechter sehen können als vor dem Eingriff.

Die Erfolge der Korrektur von Weitsichtigkeit mit Lasik sind weniger gut. Lediglich bei 69 von 100 Personen mit einer Weitsichtigkeit bis +4 dpt beträgt die Abweichung vom angestrebten Ziel 0,5 dpt. Insgesamt 91 von 100 Menschen erreichen ein Korrekturergebnis, bei dem das Ziel um bis zu 1 dpt verfehlt wird.

ASTIGMATISCHE KERATOTOMIE

Astigmatische Keratotomie (AK) bedeutet in etwa, dass die Hornhaut (Keratos) eingeschnitten (-tomie) wird, um eine Stabsichtigkeit (Astigmatismus) zu korrigieren.

Bei diesem Verfahren lässt sich der gewünschte Korrektureffekt mit der Anzahl der Schnitte, ihrer Position in der Hornhaut, ihrer Form, Länge und Tiefe steuern. Durch die Schnitte verringert sich die Spannung der Hornhaut und ihre Krümmung ändert sich.

Zum Schneiden standen bis vor einiger Zeit nur Diamantmesser zur Verfügung. Inzwischen wird auch der Femtosekunden-Laser (siehe Seite 146) dafür eingesetzt.

Eignung

Die deutsche Kommission refraktive Chirurgie nannte im Jahr 2007 als Anwendungsbereich der astigmatischen Keratotomie die Verringerung von Astigmatismus, besonders nach dem Einsatz von Intraokularlinsen und nach der Transplantation von Hornhaut. Um einen Astigmatismus generell zu korrigieren, befand sie die Genauigkeit des Verfahrens für zu gering.

Je nach Operationstechnik können Astigmatismen von mehreren Dioptrien korrigiert werden.

Gegenanzeigen

Es gelten die auf Seite 118 genannten Gegenanzeigen. Darüber hinaus soll bei einer chronisch fortschreitenden Hornhauterkrankung keine astigmatische Keratotomie durchgeführt werden:

Nachsorge

Die allgemeinen Hinweise zum Verhalten vor und nach der Operation, die für alle chirurgischen Verfahren zur Korrektur von Fehlsichtigkeiten gelten, finden Sie auf Seite 119 ff.

Fünf Tage lang müssen Sie nach dem Eingriff Augentropfen mit einem Antibiotikum anwenden. Bis zu vier Wochen dau-

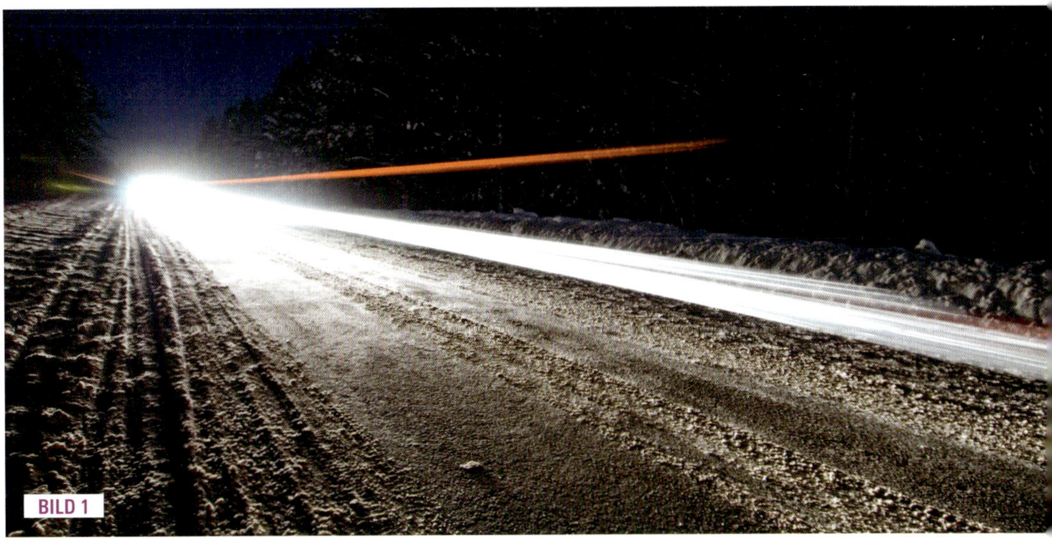
BILD 1

ert die regelmäßige Anwendung von kortisonhaltigen Augentropfen.

Probleme und Risiken

- In die Einschnitte können Zellen der Deckschicht der Hornhaut einwachsen. Das stört den Aufbau der Hornhaut und verschlechtert das Sehvermögen.
- Beim Setzen der Einschnitte kann die Hornhaut versehentlich durchschnitten werden. Diese Schnitte müssen genäht werden.
- Es kann sich ein irregulärer Astigmatismus bilden. Diese Fehlsichtigkeit ist mit einer Brille nur schlecht auszugleichen. Besser geeignet sind Kontaktlinsen, aber auch damit lässt sich nicht immer eine optimale Sehschärfe erzielen.
- Der Eingriff kann die Operierten empfindlich für Blendung machen. Das wird als sehr störend empfunden und kann vor allem in der Dämmerung und nachts die Verkehrstauglichkeit beeinträchtigen.

Ergebnisse

Dieser Eingriff verletzt die Hornhaut des Auges. Wenn die Einschnitte heilen, entstehen Narben. Diese Reaktion wird vor der Operation eingeplant und so gut wie möglich gezielt genutzt. Doch wie die Heilung der Hornhaut abläuft, ist nicht in allen Einzelheiten kalkulierbar. Dementsprechend schlecht vorhersehbar sind die Ergebnisse der AK.

Wie die Korrektur ausgefallen ist, lässt sich erst nach mehreren Wochen, eventuell sogar erst nach Monaten sagen. Erst dann hat sich die Hornhaut ausreichend stabilisiert.

Ein Astigmatismus lässt sich mit diesem Verfahren effektiv korrigieren. Dennoch wird nur selten eine Sehschärfe erreicht, die Brille oder Kontaktlinsen überflüssig macht. Allerdings lässt sich der nach dem Eingriff verbleibende Astigmatismus meist deutlich besser korrigieren als vorher.

Ob die Einschnitte während des Eingriffs mechanisch oder mittels Femtosekunden-Laser gemacht werden, wirkt sich auf die später erzielte Sehschärfe nicht nennenswert aus. Doch die Fehlerbreite ist bei dem lasergeführten Eingriff geringer als beim mechanischen.

KONDUKTIVE KERATOPLASTIK

Konduktive Keratoplastik (CK) bedeutet in etwa geleitete (konduktiv) Umformung (Plastik) der Hornhaut (Keratos). Die Abkürzung CK steht für das Englische conductive keratoplasty.

Bei diesem Verfahren werden weder Laser noch Messer eingesetzt. Vielmehr wird die Krümmung der Hornhaut durch den Einsatz von sehr energiereichen Radiowellen verändert.

Dazu wird ein haardünnes Metallstäbchen an 8 bis 16 genau berechneten Punkten in konzentrischen Kreisen im Randbereich der Hornhaut aufgesetzt. Durch das Stäbchen werden Radiowellen geleitet. Wo sie auf das Gewebe treffen, erhitzt sich dieses so sehr, dass das Kollagen – ein Bestandteil des Gewebes – schrumpft und sich die Hornhaut ein wenig zusammenzieht. Diese Hitzeherde haben einen Durchmesser von etwa 0,3 Millimetern. Infolge der stärkeren Krümmung im Randbereich der Hornhaut verändert sich die Lichtbrechung so, dass die Behandelten in der Nähe besser sehen können.

Eignung

Die deutsche Kommission refraktive Chirurgie nannte im Jahr 2007 als Anwendungsbereiche für die konduktive Keratoplastik Weitsichtigkeit und Alterssichtigkeit bis +1,5 dpt.

Als Grenzbereich sind Werte von +2,5 dpt angegeben.

Gegenanzeigen

Bei den auf Seite 118 genannten Bedingungen soll keine konduktive Keratoplastik durchgeführt werden. Außerdem nicht, wenn ein grauer Star (Katarakt) bereits so ausgeprägt ist, dass er das Sehen beeinträchtigt.

Nachsorge

Die allgemeinen Hinweise zum Verhalten vor und nach der Operation, die für alle chirurgischen Verfahren zur Korrektur von Fehlsichtigkeiten gelten, finden Sie auf Seite 119 ff.

Augentropfen mit einem Antibiotikum und kortisonhaltige Augentropfen müssen Sie nach dem Eingriff noch vier Tage lang anwenden.

Probleme und Risiken

Alle Komplikationen und Probleme zusammengenommen, gibt es bei weniger als 5 von 100 Operierten nach einer konduktiven Keratoplastik unerwünschte Ereignisse.

In den ersten Stunden nach dem Eingriff können Schmerzen auftreten, die sich mit einem leichten Schmerzmittel lindern lassen. In seltenen Fällen halten diese Schmerzen monatelang an.

Manche der nachfolgenden Komplikationen treten direkt während des Eingriffs auf und können sofort behoben werden, andere entwickeln sich erst später. Bei manchen Folgen gibt es keine Symp-

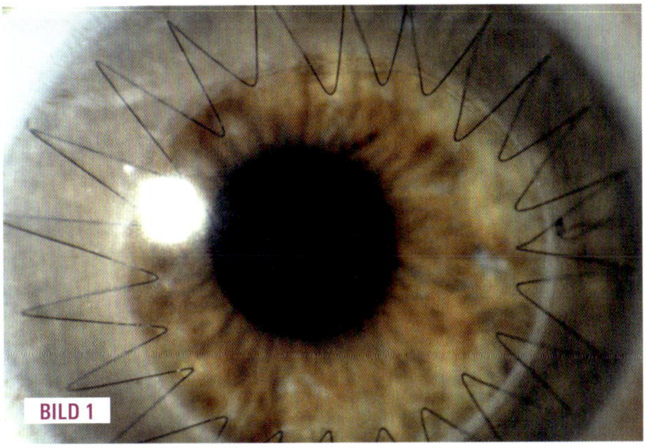

BILD 1: Ein haardünnes Metallstäbchen wird an 8 bis 16 genau berechneten Punkten in konzentrischen Kreisen im Randbereich der Hornhaut aufgesetzt.

tome, die auf das Geschehen aufmerksam machen. Um sie zu entdecken, sind die Kontrolluntersuchungen wichtig.

- Die Hornhaut kann bei dem Eingriff durchstoßen werden.
- Es können Zellschäden an der Hornhaut auftreten. Mit angemessener Behandlung bilden sie sich im Laufe von drei Monaten zurück.
- Der Augeninnendruck kann ansteigen (grüner Star, Glaukom). Wenn sich das nicht von selbst wieder gibt, muss eine entsprechende Behandlung mit Medikamenten eingeleitet oder gegebenenfalls operiert werden.
- Es kann sich eine Regenbogenhautentzündung entwickeln. Dann wird das Auge rot, tränt und schmerzt.
- Teile der Netzhaut können sich von ihrer Unterlage ablösen (Netzhautablösung, Ablatio retinae). Diese Komplikation kann sich auch noch nach dem ersten Jahr nach der Operation ereignen. Sie muss operativ behandelt werden.
- Gar nicht so selten sehen die Operierten Doppelbilder. Meist gibt sich das im Laufe einiger Zeit.

Ergebnisse

Nach einer konduktiven Keratoplastik sind ehemals Weitsichtige typischerweise zunächst gering kurzsichtig. Das gibt sich innerhalb einer Woche. Bei einigen Personen kann sich durch den Eingriff ein Astigmatismus entwickeln, durch den sich das Sehvermögen verschlechtert. Auch kann sich ein zunächst guter Operationserfolg innerhalb von Monaten oder Jahren teilweise zurückbilden.

Über trockene Augen oder verschwommene Sicht klagt hingegen kaum jemand.

Im Jahr 2004 veröffentlichte eine US-amerikanische Forschergruppe ihre Ergebnisse ein halbes Jahr nach einer konduktiven Keratoplastik, die aus Gründen von Weitsichtigkeit bis +3,75 dpt oder/und Alterssichtigkeit durchgeführt wurde.

85 von 100 aller Operierten kamen sowohl für die Ferne als auch die Nähe ohne Brille aus. Von denen, die wegen Alterssichtigkeit behandelt wurden, konnten 77 von 100 die Brille ablegen. Zudem war die korrigierte Sicht sehr stabil. Bei 89 von 100 Augen änderte sich die Sehschärfe nur um 0,05 dpt oder weniger. 76 von 100 Personen gaben an, mit dem Eingriff zufrieden bis sehr zufrieden zu sein.

BILD 1: Bei diesem Eingriff wird in den Randbereich der Hornhaut ein schmaler Tunnel gefräst. Das geschieht entweder mechanisch mit einem Instrument oder wie im Bild mit einem Femtosekunden-Laser.

HORNHAUTIMPLANTAT: INTACS

Intacs (Intrakorneale Ringsegmente) bedeutet in etwa, dass Teile (Segmente) eines Ringes innerhalb (intra) der Hornhaut (Kornea) platziert werden.

Bei diesem Eingriff wird in den Randbereich der Hornhaut ein schmaler Tunnel gefräst. Das geschieht entweder mechanisch mit einem Instrument oder mit einem Femtosekunden-Laser.

Vor der Verwendung eines Femtosekunden-Lasers (siehe Seite 146) muss das Auge versteift werden. Dazu wird ein Saugring auf das betäubte Auge aufgesetzt und für einige Sekunden ein Unterdruck erzeugt. In der sehr kurzen Zeit, in der der Unterdruck den Saugring am Auge festhält, wird Ihnen schwarz vor Augen – Sie sehen nichts mehr. Das braucht Sie aber nicht zu beunruhigen, denn es handelt sich um eine normale, vorübergehende Reaktion auf den Unterdruck. Das Gleiche gilt für ein eventuell spürbares Druckgefühl.

In die geschaffene Höhlung werden zwei Halbringe aus Kunststoff geschoben. Die Ringsegmente heben den äußeren Hornhautbereich ein wenig an. Demgegenüber verliert der innere Hornhautbereich etwas von seiner Krümmung. Auf diese Weise ändert sich die Brechkraft der Hornhaut.

Die Tunnelenden, durch die die Ringsegmente in die Höhlung eingeführt worden sind, verschließen sich binnen kürzester Zeit von selbst wieder. Alles in allem dauert der Eingriff nur etwa 15 bis 20 Minuten.

Die Veränderungen, die dieses Verfahren hervorruft, lassen sich zumindest vom Grundsatz her wieder rückgängig machen, indem man die Ringsegmente entfernt. Die Hornhaut kehrt dann annähernd wieder in den Zustand zurück, den sie vor der Operation hatte. Dann ist auch die Fehlsichtigkeit wieder ähnlich stark wie vorher.

Eignung

Die deutsche Kommission refraktive Chirurgie nannte für Intacs im Jahr 2007 lediglich zwei Anwendungsbereiche: die Stabilisierung einer sehr dünnen Hornhaut (Keratektasie) oder einer zusätzlich noch vorgewölbten Hornhaut (Keratokonus), was durch Kontaktlinsen nicht mehr ausreichend korrigiert werden kann. Der zweite Anwendungsbereich ist eine gegenüber der Pupillenmitte verschobene Behandlungszone (Dezentrierung) nach einer Laserbehandlung.

Für die Korrektur einer geringen Kurzsichtigkeit hält sie Intacs nur in Ausnahmefällen für gerechtfertigt.

Gegenanzeigen

Es gelten die auf Seite 118 genannten Bedingungen. Darüber hinaus muss die Hornhaut dort, wo die Ringsegmente eingelegt werden sollen, eine bestimmte Mindestdicke aufweisen.

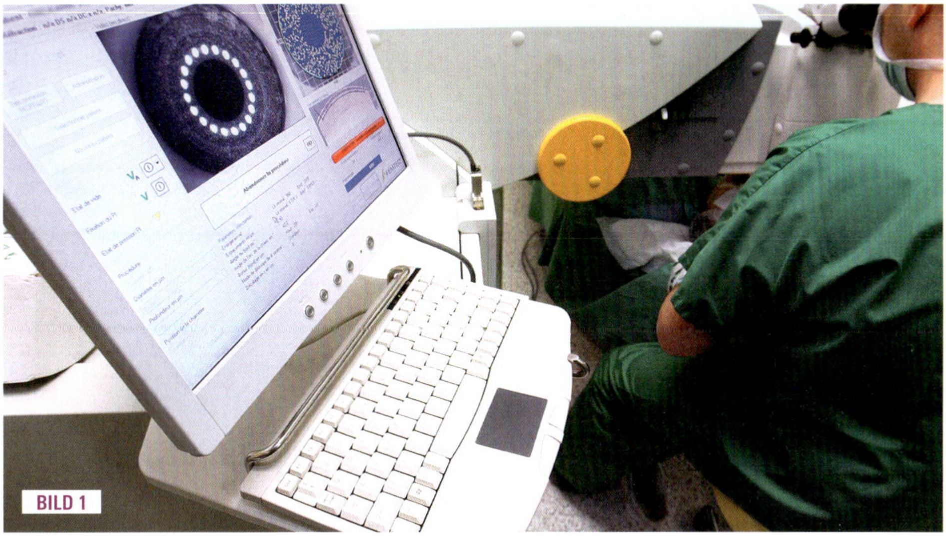

BILD 1

Nachsorge

Die allgemeinen Hinweise zum Verhalten vor und nach der Operation, die für alle chirurgischen Verfahren zur Korrektur von Fehlsichtigkeiten gelten, finden Sie auf Seite 119 ff.

Augentropfen mit einem Antibiotikum müssen nach dem Einsetzen von Intacs so lange angewendet werden, bis sich der Hornhautschnitt geschlossen hat. Wann dieser Zeitpunkt gekommen ist, erkennt der Arzt bei den Kontrolluntersuchungen. Kortisonhaltige Augentropfen sind nicht notwendig.

Probleme und Risiken

In den ersten Stunden nach der Operation tränt das Auge. Einige Stunden lang kann sich das Auge anfühlen, als sei Sand hineingeraten. Die Sicht ist meist noch verschwommen. Eventuell können leichte Schmerzen auftreten, die sich mit einem Schmerzmittel lindern lassen. Diese Beschwerden sind in aller Regel am nächsten Tag vorüber.

Für etwa eine Woche kann sich das operierte Auge trocken anfühlen. Bis sich das gibt, kann unkonservierte künstliche Tränenflüssigkeit eine Hilfe sein.

Die nachfolgenden Störungen oder Komplikationen treten umso häufiger auf, je ausgeprägter der korrigierte Sehfehler ist.

- Die Blendungsempfindlichkeit kann erheblich zunehmen.
- Sehr störend kann es sein, wenn um Lichtquellen herum bunte Ringe (Halos) gesehen werden.
- Um den Ring herum können sich Partikel ablagern. Das ist umso häufiger, je dicker der Ring ist. Seine Stärke wird von der notwendigen Korrektur bestimmt. Wird der Ring entfernt, bilden sich diese Ablagerungen meist zurück.
- Es kann zu einer bakteriellen Infektion der Hornhaut kommen, die Narben zurücklässt, nachdem sie abgeheilt ist. Das kann das Sehen erheblich beeinträchtigen.
- Die Ringsegmente können sich innerhalb der Hornhaut verschieben. Ein 2009 veröffentlichter Überblick über die Ergebnisse von 850 Augen, in deren Hornhaut wegen eines Keratokonus Intacs eingesetzt wurden, wies das elfmal aus.
- Die Ringsegmente können als Fremdkörper abgestoßen werden. Bei dieser Reaktion des Immunsystems kann die Horn-

haut schwersten Schaden nehmen, sodass die Hornhaut eines Spenders transplantiert werden muss.

- Wegen des bei der Operation notwendigen Unterdrucks ist zu erwarten, dass die gleichen Netzhautprobleme auftreten können wie bei der Lasik (siehe Seite 148). In der Praxis ist darüber aber bisher noch nicht berichtet worden. Allerdings sind mit dieser Methode auch bei Weitem noch nicht so viele Menschen behandelt worden wie mit Lasik.
- Im Verlauf von Wochen und Monaten kann der Operationserfolg wieder zurückgehen.

In dem genannten Überblick, der nur Eingriffe berücksichtigte, bei denen der Tunnel mit einem Femtosekunden-Laser angelegt wurde, lag die Komplikationsrate insgesamt bei 57 von 1 000. Darin eingeschlossen waren Komplikationen, die sich während des Eingriffs ereigneten, wie eine nicht gelungene Tunnelung, das Durchstoßen der inneren Hornhautschicht und ein unkorrekter Tunneleingang. Bei genauem Hinsehen sind die implantierten Ringsegmente im Auge zu erkennen, denn sie reflektieren das Licht.

Ergebnisse

Inzwischen überblickt man die Ergebnisse der Korrektur einer geringen oder mäßigen Kurzsichtigkeit mit Intacs bei etlichen Personen. Zwei Jahre nach dem Eingriff hat knapp drei Viertel der Operierten ohne Brille eine Sehschärfe von 1. Bei 97 von 100 liegt sie zwischen 0,5 und 1. Bei etwa der Hälfte der Behandelten wird das Ziel einer Normalsichtigkeit lediglich um 0,5 dpt verfehlt. Nach dem Entfernen der Ringe stellt sich die gleiche Fehlsichtigkeit wie vorher in etwa der gleichen Stärke wieder ein. Abweichungen bewegen sich um 0,75 dpt. Die Ergebnisse nach dem Einsetzen von Intacs in Augen mit einem Keratokonus sind ebenfalls positiv. Das gilt auch, wenn die Hornhautausdünnung und -vorwölbung die Folge einer Lasik ist. In einer Studie verbesserte sich bei 78 von 100 Personen, bei denen der Tunnel mechanisch geformt wurde, die Fehlsichtigkeit ohne Sehbehelf um 2,5 dpt. In einer anderen Studie, in der der Tunnel mittels Femtosekunden-Laser angelegt wurde, verbesserte sich bei mehr als 70 von 100 Personen die Fehlsichtigkeit um mehr als 2 dpt. Diese Verbesserungen waren auch nach drei und vier Jahren noch konstant.

ZUSATZLINSEN: PIOL

pIOL ist die Abkürzung von phake Intraokularlinse (siehe Seite 117). Das bedeutet, dass in das Innere (intra) des Auges (okular) mit seiner natürlichen Linse (phak) zusätzlich eine Kunstlinse eingesetzt wird. Die im Auge vorhandene Linse wird extra erwähnt, weil Intraokularlinsen ursprünglich entwickelt wurden, um aus den Augen entfernte Linsen zu ersetzen. Ein solcher Linsentausch ist die übliche Behandlung beim grauen Star (Katarakt). Dabei nimmt eine Kunststofflinse die Stelle der stark getrübten und darum entfernten Linse ein.

Wenn die eingesetzte Linse direkt vor der eigenen Augenlinse platziert wird (Hinterkammerlinse), wird diese Methode zur Korrektur einer Fehlsichtigkeit auch als „implantierte Kontaktlinse" bezeichnet.

Es handelt sich hierbei um einen Eingriff am offenen Auge. Durch einen Schnitt am Rand der Hornhaut wird das Auge eröffnet. Üblicherweise ist dieser Schnitt so angelegt, dass er sich von selbst schließt und nicht genäht zu werden braucht.

Anschließend wird eine hochviskose Flüssigkeit in die freien Räume im Innern des Auges gefüllt, um die inneren Augenstrukturen zu schonen. Diese Flüssigkeit wird am Ende des Eingriffs wieder aus dem Auge ausgespült.

Dann wird die Zusatzlinse in das Auge eingesetzt. Je nach Linsentyp wird sie in die vordere Augenkammer, also zwischen Hornhaut und Regenbogenhaut, geschoben und entweder an der Regenbogenhaut befestigt oder im Randbereich der vorderen Augenkammer abgestützt. Andere Linsentypen werden zwischen Regenbogenhaut und Augenlinse platziert.

Bei Korrektur mit solchen Linsen werden im Rahmen der Operation in den oberen Teil der Regenbogenhaut noch zwei winzige Löcher gelasert. Sie bleiben auch nach dem Eingriff erhalten und sollen sicherstellen, dass das Kammerwasser gut abfließen kann. Andernfalls würde der Augeninnendruck ansteigen. Dieses ist ein Symptom eines grünen Stars (Glaukom).

Alles in allem dauert der Eingriff etwa 15 Minuten.

Eignung

Die deutsche Kommission refraktive Chirurgie nannte im Jahr 2007 folgende Anwendungsbereiche:

- Kurzsichtigkeit ab –8 dpt
- Weitsichtigkeit ab +4 dpt

Als Grenzbereiche sind angegeben:

- Kurzsichtigkeit ab –5 dpt
- Weitsichtigkeit ab +3 dpt

Gegenanzeigen

Bei folgenden Bedingungen sollen über die auf Seite 118 genannten hinaus keine Zusatzlinsen eingesetzt werden:

- Ein grüner Star (Glaukom) hat zu ausgeprägten Schäden im Gesichtsfeld geführt.

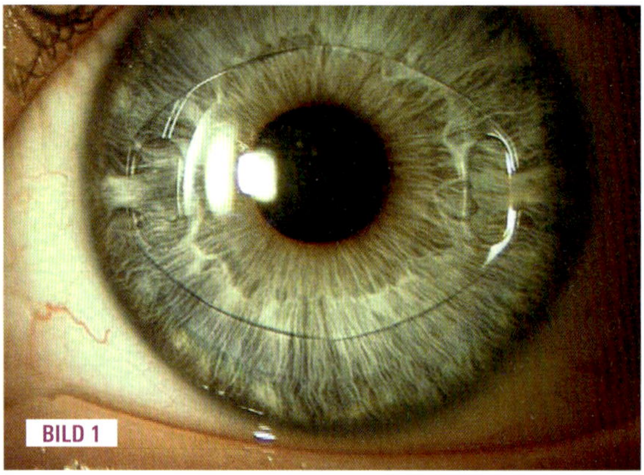
BILD 1

- Ein grauer Star (Katarakt) beeinträchtigt das Sehen.
- Es gibt Schäden an der Hornhaut, bei denen die Zahl der Zellen in der untersten Zellschicht der Hornhaut verringert ist.
- Der Bereich zwischen Hornhaut und Regenbogenhaut ist für diesen Eingriff nicht tief genug.

Nachsorge

Die allgemeinen Hinweise zum Verhalten vor und nach der Operation, die für alle chirurgischen Verfahren zur Korrektur von Fehlsichtigkeiten gelten, finden Sie auf Seite 119 ff.

Nach dem Eingriff werden Augentropfen mit einem Antibiotikum und Kortison eingetropft und das Auge wird einen Tag lang mit einem Verband abgedeckt.

Augentropfen mit Antibiotika müssen Sie nach dem Eingriff noch fünf Tage lang anwenden. Bis zu vier Wochen dauert die regelmäßige Anwendung von kortisonhaltigen Augenmitteln.

Probleme und Risiken

Die möglichen Risiken dieses Eingriffs sind weitreichender als bei Verfahren, bei denen die Hornhaut mittels Laser umgeformt wird, da beim Einsetzen von Zusatzlinsen die Hornhaut durchtrennt und in die inneren Räume des Auges eingedrungen werden muss. Das birgt immer das Risiko einer Infektion, die schlimmstenfalls zur Erblindung führen kann. Derartiges kommt aber sehr selten vor.

Im Folgenden werden für die möglichen Komplikationen teilweise recht unterschiedliche Häufigkeiten genannt. Dafür gibt es verschiedene Gründe: Es können unterschiedliche Linsenarten eingesetzt werden und je nach Linsenart können sich die Ergebnisse untersch eiden. Manchmal ist nur ein besonderer Grad von Fehlsichtigkeit ausgewertet worden, während in anderen Studien ein Durchschnitt über alle Fehlsichtigkeitsgrade hinweg errechnet wurde. Ferner können die Ergebnisse von Untersuchungen, die über sehr lange Zeit angelegt sind, nicht unbedingt auf heute übertragen werden, da sich in der Zwischenzeit die eingesetzten Linsenarten und die Techniken zu ihrer Implantation weiterentwickelt haben.

- Bei dem Eingriff kann die Rückfläche der Hornhaut beschädigt werden. Dann trübt sich die Hornhaut ein. Die Sicht ist dadurch in jedem Fall eingeschränkt; eine sehr starke Trübung kann nur durch eine Hornhauttransplantation behoben werden.
- Eine Auswertung von 30 Studien, die zwischen 1995 und 2004 im englisch-amerikanischen Sprachraum veröffentlicht

BILD 1: Wenn die eingesetzte Linse direkt vor der eigenen Augenlinse platziert wird (Hinterkammerlinse), wird diese Methode zur Korrektur einer Fehlsichtigkeit auch als „implantierte Kontaktlinse" bezeichnet.

wurden, ergab, dass bei 21 von 100 Personen die eingepflanzte Kunstlinse verrutscht, sich verschiebt oder lockert, ohne dass die Betroffenen darauf durch Symptome aufmerksam werden. Bei etwas mehr als 2 von 100 Personen ist die Verschiebung der Linse derart ausgeprägt, dass das operativ behoben werden muss. Allerdings sind solche Komplikationen nur bei Personen mit einer Kurzsichtigkeit von mehr als –9,5 dpt aufgetreten.

- In der gleichen Auswertung fanden sich 19 von 100 Personen dadurch gestört, dass sie um Lichtquellen herum farbige Ringe (Halos) sehen.
- Der Augeninnendruck kann sich anfallartig erhöhen (akuter Glaukomanfall). Das muss sofort behandelt werden, weil sonst der Sehnerv aufgrund der schlechten Durchblutung Schaden nimmt und Erblindung droht. Diese Komplikation ist wahrscheinlicher, wenn sich die zu Beginn des Eingriffs gelaserten Öffnungen in der Regenbogenhaut wieder zusetzen. Bei mehr als 3 von 100 Personen tritt ein solches Glaukom auf.
- Die Augenlinse kann sich im Laufe der Zeit eintrüben, es entsteht ein grauer Star (Katarakt). Unabhängig von refraktiv-chirurgischen Eingriffen tritt diese Erkrankung mit zunehmendem Alter bei sehr vielen Menschen auf. Die Behandlung besteht darin, die Augenlinse zu entfernen und durch eine Kunstlinse zu ersetzen. Bei Menschen mit einer Zusatzlinse ist im Durchschnitt bei 2 von 100 mit einem grauen Star zu rechnen. Diese Folge ist aber häufiger, wenn die Linse in der hinteren Augenkammer, also zwischen Regenbogenhaut und Augenlinse, platziert wird. Zehn Jahre lang wurden Menschen nachuntersucht, die sich aufgrund ihrer Kurzsichtigkeit eine Zusatzlinse einsetzen ließen. Unter ihnen entwickelten mehr als 16 von 100 einen grauen Star.
- Die Pupille kann sich verziehen. Das sieht man, weil „das Schwarze im Auge" dann eine andere Form annimmt.
- Es kann chronische Entzündungen am Auge geben.
- Vor allem bei Menschen mit starker Kurzsichtigkeit kann sich infolge der Operation die Netzhaut zu Teilen ablösen. Sie muss dann mit einem operativen Eingriff wieder an ihrer Unterlage angeheftet werden.

Ergebnisse

Bereits kurz nach der Operation ist das Sehvermögen recht gut. In den folgenden Tagen und Wochen stabilisiert sich die Sehschärfe und bleibt dann auch weitgehend so. Zwei Jahre nach dem Einsetzen von jetzt gebräuchlichen Linsen war die Sehschärfe ohne weitere Sehhilfe bei 805 von 1 000 operierten Menschen besser als 0,8. Bei 784 von 1 000 wich das Ergebnis um 0,5 dpt vom vorher Errechneten ab. Nachuntersuchungen bis zu zehn Jahre nach dem Eingriff bestätigen diese Stabilität auch für ältere Linsentypen.
Dennoch ist nicht sichergestellt, dass die Operierten fortan ohne Brille oder Kontaktlinsen auskommen. Vor allem bei starker

BILD 2: Künstliche Augenlinsen können auch UV-Licht abblocken.
BILD 1: Über die schützende Wirkung von Intraokularlinsen mit Blaulichtfilter wird diskutiert. Negative Effekte sind bislang nicht bekannt.

Fehlsichtigkeit kann auch nach dem Eingriff noch eine Sehhilfe notwendig sein. Allerdings kann diese sehr viel schwächer ausfallen als die vorher notwendigen Korrekturen.

In gewissem Abstand zu dem Eingriff, bei dem die Zusatzlinse eingesetzt wurde, ist eine weitere Korrektur mit einem Laserverfahren möglich, wenn ein gleichzeitig bestehender Astigmatismus oder eine immer noch vorliegende Fehlsichtigkeit ausgeglichen werden soll.

Die Zusatzlinse beeinflusst die Fähigkeit der Augenlinse, sich auf das Sehen in der Nähe einzustellen, kaum. Wer zur Zeit des Eingriffs noch nicht im Lesebrillenalter ist, benötigt nach der Operation zunächst keine Lesebrille. Diese kommt aber unabhängig vom Operationsergebnis in entsprechendem Alter.

LINSENTAUSCH: INTRAOKULARLINSEN

Die Augenlinse zu entfernen und durch eine Kunstlinse zu ersetzen, ist die weltweit am häufigsten durchgeführte Operation. So oft werden Augenlinsen aber nicht etwa ausgetauscht, um Fehlsichtigkeiten zu beheben. Der Linsentausch ist vielmehr erforderlich, weil ein grauer Star (Katarakt) das Sehen beeinträchtigt.

Dient die Operation der Korrektur einer Fehlsichtigkeit, sprechen Mediziner von CLE: **c**lear **l**ens **e**xchange, also in etwa Austausch (exchange) der klaren (clear) Augenlinse (lens).

Auch der Begriff RLE ist zu finden: **r**efractive **l**ens **e**xchange, übersetzt in etwa Austausch der Augenlinse aus Gründen der Brechkraft (refraction).

Im Gegensatz zur Staroperation, bei der eine getrübte Linse entfernt wird, damit die Sicht wieder klar ist, wird beim refraktiven Linsentausch eine klare, funktionstüchtige Augenlinse ausgetauscht. Das geschieht zunehmend häufiger, sodass zu erwarten ist, dass die Zahl dieser operativen Korrekturen von Fehlsichtigkeiten in nicht allzu ferner Zeit die der Lasereingriffe übertreffen wird.

Alle im Folgenden aufgeführten Bedingungen gelten sowohl für eine Kataraktoperation als auch für den Linsentausch wegen Fehlsichtigkeit.

Es handelt sich um einen Eingriff am offenen Auge. Durch einen Schnitt am Rand der Hornhaut wird das Auge eröffnet. Dieser Schnitt kann sehr klein gehalten werden, da die heute üblicherweise zur Implantation verwendeten Intraokularlinsen faltbar sind. Der Schnitt schließt sich nach der Operation von selbst und braucht nicht genäht zu werden.

Nach dem Eröffnen der Hornhaut wird eine hochviskose Flüssigkeit in die freien Räume im Innern des Auges gefüllt, um die inneren Augenstrukturen zu schonen.

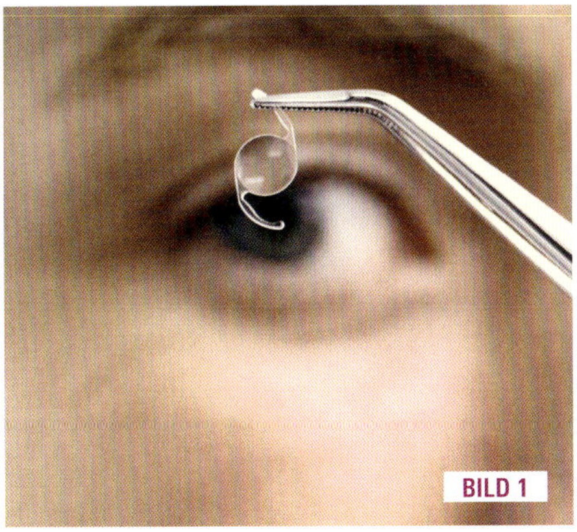
BILD 1

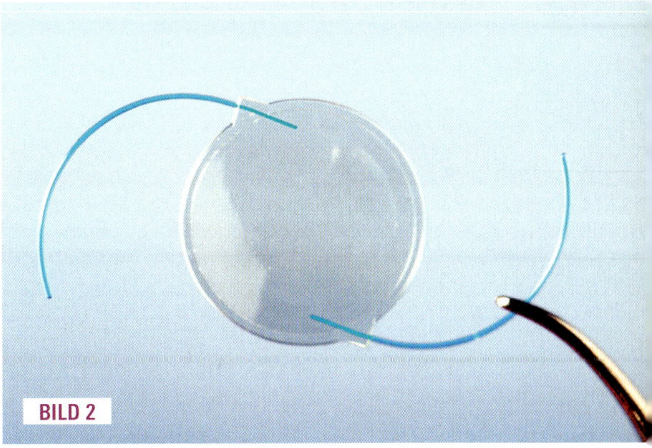
BILD 2

Diese Flüssigkeit wird am Ende des Eingriffs wieder aus dem Auge ausgespült.

Die Linsenkapsel wird eingeschnitten. Mittels Ultraschall wird die Linse zerkleinert (Phakoemulsifikation) und das Material abgesaugt. Üblicherweise wird danach die Kunstlinse in den leeren Kapselsack eingelegt und mit Bügeln verankert. Somit sitzt die Intraokularlinse an derselben Stelle, an der die Augenlinse saß (Hinterkammerlinse).

Nach dem Eingriff werden Augentropfen mit einem Antibiotikum und Kortison eingetropft und das Auge wird mit einem Verband abgedeckt.

Alles in allem dauert der Eingriff etwa 15 Minuten.

Die Wahl der Linse

Nach der Entfernung der Augenlinse ist das Auge stark weitsichtig. Gemäß den vor der Operation durchgeführten Untersuchungen und Messungen berechnet der Augenarzt die Stärke und anderen optischen Eigenschaften der einzusetzenden Linse.

Für Ihr Leben mit der implantierten Linse ist aber auch eine Eigenschaft wesentlich, die Sie selbst vorgeben können: Ist sie so beschaffen, dass Sie in jedem Fall weiterhin Brillen brauchen (monofokale Linse)? Oder bietet die Linsenoptik die Möglichkeit, in allen Abständen ohne Brille ausreichend scharf sehen zu können (multifokale Linse, akkommodative Linse)?

Monofokale Linse

Anders als die natürlichen Augenlinsen können sich Kunstlinsen nicht auf verschiedene Sehabstände einstellen. Mit monofokalen Implantatlinsen kann man nur in einer definierten Entfernung scharf sehen. In allen anderen Entfernungen ist das Bild unscharf. Brillen müssen das ausgleichen. Wird die Brechkraft der Linse so gewählt, dass Sie in der Ferne scharf sehen können, wird in jedem Fall eine Lesebrille notwendig. Je nachdem, wie groß Ihre Ansprüche an die Sehschärfe sind, können auch noch weitere Brillen, zum Beispiel für die Arbeit am Bildschirm und für besonders anspruchsvolle Naharbeit, erforderlich sein. Es ist auch möglich, die Kunstlinse so zu bemessen, dass Sie in der Nähe oder in einem mittleren Bereich scharf sehen. Dann sind Brillen für die jeweils anderen Sehabstände erforderlich, wenn Sie auf ein präzises Bild Wert legen.

Licht-adjustierbare Linse

Erfahrungsgemäß gelingt es nicht immer, die vorher errechnete Brechkraft nach dem Einsetzen der Intraokularlinsen tatsächlich zu erreichen. Dann bleibt auch in dem Sehabstand eine gewisse Fehlsichtigkeit bestehen, in dem eigentlich keine

BILD 1: Wer sich in jungen Jahren operieren lässt, ist nicht vor Alterssichtigkeit geschützt.
BILD 2: Bei Multifokallinsen können Sie Ihre Lesebrille abschaffen.

Brille mehr nötig sein sollte. Dem sollen sogenannte Licht-adjustierbare Linsen (LAL) abhelfen. Ihr spezielles Material macht es möglich, die Brechkraft der eingepflanzten Linsen noch nachträglich zu verändern. Dazu werden sie zwei bis drei Wochen nach dem Einsetzen mit UV-Licht bestrahlt. Durch UV-Strahlung wird das Linsenmaterial an einigen Stellen dicker, an anderen dünner. Die Veränderungen werden gezielt so gesetzt, dass die erwünschte Brechkraftänderung möglichst zustande kommt.

Diese Linsen befinden sich noch im Experimentalstadium. Die wenigen vorliegenden Ergebnisse erlauben es noch nicht, ihre Bedeutung sicher zu beurteilen.

Bifokal- oder Multifokallinse

Bifokal- oder Multifokallinsen sollen zusätzliche Brillen gänzlich überflüssig machen, indem sie sowohl in der Ferne als auch in der Nähe scharfes Sehen ermöglichen. Dazu haben sie um das Zentrum herum kreisförmige Zonen mit unterschiedlicher Dioptrienstärke. Bei Bifokallinsen ist das Linsenzentrum für das Sehen in der Nähe ausgestaltet, der es umgebende Bereich bis zum Rand für das Sehen in der Ferne. Bei Multifokallinsen wechseln sich vom Zentrum zum Rand mehrere Nah- und Fernsichtzonen, die jeweils für andere Sehabstände ausgelegt sind, ab.

Monovision

Eine weitere Variante beim Linsentausch ist das Prinzip der Monovision. Hierbei erhält ein Auge eine Intraokularlinse mit der Brechkraft für das Sehen in der Ferne, in das andere Auge wird eine Linse mit der Brechkraft für das Sehen in der Nähe eingesetzt. Je nachdem, ob man etwas betrachtet, was in der Ferne oder in der Nähe liegt, nutzt der Blick dann entweder das eine oder andere Auge.

Akkommodative Linse

Die derzeit größte Annäherung an die Verhältnisse der natürlichen Augenlinsen erreichen akkommodative Linsen. Sie nutzen die Tatsache, dass der Muskel, der die Bewegung der natürlichen Augenlinse steuert, weiterhin intakt ist.

Akkommodative Intraokularlinsen sind so im Auge befestigt, dass sich ihre Optik verändert, wenn sich der Muskel zusammenzieht. Infolge der dadurch ausgelösten Veränderungen wird die Linse ein wenig nach vorne gedrückt. Dadurch ändert sich die Brechkraft so, dass man in der Nähe besser sehen kann.

Diese Art von Linsen befindet sich noch im Experimentalstadium. Die wenigen vorliegenden Ergebnisse erlauben es noch nicht, ihre Bedeutung sicher zu beurteilen.

Eignung

Als Anwendungsbereiche für einen refraktiven Linsentausch nannte die deutsche Kommission refraktive Chirurgie im Jahr 2007 Kurz- und Weitsichtigkeit bei gleichzeitig bestehender Alterssichtigkeit. Als grenzwertig sieht sie die Korrek-

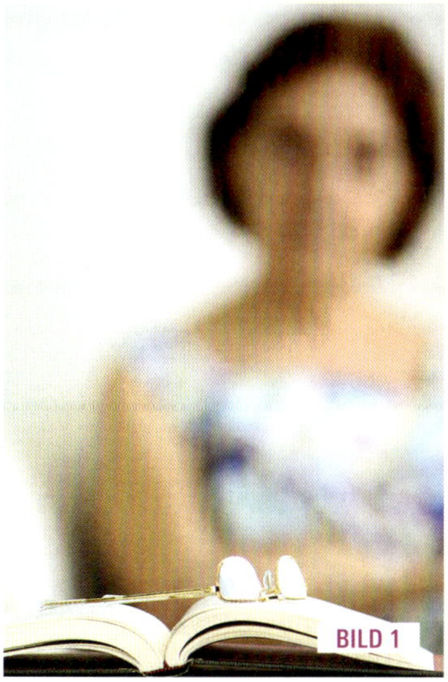

BILD 1

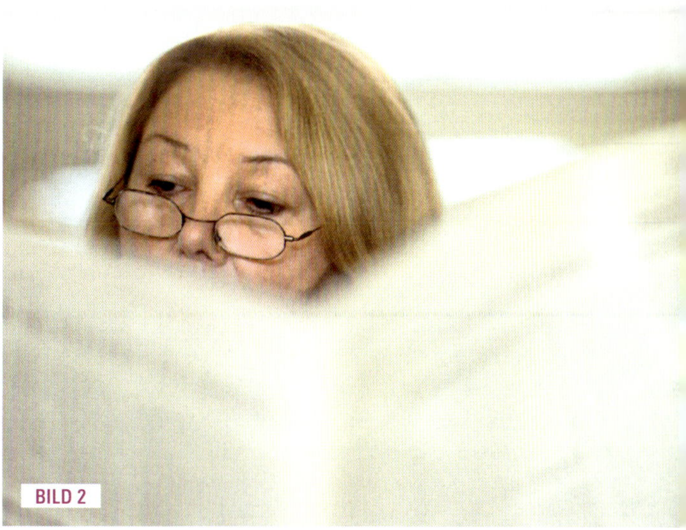

BILD 2

tur von Alterssichtigkeit ohne weitere Fehlsichtigkeiten an.

Zu überlegen ist ein Linsentausch besonders dann, wenn jemand seine Fehlsichtigkeit korrigieren lassen möchte und bereits eine Linsentrübung aufweist. Dann werden die Linsen ohnehin in absehbarer Zeit ausgetauscht werden müssen.

In gewissem Umfang kann auch ein Astigmatismus, der durch die Hornhaut bedingt ist, durch entsprechende Linsenauswahl korrigiert werden.

Gegenanzeigen

Es gelten die auf Seite 118 genannten Bedingungen.

Nachsorge

Die allgemeinen Hinweise zum Verhalten vor und nach der Operation, die für alle chirurgischen Verfahren zur Korrektur von Fehlsichtigkeiten gelten, finden Sie auf Seite 119 ff.

Nach dem Eingriff werden Augentropfen mit einem Antibiotikum und Kortison eingetropft und das Auge wird einen Tag lang mit einem Verband abgedeckt.

Augentropfen mit Antibiotika müssen Sie nach dem Eingriff noch fünf Tage lang anwenden. Bis zu vier Wochen dauert die regelmäßige Anwendung von kortisonhaltigen Augenmitteln.

Licht-adjustierbare Linse

Diese Linse wird als Hinterkammerlinse genauso eingesetzt wie andere Intraokularlinsen auch. Doch nachdem der Verband abgenommen wurde und bis zum Abschluss der Lichtbehandlung muss eine Schutzbrille getragen werden, die sicher verhindert, dass UV-Licht ins Auge gelangt. Durch UV-Licht lagern sich die lichtempfindlichen Moleküle in dem Linsenmaterial zusammen. Dadurch verändert die Linse ihre Form und damit ihre Brechkraft. Diese Materialeigenschaft soll gezielt genutzt werden und darf nicht versehentlich aktiviert werden, indem UV-Licht ins Auge fällt. Geschieht das doch, stimmt die Brechkraft der Linse unter Umständen nicht; auch ein Nachjustieren ist dann nicht mehr möglich.

Zwei bis drei Wochen nach dem Eingriff wird die Sehfähigkeit geprüft. Ist daran noch etwas zu verbessern, wird die Linse gezielt mit UV-Licht bestrahlt. Je nachdem, ob das Licht auf die Mitte der Linse gelenkt wird oder auf ihre Randbe-

BILD 1: Ein farbgetreues und kontrastreiches Bild ist der Wunsch.
BILD 2: Nach dem Eingriff kann die Kontrastempfindlichkeit aber sinken.

reiche, erhöht oder verringert sich die Brechkraft. Um bis zu 2 dpt kann sie noch entweder in Richtung Kurzsichtigkeit oder Weitsichtigkeit verändert werden. Anschließend wird die Linse noch zweimal im Abstand von 24 Stunden so mit UV-Licht bestrahlt, dass das gesamte Material, das sich zusammenlagern kann, „verbraucht" ist.

Im Anschluss an die Bestrahlung ist die Linse nicht mehr veränderbar und die UV-Schutzbrille braucht nicht mehr getragen zu werden.

Probleme und Risiken

Die möglichen Risiken beim Linsentausch sind weitreichender als bei Verfahren, bei denen die Hornhaut mittels Laser umgeformt wird, da beim Einsetzen von Intraokularlinsen die Hornhaut durchtrennt und in das Innere des Auges eingedrungen werden muss.

Wie häufig die nachfolgenden Komplikationen auftreten, hängt unter anderem davon ab, wie der Eingriff durchgeführt wird. Manche Ereignisse treten direkt während des Eingriffs auf und können sofort behoben werden, andere machen sich erst danach bemerkbar. Bei manchen Folgen gibt es keine Symptome, die auf das Geschehen aufmerksam machen. Um sie zu entdecken, sind die Kontrolluntersuchungen wichtig.

- Wird das Auge mit der Injektion eines Narkosemittels betäubt, kann es zu Verletzungen durch die Nadel kommen.
- Während des Eingriffs können der Augapfel und die Regenbogenhaut verletzt werden.
- Die Aderhaut kann sich abheben.
- Es kann in das Auge hineinbluten und es können sich im Auge Blutreste ansammeln.
- Der Augeninnendruck kann sich erhöhen (grüner Star). Wenn sich das nicht von selbst wieder gibt, muss eine entsprechende Behandlung mit Medikamenten eingeleitet oder gegebenenfalls operiert werden.
- Die hintere Linsenkapsel kann einreißen.
- Die Stelle des schärfsten Sehens, die Makula, kann anschwellen (zystoides Makulaödem). Diese Komplikation beruht auf entzündlichen Reaktionen durch den Eingriff und der erhöhten Durchlässigkeit von Blutgefäßen. Sie ist nicht selten und geht mit einer erheblichen Sehverschlechterung einher.
- Bei 4 bis 70 von 1000 Personen lösen sich Teile der Netzhaut von ihrer Unterlage ab (Netzhautablösung, Ablatio retinae). Die Hälfte der Betroffenen bemerkt diese Komplikation innerhalb des ersten Jahres nach der Operation. Ein erhöhtes Risiko haben kurzsichtige Menschen. Eine Netzhautablösung muss operativ behandelt werden.
- Es können Bakterien in das Augeninnere gelangen und dort eine Entzündung hervorrufen (Endophthalmitis). Derartiges geschieht bei 5 bis 20 von 10 000 Operationen. Sollte sich diese Entzündung mit

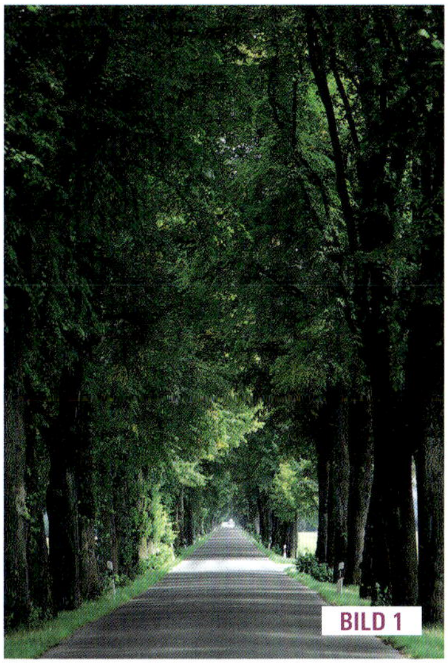
BILD 1

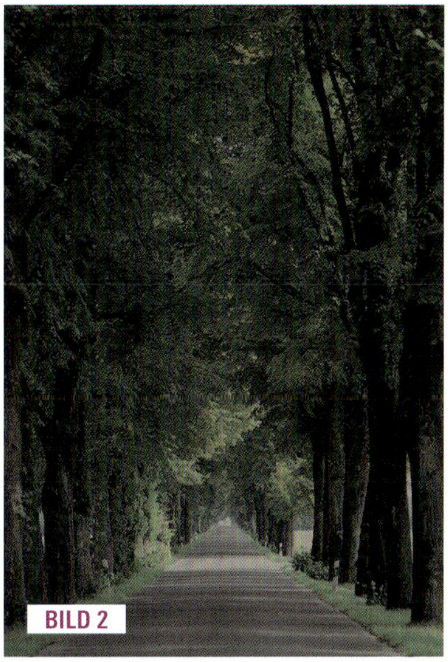
BILD 2

Antibiotika nicht stoppen lassen, droht schlimmstenfalls die Erblindung.

- Die hintere Linsenkapsel kann sich eintrüben (Nachstar). Diese Störung wird mit einer Laserbestrahlung behoben. Anschließend ist die Sicht wieder klar. Eine erneute Operation ist nicht erforderlich.
- Das Sehen in der Dämmerung und bei Nacht kann sich deutlich verschlechtern.
- Die Operierten können sich durch Blendung und farbige Ringe (Halos), die um Lichtquellen herum gesehen werden, erheblich gestört fühlen. Dieses beeinträchtigt vor allem das Sehen beim Autofahren und im Dunkeln.
- Die Kontrastempfindlichkeit kann abnehmen.

Ergebnisse

Monofokale Linse

Die meisten Menschen haben nach der Operation in dem Bereich, für den die Linse ausgelegt ist, eine ausreichende Sehschärfe. Für diesen Sehabstand kommen sie ohne Sehhilfe aus. Für das Sehen in den Abständen, die von der Linse nicht abgedeckt werden, ist eine Brille notwendig. Abhängig von dem individuellen Anspruch an die Sehschärfe können auch mehrere Brillen oder eine Gleitsichtbrille erforderlich sein.

Die bisherigen Langzeitergebnisse zeigen, dass das durch die Operation erreichte Sehvermögen stabil bleibt.

Besteht auch in dem angestrebten Bereich eine Fehlsichtigkeit, die nicht zu tolerieren ist, kann sie mit Brille oder Kontaktlinsen ausgeglichen werden. Es ist auch möglich, diese Fehlsichtigkeit oder einen gleichzeitig bestehenden Astigmatismus mit einem Laserverfahren zu korrigieren. Das kann allerdings erst in gewissem Abstand zur ersten Operation geschehen.

Bifokal- oder Multifokallinse

Bei Bifokal- oder Multifokallinsen gibt es etwas Spezielles zu bedenken. Mit diesen Linsen lassen sich die Sehverhältnisse mit natürlichen Augenlinsen zwar annähernd imitieren, aber es ist nicht dasselbe. An das Sehen mit diesen Linsen muss man sich erst gewöhnen. Doch in den langen Jahren des Lebens hat sich bei jedem Menschen eine bestimmte Art des Sehens eingeschliffen. Eine Vielzahl von Bewegungen, die Haltung des Kopfes und andere Körperhaltungen sind darauf abgestellt. All dieses muss erst an die neue Art des Sehens mit Bifokal- oder Multifokallinsen angepasst werden. Die dafür notwendige Umformung der entsprechenden Nervenbahnen nimmt mindestens einige Monate in Anspruch. Ein spezielles Training kann die Zufriedenheit mit diesen Linsen verbessern. Wenn Sie jedoch von sich wissen, dass Sie sich mit der Anpassung an Neues schwertun, müssen Sie damit rechnen, dass Ihnen die Anfangszeit mit den neuen Linsen Unannehmlichkeiten bescheren kann.

Die Auswertung der Daten von zehn Studien zu Multifokallinsen im Jahr 2006 ergab keinen Unterschied zwischen monofokalen und multifokalen Linsen bei der Sehschärfe für die Ferne. Beim Nahsehen schnitten die Multifokallinsen erwartungsgemäß entschieden besser ab. Erheblich mehr Menschen brauchen überhaupt keine Brille mehr. Diesem Vorteil stehen allerdings Nachteile gegenüber. Sehr oft ist bei Multifokallinsen das Kontrastsehen um die Hälfte schlechter als zur Zeit vor der Operation.

Dreieinhalb Mal so oft wie bei anderen Linsen werden um Lichter herum farbige Ringe gesehen. Das wird subjektiv als sehr unangenehm empfunden und beeinträchtigt vor allem das Sehen beim Autofahren und im Dunkeln. Die Wissenschaftler, die die Studienauswertung vorgenommen haben, schlussfolgern, dass es sehr von der Intensität des Wunsches nach einem brillenfreien Leben abhängt, ob jemand bereit ist, diese Nachteile in Kauf zu nehmen.

Einige neuere Studien berichten hingegen von großer Zufriedenheit derjenigen, denen Multifokallinsen eingesetzt wurden. Möglicherweise hängt dieses gute Ergebnis damit zusammen, dass die Linsen in der Zwischenzeit technisch weiterentwickelt wurden.

Dennoch ist eine Reihe von Menschen unzufrieden mit den eingesetzten Multifokallinsen. Bei 32 Personen, bei denen insgesamt 43 Augen mit einer multifokalen Intraokularlinse versorgt wurden, ging eine 2009 veröffentlichte Studie den Gründen für die Unzufriedenheit nach. Die vorherrschenden Probleme waren verschwommene Sicht und Lichtphänomene wie Blendung und farbige Ringe um Lichtquellen. Bei drei Augen war das so unerträglich, dass die Linsen ausgetauscht wurden.

Akkommodative Linse

Intraokularlinsen, die nach diesem Prinzip arbeiten, sind noch relativ neu. Erfahrungen an vielen Personen über längere Zeit und im Vergleich zu Menschen, denen andere Linsentypen eingesetzt wurden, liegen noch nicht vor.

Die ersten Studien mit diesen Linsen zeigen für die Nahsicht sehr unterschiedliche Ergebnisse, je nachdem, welcher Linsentyp eingesetzt wurde. Doch auch bei dem Linsentyp, der bisher die besten Nahsichteigenschaften aufweist, haben die Studien gezeigt, dass die Fähigkeit zur Akkommodation im Verlauf des ersten Jahres nach dem Eingriff nachgelassen hat.

Monovision

Diese Art des Sehens ist sehr gewöhnungsbedürftig. Da im Gehirn letztlich nur der Seheindruck eines Auges ankommt, geht das räumliche Sehen verloren. Das kann vor allem beim Autofahren und bei Arbeiten, die dreidimensionales Sehen voraussetzen, erheblich beeinträchtigen.

INFO Intraokularlinsen mit Filtereigenschaften

Linsen, die anstelle der natürlichen Augenlinsen in die Augen eingesetzt werden, können so ausgestattet sein, dass sie UV-Licht abblocken und Blaulicht herausfiltern. UV-Licht gehört zum nicht sichtbaren, blaues Licht zum sichtbaren Spektrum des Lichtes. Beide fallen durch das Auge hindurch auf die Netzhaut und rufen in verschiedenen Teilen der Augen unerwünschte Reaktionen hervor, wenn sie lange Zeit ungehindert einwirken können.

UV-Licht beschleunigt die Eintrübung der natürlichen Augenlinse, die Entstehung eines grauen Stars. Dieser Prozess vollzieht sich bei allen Menschen im Laufe der Zeit, allerdings unterschiedlich schnell und nicht immer gleich stark. Durch diese Veränderung der Augenlinsen verschlechtert sich das Sehen, aber sie hat auch etwas Gutes: Getrübte Linsen lassen weniger UV- und Blaulicht hindurch, die dann die Zellen der Netzhaut schädigen können. Es gibt nämlich Hinweise, dass diese Schäden daran beteiligt sind, wenn die Stelle des schärfsten Sehens in der Netzhaut mit zunehmendem Alter an Funktionsfähigkeit verliert (altersbedingte Makuladegeneration, AMD).

Wenn nun die gealterten Augenlinsen gegen klare Kunststofflinsen ausgetauscht werden, können unerwünscht viel UV- und Blaulicht die Netzhaut erreichen. Um das zu verhindern, sind Intraokularlinsen schon seit Längerem mit UV-Blockern ausgestattet. Blaulichtfilter sind dagegen noch nicht so selbstverständlich, da über den Zusammenhang von blauem Licht und altersbedingter Makuladegeneration erst seit einigen Jahren diskutiert wird.

Die schützende Wirkung von Intraokularlinsen mit Blaulichtfilter vor altersbedingter Makuladegeneration ist beim Menschen noch nicht nachgewiesen, wohl aber in Labor- und bei Tierversuchen. Da diese Linsen weder das Sehen in der Dämmerung noch das von Farben oder Kontrasten beeinträchtigen und auch sonst keine negativen Effekte bekannt sind, ist ihre Verwendung sehr zu überlegen.

ADRESSEN

Berufsverband der Augenärzte Deutschlands e. V. (BVA)
Tersteegenstraße 12
40474 Düsseldorf
Tel.: 02 11/4 30 37–00
Fax: 02 11/4 30 37–20
www.augeninfo.de
E-Mail: bva@augeninfo.de

Bundesamt für Strahlenschutz
Willy-Brandt-Straße 5
38226 Salzgitter
Tel.: 0 30/1 83 33–0
Fax: 0 30/1 83 33–18 85
www.bfs.de
E-Mail: epost@bfs.de

Deutsche Ophthalmologische Gesellschaft (DOG)
Platenstraße 1
80336 München
Tel.: 0 89/55 05 76 80
Fax: 0 89/55 05 76 811
www.dog.org
E-Mail: geschaeftsstelle@dog.org

Deutscher Hilfsmittelvertrieb gem. GmbH
Bleekstraße 26
30559 Hannover
Tel.: 05 11/9 54 65–0
Fax: 05 11/9 54 65–85
www.deutscherhilfsmittelvertrieb.de
E-Mail: Info@deutscherhilfmittelver-trieb.de

Deutscher Wetterdienst
Frankfurter Straße 135
63067 Offenbach
Tel.: 0 69/80 62–0
Fax: 0 69/80 62–44 84
www.dwd.de
E-Mail: info@dwd.de

Kommission Refraktive Chirurgie (KRC) des BVA und der DOG
c/o Berufsverband der Augenärzte Deutschlands e. V. (BVA)
Tersteegenstraße 12
40474 Düsseldorf
Tel.: 02 11/4 30 37–00
Fax: 02 11/4 30 37–20
Anwenderlisten für Deutschland
www.augeninfo.de/krc/anwender.php
E-Mail: krc@augeninfo.de

TÜV SÜD AG
Westendstraße 199
80686 München
Tel.: 0 89/57 91–0
Fax: 0 89/57 91–15 51
Lasik-TÜV
www.tuev-sued.de/gesundheit_arbeits platz_urlaub/lasik
E-Mail: info@tuev-sued.de

UV-Check
M-Squad GmbH
Spicherenstraße 8
81667 München
Tel.: 0 89/62 44 76 11
Fax: 0 89/62 44 76 22
www.uv-check.de
E-Mail: contact@m-squad.com

Verband der Spezialkliniken für Augenlaser und refraktive Chirurgie e. V.
VSDAR e. V.
Postfach 33
82284 Grafrath
Tel.: 0 89/50 08 09 96
Fax: 0 89/50 08 09 89
www.vsdar.de
E-Mail: info@vsdar.de

Wissenschaftliche Vereinigung für Augenoptik und Optometrie (WVAO)
Mainzer Straße 176
55124 Mainz
Tel.: 0 61 31/61 30 61
Fax: 0 61 31/61 48 72
www.wvao.org
E-Mail: info@wvao.org

REGISTER

A

ADC (Polyallyldiglycolcarbonat) siehe „CR 39“
AK (Astigmatische Keratotomie) 7, 152
Akkommodative Linse 164, 168
Alpacca 32
Alterssichtigkeit 8, 23, 25, 74, 77, 78
Amblyopie 9
Anti-Fog-Beschichtung 104
Arbeitsschutzbrille 47
Astigmatische Keratotomie siehe AK
Astigmatismus 7, 51, 66
Augenarzt 10, 13
Augenentzündungen 60
Augen, gerötete 95
Augenoptiker 11, 13, 38
Augenoptikerkette 37
Augenverletzungen 58

B

Basiskurve 64
BC-Wert 64
Beschichtungen 21
Bifokalbrille 27, 46
Bifokallinsen 74, 164, 167
Bildschirm 67
  – Arbeiten am Computer 46
Bildschirmlesegeräte 112
Bildsprung 28
Blaulichtfilter 169
Blendempfindlichkeit 94, 139
Brille 17
  – Arbeiten am Monitor 46
  – beim Sport 103
  – Kosten 39
  – Pflege 40
Brillenanpassung 34
  – Zentrierung 35
Brillenfassung 32
Brillengläser 18
Brillenkauf 37
  – im Ausland 39
  – online 37

C

Chirurgie, refraktive 115, 117
CK (Konduktive Keratoplastik) 116, 154
CLE (clear lens exchange) 162
„CR 39“ 19
Crazy-Lenses 83
Disco-Linsen 83
Doppelbilder 139

E

Effektlinsen 83
Einstärkenbrille 24
Entspiegelung 21
Epi-Lasik 143
Excimer-Laser 137, 142

F

Femto-Lasik 146
Femtosekunden-Laser 146
Fernrohrlupenbrille 112
Fernsehbrille 112
Fertiglesebrille 25
Filmbildner 94

G

Gläser, fototrope 42
–, selbsttönende 42
Gleitsichtbrille 29, 47
– Zentrierung 30
Grauer Star 9, 159, 161, 162
Grüner Star 124, 159, 166

H

Härtung 21
Halbbrille 25
Halbringe 156
Halos 151
Haze 139
HEMA (Hydroxyethylmethacrylat) 52
Hinterkammerlinse 159
Hochbrechende Gläser 18
Hornhaut
– Entzündung 60
– Geschwür 60
– Implantat 156
– Sauerstoffversorgung 58
– Veränderungen 58
– Verkrümmung 64, 116
Hydroxyethylmethacrylat siehe HEMA
Hyperopie 7

I

Intacs (Intrakorneale Ringsegmente) 116, 156
Internet 99
Intrakorneale Ringsegmente siehe Intacts
Intraokularlinsen 128, 162

K

Katarakt siehe Grauer Star
Keratotomie, radiäre 115
Kinderbrille 108
Konduktive Keratoplastik siehe CK
Konservierungsmittel 94, 127
Kontaktlinsen 49
– Allergien 58
– Alltag 89
– anpassen 96
– Augenverletzungen 58
– Austauschsystem 69
– bei Schwangerschaft 90
– beim Reisen 89
– beim Sport 106
– Bezugsquellen 99
– für Kinder 110
– für verlängerte Tragedauer 86
– Gegenanzeigen 50
– Hornhautveränderungen 58
– Krankheiten 90
– Medikamente 91
– Probleme beim Tragen 93
– Risiken 57, 63
– Schminken 89
Kontaktlinsen, farbige 80
Kontaktlinsen, Effekt- 83
Kontaktlinsen, formstabile 52, 61
Kontaktlinsen, harte 52
Kontaktlinsen, implantierte 117, 159
Kontaktlinsen, Monats- 72
Kontaktlinsen, Tages- 70
Kontaktlinsen, torisch geschliffene 64, 82

Kontaktlinsen, weiche 52, 65
– Alterung 66
– Wasseranteil 65
Kontaktlinsen, Wochen- 72
Kontaktlinsen, Zweistärken- 74
Kunststoffgläser 19
Kurzsichtigkeit 7

L
Lasek (Laser-assistierte subepitheliale Keratektomie) 116, 129, 143
Laserbehandlung 128
Laserchirugie 115
Lasik (Laser in situ Keratomileusis) 116, 123, 128, 129, 146
– Halos 151
LASIK-TÜV 133
Latexallergie 34
Leselupe 111
Licht-adjustierbare Linsen 163, 165
Lichtschutz 41
Linsenaustausch, refraktiver 116, 162
Linsentausch 162
Linsentrübung 9
Lupen 111
Lupenbrille 112

M
Makuladegeneration 9, 169
Medizinprodukte 37
Mehrstärkenbrille 27
Metallbrillenfassung 32
Mikrokeratom 146
Mineralglas 18
Mixed-Solutions-Syndrom 58
Monatslinsen 72
Monofokale Linsen 163, 167
Monovision 74, 78, 164, 169
Motivlinsen 83
Multifokallinsen 74, 77, 164, 167
Myopie 7

N
Nahbrille 24
Narben (PRK) 140
Neusilber 32
Nickel 32
Nickelallergie 33

O
Orthokeratologie 88
Operation
– Ablauf 119
– Anästhesie 122
– Augenmedikamente 123
– Augenschmerzen 96
– Einverständniserklärung 121
– Fremdkörpergefühl 123
– im Ausland 135
– Narben (PRK) 140
– Schmerzen 123
– trockene Augen 125
– Verfahren 128, 130
– Wahl des Operateurs 133

P
phake intraokulare Linse siehe pIOL
Phakoemulsifikation 163
Photorefraktive Keratektomie siehe PRK
pIOL (phake intraokulare Linse) 117, 159

Plexiglas 52
PMMA (Polymethylmethacrylat) 52
Pollenallergie 67
Presbyopie 8
PRK (Photorefraktive Keratektomie) 116, 123, 128, 129, 137
– Haze 139
Pupille 120

R

Radiowellen 154
Radius 64
Reflexion 42
Retinopathie 9
RLE (refractive lens exchange) 162

S

Schlichtungsstellen (OP-Gutachter) 137
Schminkbrille 24
Schwachsichtigkeit 9
Sehhilfen
– für Kinder 107
–, vergrößernde 111
Sehschärfe 132
Sehvermögen in der Dämmerung 139
Silikatgläser 18
Skibrille 104
Sonnenbrille 41, 110
Sportbrille 103
Stabsichtigkeit 7
Standardglas 18

T

Tageslinsen 70
Tauchmasken 104
Titan 32
torisch geschliffene Kontaktlinsen 64
Trifokalbrille 27
Tränenersatzmittel 94
Tränenflüssigkeit, künstliche 127
Tönung 41

U

Überzug 22
UV-Index 43
UV-Schutz 41, 104, 169
UV-Schutzklasse 43

V

Verbandlinse 49
Veredelungsschichten 20
Vergütung 20
Versicherungen 39, 100
Verspiegelung 22
Verstärkte Blendempfindlichkeit 95
Verzeichnung 29
vT-Linsen 86

W

Weitsichtigkeit 7
Wochenlinsen 72

Z

Zusatzlinsen siehe pIOL
Zweistärkenbrille 27
Zweistärkenlinsen, simultan konzentrische 74
–, alternierende segmentförmige 74

IMPRESSUM

Stiftung Warentest
Lützowplatz 11–13
10785 Berlin
Telefon 0 30/26 31–0
Fax 0 30/26 31–25 25
www.test.de

Vorstand: Dr. jur. Werner Brinkmann
Weiteres Mitglied der Geschäftsleitung:
Hubertus Primus (Publikationen)

Autorin: Apothekerin Vera Herbst, Braunschweig
Lektorat:: Christiane Hefendehl, Heike Plank
Mitarbeit: Lylah-Louisa Meiler
Experten: Prof. Dr. A. J. Augustin, Augenklinik und Poliklinik Städtisches Klinikum Karlsruhe; Prof. R. Krüger, Beuth Hochschule für Technik Berlin, Berlin
Titelentwurf: Susann Unger, Berlin
Layout: Pauline Schimmelpenninck Büro für Gestaltung, Berlin
Grafik und Satz: Sylvia Heisler
Bildredaktion: Sylvia Heisler
Produktion: Vera Göring, Sylvia Heisler
Verlagsherstellung: Rita Brosius (Ltg.), Susanne Beeh
Bildnachweis – Titel: SPLibrary/Christina Pedrazzini.
Innenteil: euroeyes ALZ Augenklinik München (S. 147, 148, 149); Prof. Dr. med. Busse/AAD (S. 145); avenue-images: Ludger Banneke-Wilkin (S. 11), Moodboard (S. 97), Lemoine (S. 109), Chassenet (S. 134), Javier Larrera (S. 163); Superbild/BSIP (S. 10, 12, 53, 59, 126); Kommission Refraktive Chirurgie des BVA und der DOG (S. 151, 155); colourbox (S. 42, 109, 120, 124, 132); corbis (S. 90); fotolia (S. 64); gettyimages: (S. 33, 48, 77, 79, 95, 99, 108, 118, 122, 153), Ken Seet/Corbis (S. 26), Tammy Hanratty (S. 28), Paul Tearle (S. 39), Anderson Ross (S. 84), Chris Hendrickson/Radius images (S. 89), Jonatan Fernstrom (S. 100); irisblende: (S. 89), Alexander Bernhard (S. 28); istock (S. 12, 16, 19, 21, 23, 25, 33, 40, 44, 47, 50, 51, 52, 53, 54, 61, 63, 67, 68, 69, 70, 71, 73, 75, 81, 87, 91, 93, 94, 99, 105, 106, 107, 108, 110, 117, 120, 122, 124, 136); jump/Martina Sandkühler (S. 114); Strandperle/Justswift (S. 6, 20); Kuratorium Gutes Sehen (S. 19, 21, 26, 35, 46, 112, 138, 140, 150, 167); Laif/REA/Ian Henning (S. 157); age fotostock/LOOK-foto (S. 102, 165); Masterfile (S. 34, 126); Medical-picture/Behrens-Baumann (S. 160); obs/Pfizer Consumer Healthcare GmbH (S. 129); dpa picture-alliance: Peter Förster (S. 83), Stephanie Pillick (S. 83); Premium/Prisma/Henning Kathrin (S. 37); shutterstock (S. 118, 141); Focus/SPL: Ian Hooton (S. 57), David Parker (S. 64), Daniel Sambraus (S. 81), Dr. P. Marazzi (S. 93), Pascal Goethgeluck (S. 163); Waldhaeusl (S. 59); Carl Zeiss AG (S. 31, 35); Ralph Kaiser (S. 39).
Litho: tiff.any GmbH, Berlin
Druck: Firmengruppe APPL, aprinta druck, Wemding

Einzelbestellung:
Stiftung Warentest
Telefon: 0 180 5/00 24 67, Fax: 0 180 5/00 24 68
(je 14 Cent pro Minute aus dem Festnetz, maximal 42 Cent pro Minute aus dem Mobilfunknetz)
www.test.de

Redaktionsschluss: Februar 2010

ISBN: 978-3-86851-101-7